快速解读心电图
Rapid ECG Interpretation

第二版

注　　意

医学是一个不断进步的领域。由于新的研究与临床经验不断扩展着我们的知识，我们在遵守标准的安全预防措施的同时，也有必要在治疗和用药方面做出适当的变动。建议读者对每一用药都要检查其生产厂家所提供的最新产品信息，以确定药物的推荐剂量、服用方法、持续时间及相关禁忌证。根据自己的经验和患者的病情，决定每一位病人的服药剂量和最佳治疗方法，是经治医师的责任。不论是出版商还是著者，对于由于本出版物引起的任何个人或财产的损伤或损失，均不承担任何责任。

快速解读心电图

Rapid ECG Interpretation

第二版

原　　著：M. Gabriel Khan

主　　译：王抱青　王　焱　黄卫斌

主　　审：洪　江　巩　燕

译校人员：（以姓氏笔画为序）

王　焱　王抱青　巩　燕　刘文辉　邢佳侬

陈　超　陈水龙　吴岳平　郑剑涛　洪　江

郭晋村　黄卫斌　曾昭萍　蔺佩鸿　蔡彬妮

北京大学医学出版社

Peking University Medical Press

KUAISU JIEDU XINDIANTU

图书在版编目（CIP）数据

快速解读心电图 /（加）卡恩（Khan, M.G.）著；王捃青，王焱，黄卫斌译. —2 版. —北京：北京大学医学出版社，2005. 8

书名原文：Rapid ECG Interpretation

ISBN 978-7-81071-853-0

Ⅰ. 快…　Ⅱ. ①卡…　②王…　③王…　④黄…

Ⅲ. 心电图－图解　Ⅳ. R540. 4-64

中国版本图书馆 CIP 数据核字（2005）第 078655 号

Rapid ECG Interpretation, 2nd edition
M. Gabriel Khan
ISBN: 0-7216-0328-9

Authorized translation from English Language edition published by the Proprietor.
ISBN: 981-2593-88-8

Elsevier (Singapore) Pte Ltd.
3 Killiney Road, #08-01 Winsland House I, Singapore 239519
Tel: (65) 6349-0200, Fax: (65) 6733-1817

First Published 2005
2005 年初版

北京市版权局著作权合同登记号：01-2005-5092

快速解读心电图

主　　译：王捃青　王 焱　黄卫斌
出版发行：北京大学医学出版社（电话：010-82802230）
地　　址：(100191) 北京市海淀区学院路 38 号　北京大学医学部院内
网　　址：http://www.pumpress.com.cn
E - mail：booksale@bjmu.edu.cn
印　　刷：北京圣彩虹制版印刷技术有限公司
经　　销：新华书店
责任编辑：畅晓燕　**责任校对**：朱 晨　**责任印制**：郭桂兰
开　　本：889mm × 1194mm 1/32　**印张**：11　**字数**：240 千字
版　　次：2006 年 1 月第 1 版　2011 年 8 月第 3 次印刷
书　　号：ISBN 978-7-81071-853-0
定　　价：52.00 元

译者序言

心电图学蓬勃发展百余年，心电图理论和方法学不断面临诊断技术和知识更新的挑战。本书是 M.Gabriel Khan 编写的《快速解读心电图》第二版的译本，它详尽介绍了心电图的研究和分析诊断，以及对心脏病的诊断和鉴别诊断领域最新的进展。全文共分 11 章，扼要介绍了心电图理论基础、十二导联心电图记录技术、各种心电图特征、产生原理、诊断和鉴别诊断。插图按解说顺序排列，对每一步骤都作了精辟的解释。尤其是书中的“逐步法准确分析心电图”方便读者快速解读，内容详实，实用性强。本书可供各级临床医师及心电图工作者阅读，亦可供医学院校师生参考。

本书翻译过程中全体参译人员认真负责，并得到厦门大学心脏中心陈炳煌教授的指正，谨此致谢。

译著者翻译和理论水平有限，经验不足，书中存在的缺点和错误，敬请读者给予批评指正。

王挹青

2005 年 4 月

作者前言

本书介绍了解读心电图的一种新方法：逐步法准确分析心电图。

《快速解读心电图》第二版与第一版相比，最重要的亮点是增加了新的一章：基本概念。该章通过讲述大量实用细节并附有 18 幅插图，使读者可以充分理解心电图各波的产生机制以及放置 12 导联以从 12 个方位记录心脏电流和心向量的原因。同时全书增加了 35 幅新的心电图，使其对研究生和内科医师学习分析心电图更具有价值。本书共包含了 230 多幅插图。

心电图是最古老的心脏病学检查，尽管其已有 100 余年的历史，但至今仍然在临床中广泛应用。虽然有诸多昂贵和复杂的仪器问世，心电图仍然是诊断急性心肌梗死最可靠的工具。心电图——而非 CK-MB、肌钙蛋白、超声心动图、 SPECT 或 PET 扫描——能使人们对心肌梗死患者及时给予挽救生命的溶栓治疗。另外，心律失常是临床中常见的困扰心脏科医师的难题，而心电图是无与伦比的诊断性检查方法。并且临床诊断心包炎和心肌缺血也主要根据心电图表现进行。

本书提出了系统地逐步分析心电图的方法，但与常规的分析顺序多少有些不同，本书中这些方法反映了最近10年临床心脏病学的发展变化。急性心肌梗死的早期诊断主要根据对ST段改变的敏锐观察，并由此出现一些新名词：ST 段抬高型心肌梗死（ST elevation MI）和非 ST 段抬高型心肌梗死（non-ST elevation MI）（非 Q 波型心肌梗死）。ST 段是诊断的关键。目前，丹麦、荷兰和美国的部分地区正对急救人员进行培训，以使他们识别 ST 段异常并能诊断 ST 段抬高型和非ST段抬高型心肌梗死。因此患者能被迅速运送到特殊心脏中心进行溶栓治疗或冠状动脉造影及冠脉成形术/支架植入；在急诊室快速对患者分类诊断非常关键。这些挽救生命的措施取决于临床医生对心电图准确、快速的解读，而这些医生必须经过有关心电图分析方面的适当培训。

本书详细阐述了 ST 段异常改变。例如，最近观察发现 aVR 导联（常被忽视的导联）ST段抬高是冠状动脉左主干闭塞的标志，该发现具有挽救生命的价值。因为冠状动脉左主干闭塞是严重的疾病，任何无创性诊断线索都极具价值。因此，仅在详细分析ST段之后才进行QRS波群、T波、心房和心室肥大的分析，最后讨论心电轴。必须如此改变分析顺序，才能准确、迅速地做出最重要的诊断。

另外，标准的心电图教学方法是分析所有导联和所有的波形，然后作出诊断。本书提出，一旦在心电图中发现一些线索，就可做出推定诊断。在分析顺序中，也较早排除一些罕见但致命的疾病。例如，Wolff-Parkinson-White（WPW）综合征虽然少见，但却很重要，计算机自动分析和医生人工分析时常常误诊。而WPW综合征的QRS波群增宽，因此分析时将其与束支阻滞同时分析是合乎情理的，该方法避免了误诊的危险和尴尬。而其他书籍在分析心电图的10个基本特征时并未考虑WPW综合征。最重要的是必须尽早排除伪似心肌梗死的情况。WPW综合征可以伪似心肌梗死。右束支阻滞时Ⅲ、aVF导联可出现Q波，可能被误诊为心肌梗死。左束支阻滞可伪似心肌梗死，必须迅速加以证实，因为其可影响急性冠脉综合征的诊断，而且急性心肌梗死的心电图表现也可以呈现新的左束支阻滞图形。因此，必须尽早分析传导阻滞，本书将其列在11步法中的第2步。

由于右束支阻滞和左束支阻滞在 V_1 和 V_2 导联表现最明显，临床医生最好在分析其他导联之前先分析这些导联。本书建议各级医生，分析 V_1 和 V_2 导联可有助于诊断Brugada综合征和右心室发育不良，两者均可呈右束支阻滞的特殊形式，最近研究表明它们是年轻成人猝死的原因。虽有多种罕见综合征的报道，但临床医生和实习医生必须熟悉可引起猝死的综合征。我们不应惧怕向医学生和住院医生较早灌输这些罕见综合征，因为这些内容可以激发他们进一步学习和观察心电图的兴趣。

本书从用户出发采用概要的格式阐述了准确、迅速分析心电图的独特的11步法。医学生应该欢迎这种逐步法，因为其使心电图解读简单化，并且比过去50年的教科书所提供的方法更准确。本书行文简洁，信息量丰富，能迅速查阅。11步均有流程图，并在第2章中一一列出，还注明随后的参考章节。每一步均有专门的章节进行详细阐述，供高年资内科医生、心脏科医生和实习医生阅读其中较深的内容。本书能从基本知识迅速引导到深奥的内容。

本书给出了所有的心电图诊断标准并附有相关的心电图，可作为医师准备能力考试以及心血管病学专科医师执业考试的心电图部分复习资料。本书也可作为希望成为资深心电图分析人员的有价值的参考书。

M. Gabriel Khan

致　　谢

本书有幸从 Dr. Te-Chuan Chou 遗著 *Electrocardiography in Clinical Practice* 和 Dr. Henry J. L. Marriott 的著作 *Practical Electrocardiography* 中摘录了部分心电图；本人对这些作者表示衷心的感谢。特别感谢本书编辑 Anne Lenehan 及所属的 Elsevier 公司对本书的支持。

M. Gabriel Khan

目　录

基本概念

心脏的电活动

心脏的电活动起源于窦房结，扩布后引起心脏收缩。图 1-1 显示激动从窦房结向整个心脏扩布的过程。激动先扩布到心房，然后到达房室结。注意窦房结电图和心室肌电图均没有稳定的静息电位。窦房结能自发除极和复极，是一个独特的自律起搏点，可激动心房和房室结，然后沿束支传导，激动心室肌。正常情况下，窦房结以外的心肌细胞并没有表现出自发除极的特性，因而只能被外来冲动所激动。

除 极

在静息状态的心肌细胞，带正电荷的阴离子分布在细胞膜外侧，带负电荷的阴离子分布在细胞膜内侧；细胞处于一种电平衡或极化的静息状态（图 1-2）。

- 细胞受到外来电活动的刺激时，阴离子移向细胞膜外侧，阳离子进入细胞内；这种反向极化过程，称为除极（图 1-2）。
- 当除极波朝向记录电极时，电流计可记录到一个向上即正向的波形（图 1-3）。
- 当除极电流背离电极时，可记录到一个负向即向下的波形（图 1-3）。

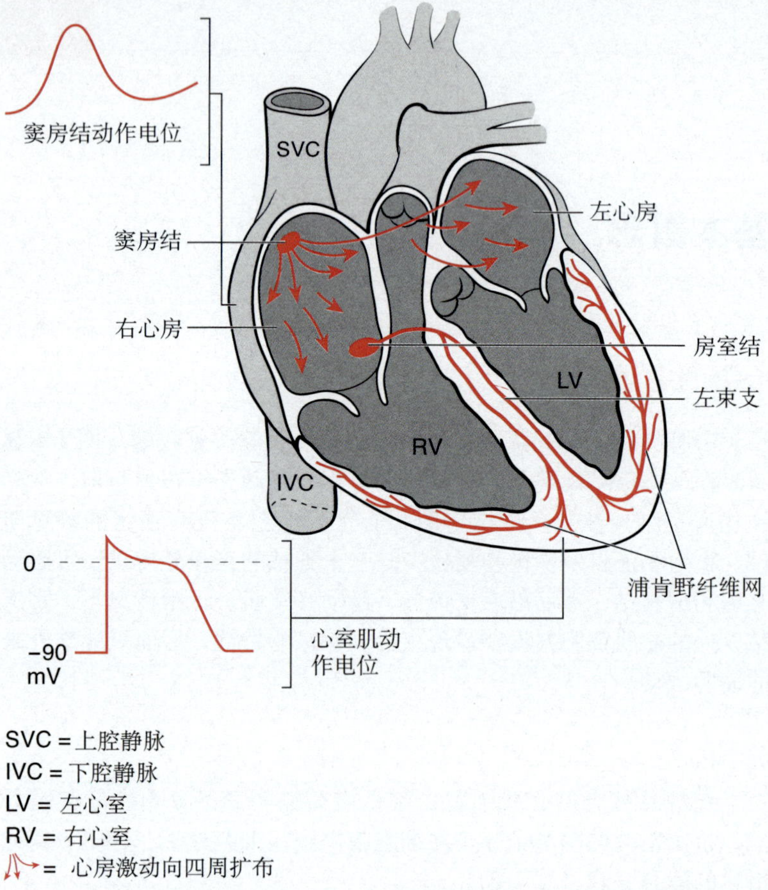

图1-1　窦房结产生的心脏电活动。电冲动（箭头）从窦房结通过心房向房室结传播，再沿束支向心室肌和浦肯野纤维网扩布。窦房结电图显示其没有稳定的静息电位，而以自发除极为特征。

复　极

- 在恢复期，阳离子回到细胞膜外侧，阴离子进入细胞内。细胞又恢复了电平衡；该过程称为复极（图 1-2）。

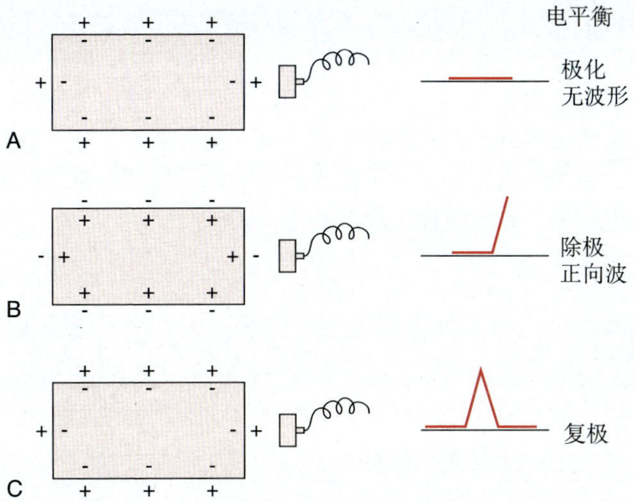

图 1-2　**A.** 静息细胞：细胞外侧阳离子和细胞膜内侧阴离子电荷相等，细胞处于电平衡或极化状态。**B.** 除极细胞：阴离子在细胞膜外侧，阳离子在细胞膜内侧。**C.** 细胞复极：阳离子回到细胞外。

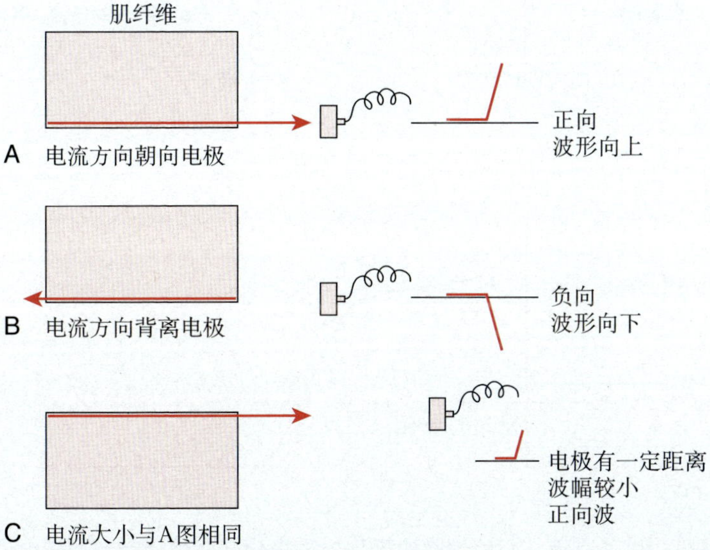

图 1-3　记录电激动过程的影响。**A.** 电流朝向电极，产生一个向上的正向波形。**B.** 电流背离电极，产生一个负向波形。**C.** 电流朝向有一定距离的电极，产生一个正向波，但波幅比 A 图中小。

- 钠离子（Na^+）和钾离子（K^+）通过细胞膜的转运对心电活动的产生起着重要作用。图 1-4 中，标出了 Na^+ 和 K^+ 浓度的相对大小。细胞内 K^+ 的浓度比细胞外 K^+ 浓度高 30 倍，而细胞内 Na^+ 浓度比细胞外 Na^+ 浓度低 30 倍。由于这种离子分布，静息状态下心肌细胞就保持了电平衡或极化状态。用微电极可以测出跨膜电位差，在示波器上显示约为 −90mV。

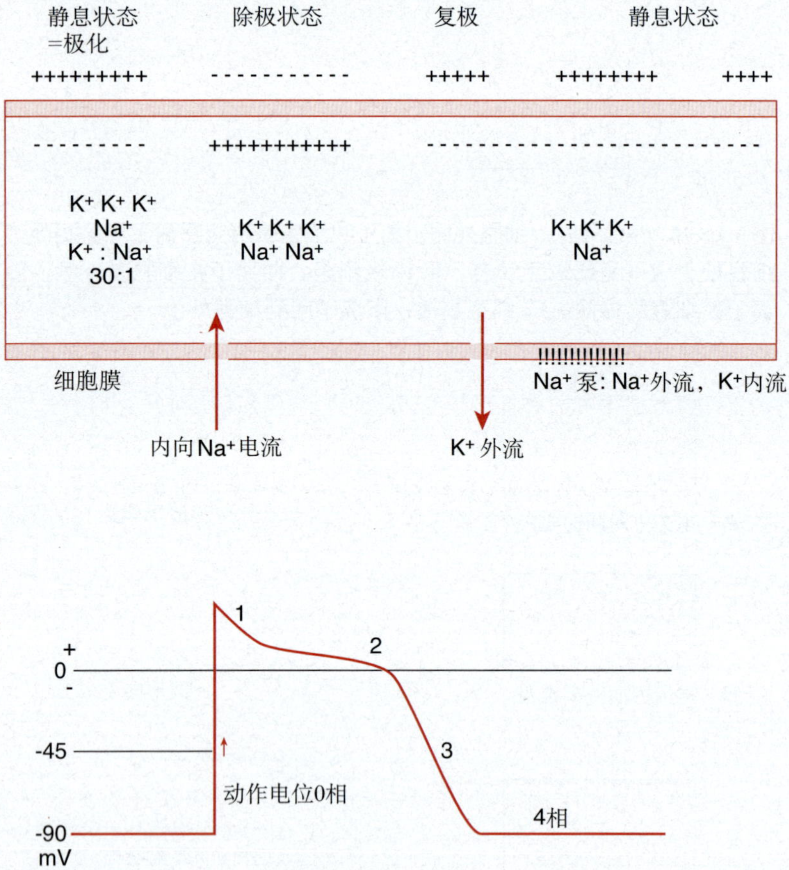

图1-4　离子交换、心肌细胞的极化、去极化、复极状态及动作电位示意图。电流到达细胞，引起阳离子跨过细胞膜，导致除极，随后复极，产生了动作电位：0 相、1 相、2 相、3 相和 4 相。这种电活动传导到整个心脏，引发机械收缩或心脏搏动（又见图 1-7）

动作电位

- 内向 Na^+ 电流引起跨膜电位的改变，产生除极，表现为电位上升支即动作电位 0 相。随着 Na^+ 和 K^+ 通透性的降低，膜电位保持接近于 0；这代表动作电位的 1 相和 2 相（图 1-4）。如图 1-4 所示，Na^+-K^+-ATP 酶钠泵（三磷酸腺苷酶）将 Na^+ 从细胞内泵向细胞外，同时把 K^+ 从细胞外泵回细胞内。
- 3相为快速复极相，随后为稳定的静息电位期，即动作电位的4相。

理解这 4 期对理解心律失常的机制以及抗心律失常药物的治疗作用有着重要意义。例如，地高辛和过量的儿茶酚胺可以增大 4 相自发除极的斜率，因而增加了异位起搏点的兴奋性（图 1-5）；β 受体阻滞剂抑制或降低了 4 相舒张期自发除极，因而抑制了儿茶酚胺介导性心律失常，尤其是与缺血有关的心律失常。洋地黄抑制了钠泵，导致细胞内 Na^+ 增加，继而通过 Na^+-Ca^{2+} 交换体与 Ca^{2+} 进行交换。心脏收缩时由于细胞内 Ca^{2+} 增加，从而使心肌收缩增强。洋地黄中毒引起细胞钙超载，促进了心律失常的发生。

窦房结

窦房结很独特，没有稳定的静息电位。复极后，在 4 相可缓慢地自发除极，使窦房结纤维产生自律性（图 1-1 窦房结电位波形）。因此，在体内该起搏细胞可产生一个自发而微弱的电流，并形成了心脏的电活动和机械收缩。窦房结发放冲动的频率通常为 50 ~ 100 次 / 分，且*受自主神经、化学因素和体液因素的影响*。

房室结

房室结产生了必要的电生理性延迟，使得在心室收缩前心房能向心室提供有效的血液充盈。

- 从房室结和希氏束（HIS），电冲动快速通过左、右束支（心室的特殊传导组织）和浦肯野纤维，然后整个心室肌被除极（图 1-1）。
- 除极是沿着室间隔向心尖部进行的，然后沿着左室游离壁除极；*除极方向总是从心内膜到心外膜*。特殊的树枝状浦肯野纤维网分布于心室的心内膜下。

- 房室结纤维发生的短暂延搁和传导延缓对房扑和房颤的病人有重要的保护作用。在这些常见疾病中，心房以几乎高达 300 ~ 600次/分的频率抵达房室结；而这种房室“*门控效应*”减少了到达心室的高速电传导，使其频率减慢至120 ~ 180次/分，从而避免了严重的致命事件。

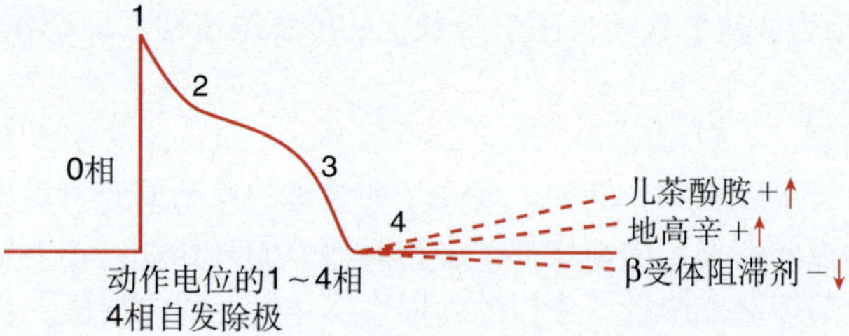

图 1-5　儿茶酚胺、地高辛、β 阻滞剂对 4 相自发除极的影响。β 阻滞剂抑制或降低了由儿茶酚胺、特别是缺血引起的 4 相自发除极。

心电图

心肌是由心肌纤维构成，约有 10^{10} 个细胞。每次除极和复极均代表了众多细胞电活动的不同阶段。每个肌纤维的电活动均可用一个向量表示。

- 向量是一个有大小和方向的力。所以心脏向量的总和代表了整个心脏的电活动（图1-6）。心电图记录了这种瞬时向量的顺序。
- 心肌按三部分排列：室间隔、较厚的左室壁、较薄的右室壁。记录到的波幅受除极心肌面积大小以及与记录电极距离远近的影响（图 1-3 和 1-6）。

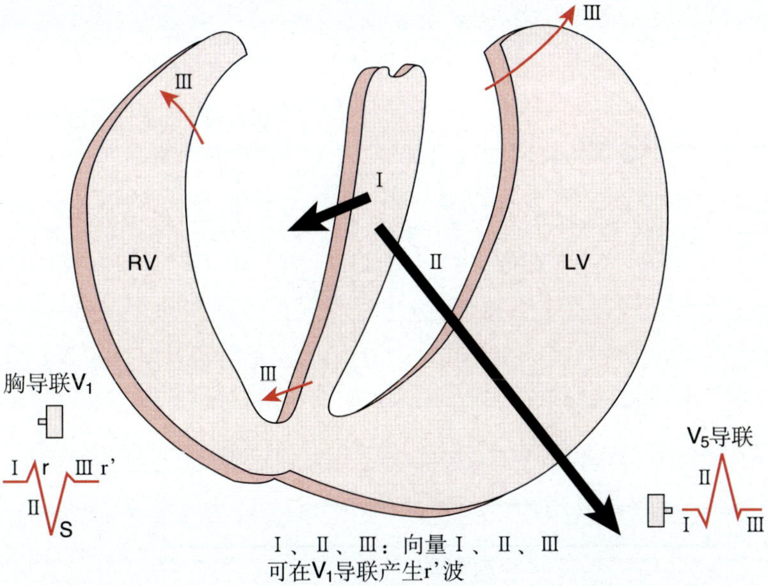

图 1-6　心脏的电活动：综合向量。向量Ⅲ可以在 V_1 导联产生 r' 波

心电图（ECG）是将电极放在体表指定位置所记录到的心脏电活动的图形。通过心电图机和心电图记录纸可以记录心脏电流的方向、大小以及心脏收缩的频率。心电图机实际上是一个电流计，它是通过转动的特制的心电图纸记录其波形的。

心电图是所有结果的记录，简单来讲，它包括以下内容：

- *三个主波*：P 波、QRS 波群、T 波（图 1-7）。
- 具有临床意义的*两个时间间期*：PR 间期和 QRS 波群时限（图 1-7）。
- *ST段*：非常重要的心电图组成部分。ST段的异常提示早期诊断心肌梗死（MI）和心肌缺血。因此，本书专列一章讨论 ST 段异常，与其他著作排列顺序不同的是将其排在P 波异常、心室肥大、QRS波群异常和心电轴等章节之前。这种方法使分析心电图简单化，而且受到监护急性心肌梗死和心肌缺血病人的医生的欢迎。

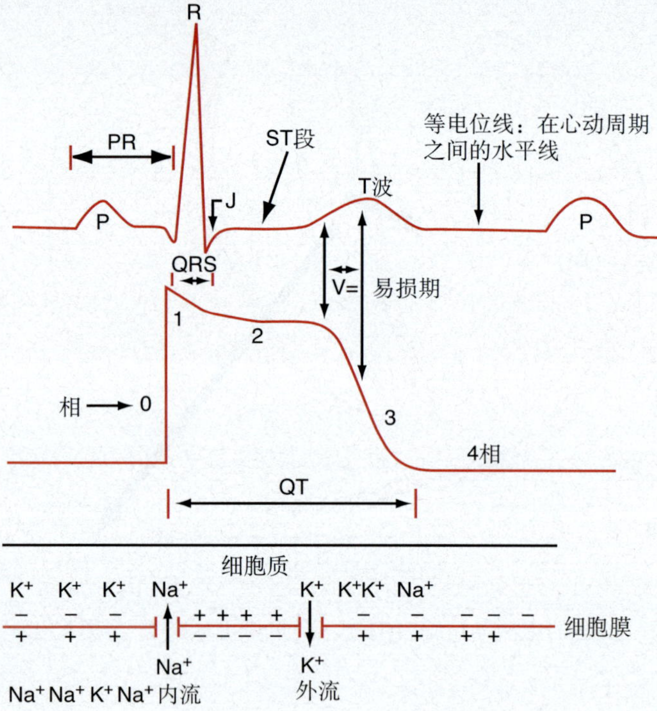

图 1-7 钠内流、钾外流、动作电位和心电图。(引自 Khan M Gabriel: On call cardiology, ed 2, Philadelphia, 2001, WB Saunders.)

心电图是如何产生的?

P 波

P波的前半部分代表右心房产生的电活动；P波的中间部分代表右心房激动完毕、左心房激动开始；P 波的后半部分代表左心房产生的激动。P 波是心电图上记录到的第一个波，波形小而光滑、圆钝，在尖锐的 QRS 波群之前（图 1-8）（详见第 3 章 P 波）。

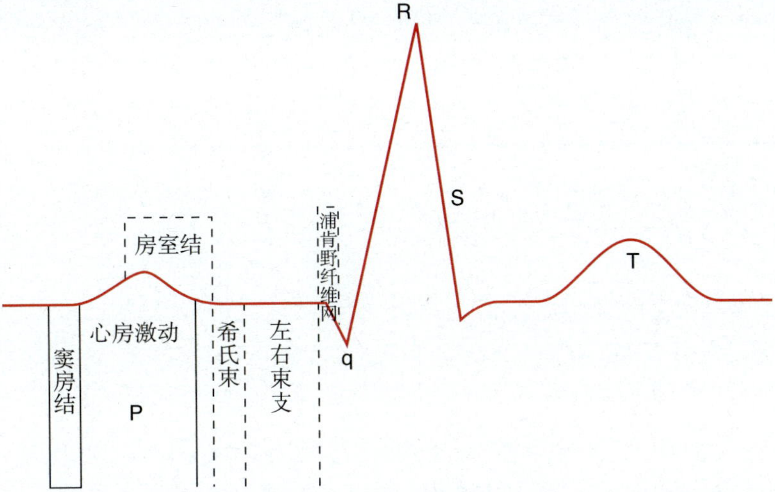

图1-8　P波、PR间期、QRS波群与窦房结、房室结、希氏束和束支激动之间的关系。注意正常的ST段略呈曲线与T波的升支相连，而并非一条水平线。

PR 间期

PR间期是电激动从心房传到房室结、希氏束、束支和浦肯野纤维，直至心室肌开始除极的时间（图 1-7 和 1-8）。

QRS 波群

QRS波群代表电激动通过心室肌的时间；心室肌除极产生的综合向量在心电图上表现为一个尖锐波形（图 1-7 和 1-8）。不论是正向（向上）还是负向（向下），均称为 QRS 波群。

图 1-9 显示了 QRS 波群的常规命名方式：q 或 Q、r 或 R、s 或 S，根据所记录各波的大小（即受电极位置的影响）和综合向量的方向来命名。波形较大者用大写字母表示。

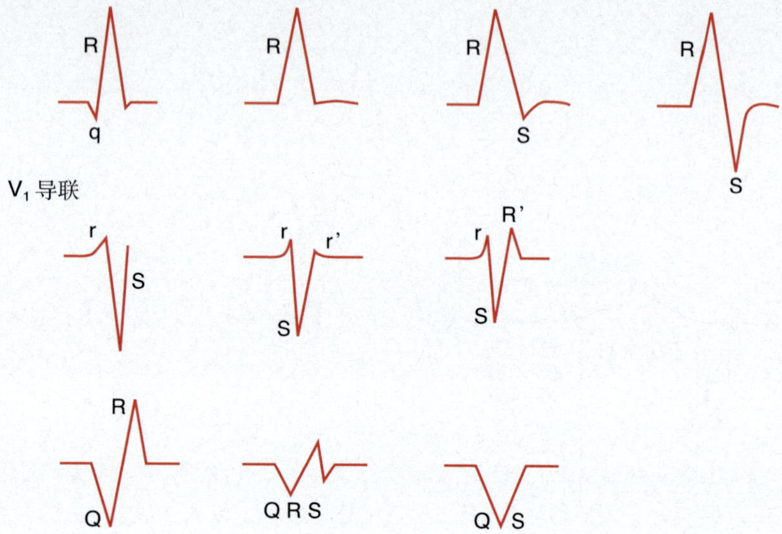

图 1-9 各种 QRS 波形。大写字母表示该波的波幅大；R 或 r 表示第一个正向波；R' 或 r' 表示第二个正向波。Q 或 q 表示在 r 或 R 波前的负向波。

QRS 波群的产生较为复杂，读者最好在了解导联和导联位置，以及为什么 12 导联反映了心脏电活动的 12 个侧面之后才能对其有更好的理解。因此，QRS 波群的产生机制将在本章最后一节介绍。

ST 段

ST 段是从 QRS 波终末至 T 波的起点（图 1-7 和 1-8）。它代表心室的所有部分均已除极或除极末期与复极初期相互叠加因而彼此抵消的一个阶段。早期的复极可在不同程度上隐藏在 ST 段中。ST 段与QRS波群的交界点称为J点或连接点。在正常情况下，ST段呈曲线融入 T 波的升支，*而不是呈水平线，也不与 T 波的升支形成锐角*。

本书将在第 2 章和第 5 章讨论 ST 段。

T 波

T 波代表了心室的复极即电恢复过程，波形较宽而圆钝（图

1-7 和 1-8)。T 波位于 QRS 波群之后，与 QRS 波群之间存在一定的间期。由于心室复极大致沿着除极的方向进行，因而 T 波综合向量的极性与 QRS 波群向量大致相同。T 波出现在心室机械收缩时，而 QRS 波群则出现在心室收缩之前。

- T 波形成是耗能过程，而 QRS 波群则不是。在复极过程中，细胞进行代谢，同时消耗能量，以完成与复极有关的离子流活动。因此，代谢、血流动力学、生理等因素均可影响复极过程，从而改变 T 波的形态。医学生和临床医生在解读心电图时应了解 T 波的正常变异以及能引起 T 波改变的诸多因素，这些因素很可能导致误诊。
- Levine 列举了大约 67 种引起 T 波改变的原因，包括饮用冰水、进食、运动、禁食或有感染、发热、心动过速、缺氧、休克、电解质紊乱、酸中毒、碱中毒、激素失调、蛛网膜下腔出血、药物滥用或酒精中毒等。

由于 T 波的细微改变可能导致误诊，本书第 8 章将进一步阐述 T 波。

U 波

U 波位于 T 波之后，仅在部分人的心电图中见到。U 波振幅较小，通常不易识别，其产生机制不明（第 8 章）。

为什么用 12 导联描记心电图?

Einthoven 在 1901 年的发现极具历史价值。他在 1901 年首次发表了一篇关于心电图的论文，并在1903年又发表了一篇关于记录人体心电图的电流计的文章。当然，他的研究成果是建立在 Galvani (1791)、Muller（1856）和Waller（1887）等学者的早期研究工作基础之上的。Einthoven 认识到心脏具有电活动，为了记录这种电活动，他将两个传感器连接到人体的两个前臂上，并与一根银线相连，银线在一个大型永久磁铁的两极之间运动。他观察到银线随着心跳规律性地运动。为了观察这种微小运动，他将一束光照在银线上，并在滚动相纸上记录银线的波动。Einthoven记录到圆波和尖锐状波形，并将第一个光滑、圆钝的波命名为 P 波，将尖锐状的波形称为 QRS 波群，最后一个波称为 T 波。

- Einthoven 命名了 P、Q、R、S、T 波；其字母名称遵循了几何学家的命名规则：曲线从P开始命名，直线上的点从Q开始命名。

Einthoven、Sir Thomas Lewis 及其他学者发现心电图的波与心脏收缩有关，其中P波与心房收缩有关，QRS波群与心室收缩有关。Frank Wilson 和 Lewis 在密执安（1934）一起进行技术改进，提高了心电图描记质量，并提出了单极导联包括胸前导联V和VR、VL、VF 导联。

导联和电极

为何必须用 12 导联？

图1-10显示在一个连续圆圈上排列的无数电极位置，在圆圈中心是除极波源。示意图显示电极位置对记录的波幅有很大影响。

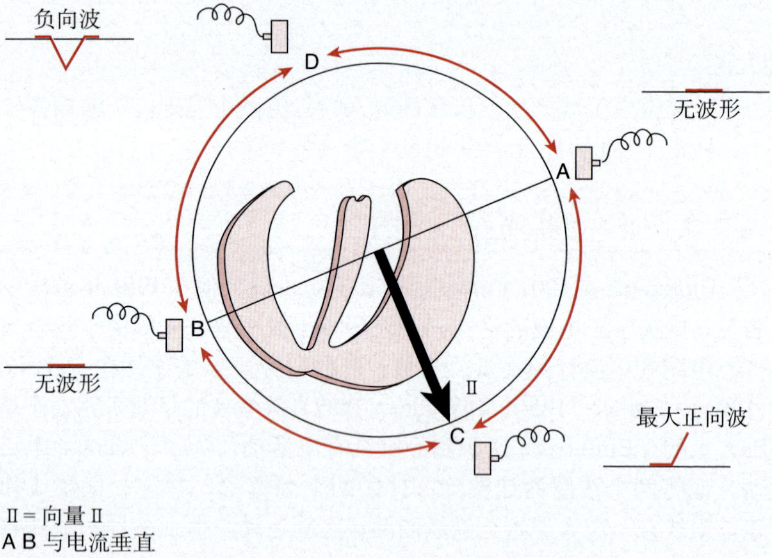

图 1-10　不同电极位置对所记录波的大小和方向的影响：C 和 A 之间或 C 和 B 之间的导联记录的正向波的波幅小于 C 处所记录的正向波波幅。D和A之间或D和B之间的导联记录的是各种不同程度的负向波。直线 AB 与电流方向垂直。

12导联是从12个不同的侧面观察心脏电活动。假定心脏位于等边三角形的中心（图1-11）。与肢体相连的导联，即肢体导联，可作为线性导体，导体各点的电压相等。肢体可被看作是导线的延续。因此，左上肢导联的电极无论放在腕部、臂还是肩部，所记录到的图形均是相同的。由于将肢体导联作为线性导体，有效感知点和电极位置是在左、右肩和左腹股沟区，但通常放在下列位置并命名如下：

- R：右上肢导联
- L：左上肢导联
- F：足即左下肢导联

这些导联沿人体额面排列，可显示额面的动作电位（第 2 章第 9 步和第 9 章的额面电轴）。

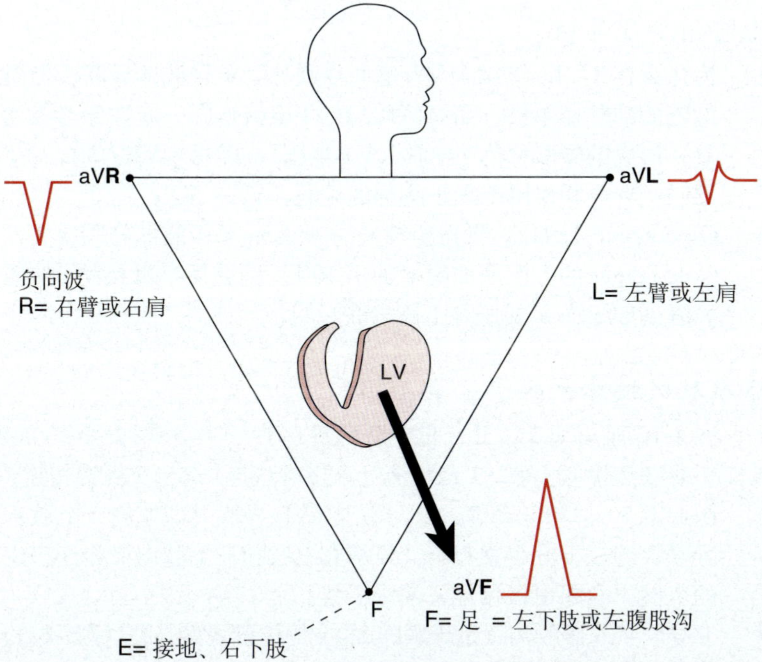

图1-11　心脏位于等边三角形中心，双肩和左腹股沟是传感器的位置。

必须再次强调两个重要概念：

- 如果激动除极的方向朝向某单极电极，电流计将记录到一个向上即正向的波（图 1-3）。
- 当激动除极方向背离电极时，则记录到一个向下即负向的波（图 1-3）

图1-11显示从肢体导联R、L、F记录的波形。激动的主要电流方向朝向 F（左腿）电极时，该导联（F）记录到向上（正向）、振幅较大的波形。电流背离右肩（R）电极时，该导联（R）记录到向下的波形。右肩导联（R）对着心脏的下壁，朝向心内膜，如前所述，激动方式是从心内膜穿过心肌朝向心外膜，因此，记录到负向波。必须注意 aVR 总是相对为负，aVF 总是相对为正。

- 在左肩或左臂的 L 导联通常记录到小的正向波或正负双向波，但心脏悬在胸腔中，受到转位的影响，主要电流方向可以发生改变；因此在一部分个体该导联也可记录到振幅较高的正向波，如果心脏呈垂位，还可记录到负向波。

为何用加压导联？

- 为什么在R、L、F前加V？这些导联称为单极肢体导联，但所测电压却并非单极，而是将R、L、F电极连在一起作为参考连接，形成的导联称为V导联（V = 电压），即常规VR、VL、VF导联；V 导联也用于置于胸部的导联，V_1 ~ V_6。
- Goldberger（1942）将振幅较低的 Wilson 单极肢体导联放大；Gold berger 的方法使波幅增加了 50%。因此用字母 a 表示加压导联（如 aVL = 加压左上肢导联）。

标准双极肢体导联 Ⅰ、Ⅱ、Ⅲ

图 1-12 显示从Ⅰ、Ⅱ、Ⅲ导联观察心脏。

- Ⅰ导联连接两上肢，L与电流计正极端相连，R与负极端相连；因此，Ⅰ = aVL= aVR。Ⅰ导联从 aVL 导联［即左肩（上肢）导联］的左下方观察心脏，显示右上肢和左上肢电极相连产生的电图。右腿电极接地，减小干扰。
- Ⅱ导联从左腹股沟（足导联F）的左侧位置观察心脏（图1-12）。
- Ⅲ导联从左腹股沟（足导联 F）的右侧位置观察心脏。因此，Ⅱ、Ⅲ、aVF 导联从不同的角度对着心脏的下壁，其记录的图形通常相似。Ⅱ、Ⅲ、aVF 导联中，Ⅲ导联最不可靠，因此对Ⅲ导联的QRS波群和T波的观察常产生错误。Ⅲ导联经常可见类似病理性Q波和T波倒置，这些均是正常变异（见第6章和第8章）。

- 六导联系统是从6个角度（相邻夹角30°）显示心脏的电活动。六导联可被视为横越病人的胸部平面（即额面）。如果只记录六导联中的两个导联，则最重要的是Ⅰ、aVF 导联。

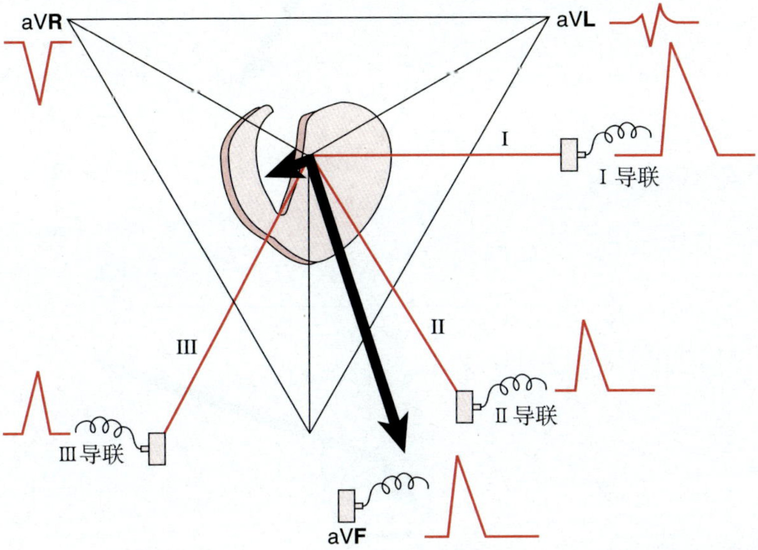

图1-12　标准肢体导联Ⅰ、Ⅱ、Ⅲ。注意aVF、Ⅱ、Ⅲ导联是观察心脏下壁的导联，它们记录的波形仅有较小的差异。Ⅰ和aVL导联是观察心脏前侧壁的导联。

心脏垂位与横位

图 1-13 显示了心脏位置改变引起 QRS 波形的改变：

- 心脏呈垂位时，aVR 和 aVL 面对心室腔，呈 QS 型。
- aVL 导联呈 qR 型提示心脏横位，aVL 的 QRS 波群形态与 V_5 导联相似。
- aVF 呈 qR 型和 aVL 呈 QS 型提示心脏垂位，aVF 导联 QRS 波群形态与 V_5 导联相似。
- 心脏的位置可在横位和垂位间变化。

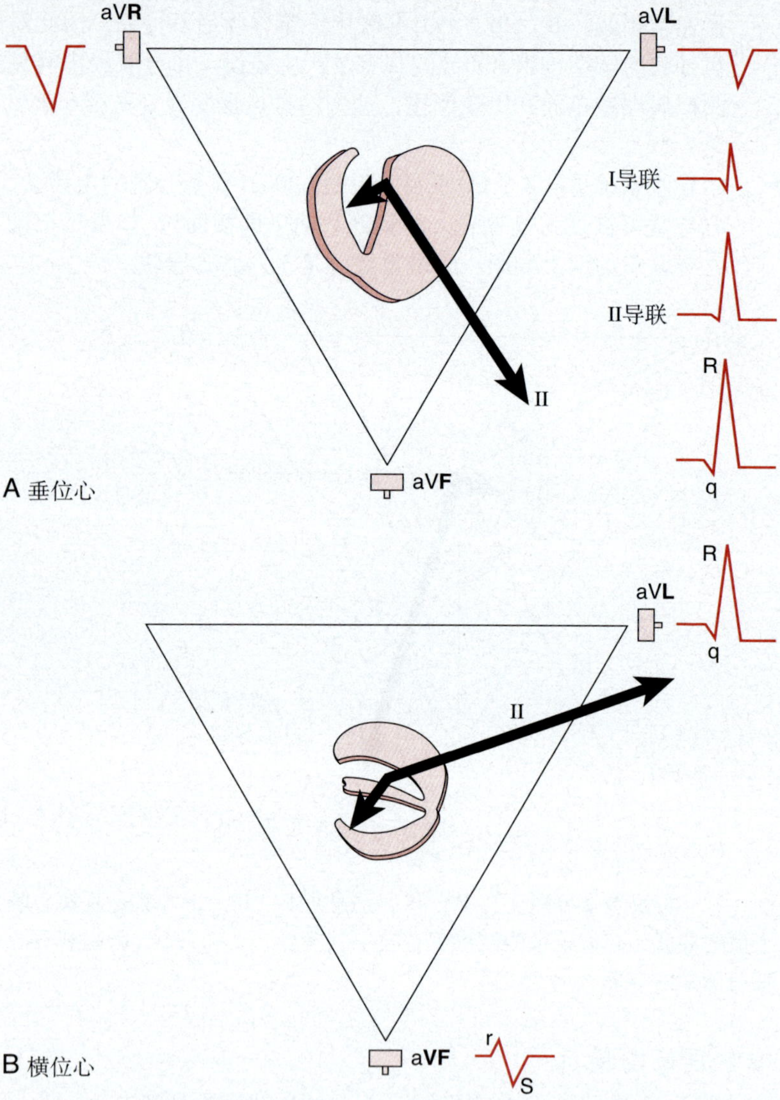

图1-13　心脏垂位（**A**）和横位（**B**）时心电图波形变化。在垂位（**A**）时，aVR和aVL均面对心室腔，记录到QS型。aVF导联呈QS型提示心脏接近于垂位；aVL导联呈qRS型提示心脏呈横位（**B**）。

胸导联/心前区导联或V导联

六个胸导联是从另外6个方向观察心脏电活动和向量；位置在

胸腔的前壁和左侧壁。图1-14和1-15显示了位于左、右心室之上的心前区胸导联的位置。

V_1和V_2导联正对右室壁，且距离右室壁近。V_2和V_3导联靠近室间隔。V_4和V_3导联正对左室的前壁，V_4靠近心尖部。V_5和V_6导联（Ⅰ、aVL 导联）正对左室前侧壁，记录图形相似。但 aVL 导

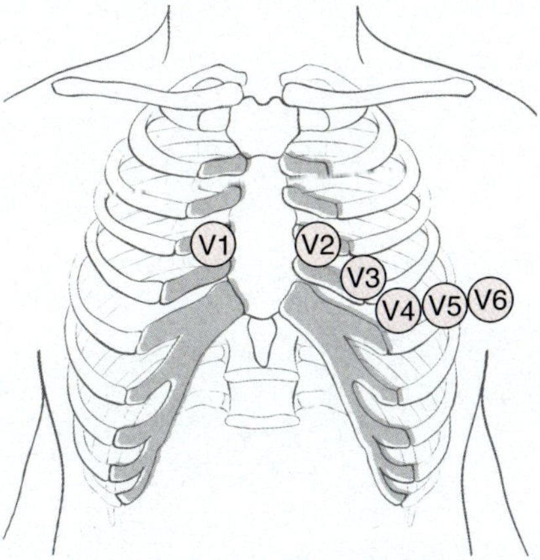

图 1-14　胸导联的位置。

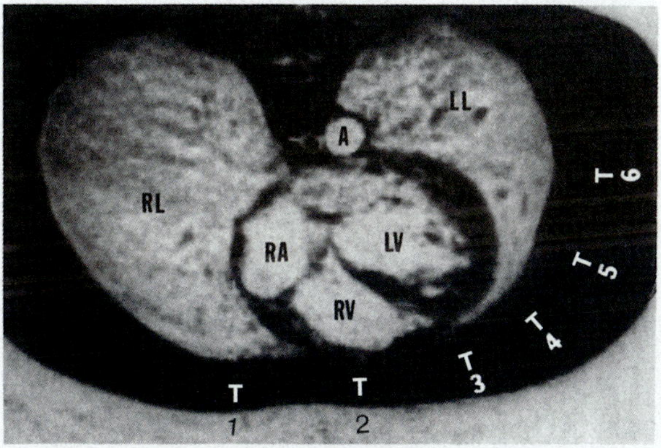

图 1-15　心脏的磁共振成像显示胸导联电极与心腔的大致关系。1～6点代表6个胸导联电极 V_1～V_6 的位置。RA：右心房；RV：右心室；LV：左心室；RL：右肺；LL：左肺；A：主动脉。（引自Marriott HJL: Practical electrocardiography, ed 8, philadelphia, 1988, Williams & Wilkins.）

联记录的图形随心脏垂位和横位的变化而有较大的改变。如做V_7导联，则放在腋后线。

心前区电极V_1～V_6与心脏电流距离很近，故不必放大电压。V_6导联（在腋窝）距心脏最远，与左室游离壁有一定的距离。图1-15显示心室肌与胸导联 V_1 ～ V_6 的大致关系。

图 1-16 再次强调 aVL 和 aVF 导联以及其他肢体导联是在同一额平面上。胸导联 V_1 ～ V_6 在水平面环绕着左胸（图 1-15）。

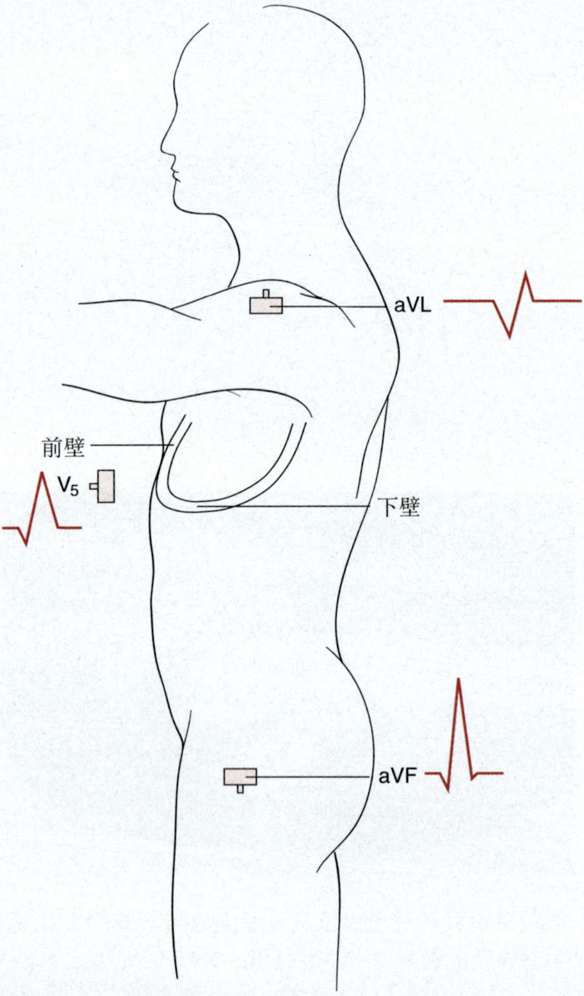

图 1-16　同一额平面 aVF 和 aVL 导联。胸导联在水平面围绕左胸。

注意：心脏在胸腔内，整个胸腔可作为容积导体，即使位置相差 1cm，电压也会发生改变。因此胸前的 V_1 至 V_6 导联的位置必须准确，以便数日或数年后重复心电图时，可进行精确比较。不要将 V_5 和 V_6 导联放置过于靠前。V_5 必须放在腋前线；V_6 应放在腋中线，与第 5 肋间的 V_4 水平或与心尖搏动平齐。

如果 V_3 导联放置过于靠近 V_2 导联，或放在左侧第 3 肋间附近，可能记录不到正向波，或 R 波振幅降低，这可能被误诊为前壁心肌梗死。如果 V_2 导联放置过于靠近 V_1 导联，V_2 导联记录不到 R 波，可能被误诊为前间壁心肌梗死。这些错误在女性心电图中很常见，常被解释为“V_3 导联 R 波降低或消失，考虑前间壁心肌梗死”。心电图描记错误可导致严重的分析错误。

QRS 波群的形成

掌握QRS波群的形成机制十分关键。理解心室激动或除极的正常顺序对理解正常或异常的QRS波群十分重要。准确诊断急性或陈旧性心肌梗死、左右束支阻滞、分支阻滞、心室肥大需要了解决定 QRS 波群各组成部分的综合向量。

窦房结发出的电冲动激动了心房，产生了 P 波，这是心电图的第一个波。冲动在房室结发生延迟，然后沿希氏束、左右束支、心室肌的浦肯野纤维快速传导。电冲动通过室间隔和心室肌的扩布称为除极，后者产生了心电图的 QRS 波群。

向　量

激动心肌各部分的电冲动具有方向和大小，可用向量表示。综合向量的方向可用箭头表示，其长度代表了向量的大小。这里需要说明的是“向量”并不是指心电向量描记法。

三条注意事项

向量是指具有方向和大小的力。应记住以下三点：

1. 指向电极的冲动引起正向波即 R 波（图 1-17）。
2. 冲动背离电极时，记录到负向波（即S波、小Q波或QS波）。
3. 三个综合向量决定了 QRS 波群。

向量 I

- 室间隔从左向右除极；放于右心室之上的电极或导联（V_1 或 V_2）面向除极波，记录到正向小 r 波（图 1-17）。
- 由于激动的向量（向量 I ）较小，因而正向波较小；V_1和V_2导联记录的 R 波较小，30 岁以上的正常成人 V_1 导联 R 波为 1 ~ 4mm，V_2 导联 R 波为 1 ~ 7mm（表 2-1）。V_1、V_2、V_3 导联放置不正确时，尤其在女性，可导致 V_2 和 V_3 导联 R 波或 r 波降低或消失，常常被误诊为前间壁心肌梗死。
- 初始除极电流背离V_5和V_6导联，因而在V_5、V_6、I导联记录到小的负向波，即小 q 波。

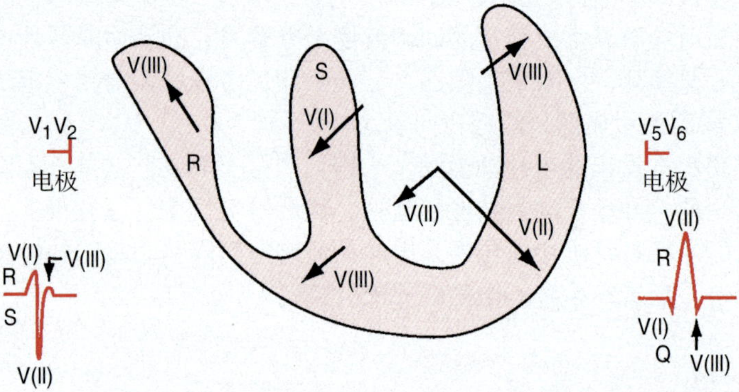

V（Ⅰ）：向量Ⅰ在 V_1 和 V_2 导联产生小 r 波，在 V_5 和 V_6 导联产生 Q 波。

V（Ⅱ）：向量Ⅱ在 V_1 导联产生 S 波，在 V_5 或 V_6 导联产生 R 波。

V（Ⅲ）：向量Ⅲ在 V_5 和 V_6 导联产生终末 S 波，在 V_1、V_2、aVR 导联产生终末 r 或 r’波。

V_1：V_1 导联电极

V_6：V_6 导联电极

R：右心室肌

L：左心室肌

S：室间隔

图 1-17　正常 QRS 波群的形成。（引自 Khan M Gabriel: On call cardiology, ed 2, Philadelphia, 2001, WB Saunders.）

向量Ⅱ

- 室间隔除极后，左右心室壁被同时激动。
- 冲动使壁薄的右心室除极；但同激动较厚的左室游离壁的向量相比，其向量较小。因此综合向量（向量Ⅱ）指向左室游离壁(图 1-17)。
- 综合向量（向量Ⅱ）用指向左侧的箭头表示；电极 V_5 和 V_6 面向左心室，显示正向波（R波），其高度取决于左室心肌的厚度。V_4 ~ V_6 导联 R 波的振幅为 10 ~ 25mm，个别左室肥大者以及 25 岁以下的正常人可超过 30mm。前壁心肌梗死患者 V_4 ~ V_6 导联 R 波可消失或小于 3mm。
- 由于向量Ⅱ代表的电流背离放于右室之上的电极，V_1和V_2导联记录到负向波（S 波）。
- 左心室肌越大，V_1 和 V_2 导联的 S 波越深。

向量Ⅲ

- 左右心室游离壁后基底部的激动以及右侧室间隔底部（包括室上嵴）的激动，代表了向量Ⅲ。
- 综合向量指向右侧，振幅较小，在 V_5 和 V_6 导联可记录到小 S 波，在 V_1 或 V_2 导联可记录到终末 r’波；因此，在一部分正常人 V_1 导联可出现 Rsr’型。

QRS 波群正常变异及异常

顺钟向和逆钟向转位

- 正常QRS波群形态的变异见图1-18。如果心脏重度顺钟向或逆钟向转位，可发生QRS波群形态的改变。如不能认识这些正常变异，就会导致心电图分析错误。
- 顺钟向转位时，V_1电极如同aVR一样，正对心室腔，可记录到QS波。因此，如果心脏极度顺钟向转位时，出现Q波是正常的(图1-18)。V_6导联正常的Q波可以消失，因为初始向量 I 的综合向量没有指向 V_1 电极。

高大 R 波

- 如果左心室肥大，向量 II 的振幅增大；因此 V_5 和 V_6 导联 R 波高大（图 2-25）。右心室肥大时，向量 I 的振幅增大，V_1 和 V_2 导联 R 波高大（图 2-26 和表 2-3）。

Q 波

心肌梗死是因血流中断导致局部心肌细胞坏死。梗死区是一个电窗口：

- 如果左室心肌坏死区正对 V_4 ~ V_6，则无 R 波产生（即 Q 波）（图 1-18、2-18、2-19），或 V_3 ~ V_5 导联 R 波波幅明显降低；这称为 R 波递增不良（第 6 章）。V_3 ~ V_5 导联 R 波消失或递增不良可提示前壁心肌梗死（图 2-18）。

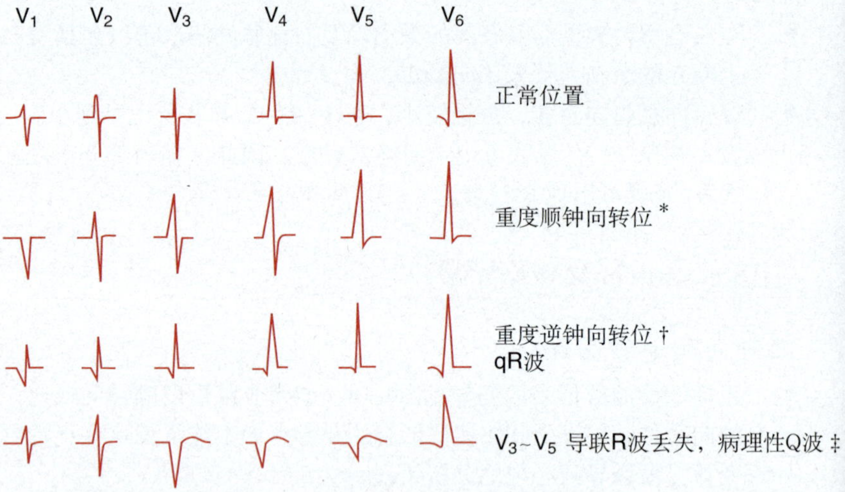

*：顺钟向转位，V_1 导联电极如同 aVR 一样，正对心腔，因而记录到的是 QS 波；V_6 导联无 q 波。

†：qR 波，q 波宽度＜ 0.04s，深度＜ 3mm；因此非病理性 Q 波。

‡：V_3 ~ V_5 导联无 R 波；病理性 Q 波：提示前壁心肌梗死。

图1-18　胸导联QRS波群形态的正常变异，以及与异常的关系。（引自 Khan M Gabriel: On call cardiology, ed 2, Philadelphia, 2001, WB Saunders.）

- 从 V_2 至 V_4 导联 R 波波幅应该递增。如果 V_1 和 V_2 导联存在 R 波，而 V_4 ~ V_6 导联无 R 波，则应考虑前侧壁心肌梗死（图 2-19）。
- 室间隔梗死引起向量 I 消失，以及 V_1 和 V_2 导联正常的 R 波消失（即病理性 Q 波），提示前间壁梗死（图 2-18A）。
- 正常 Q 波宽度 < 0.04s，深度 < 3mm。当较小的激动电流背离电极时，可记录到小的 q 波。小 q 波正常可见于 V_5、V_6、 I 导联（图 2-2）。心脏位置的变化可引起Ⅲ、aVF、aVL 导联出现小q波；在极度逆钟向转位时，V_1 ~ V_6导联均可出现小q波（图 1-18）。
- 在正常个体，Ⅲ和aVL导联可记录到深度可达10mm的窄Q波。在Ⅲ导联，正常Q波宽度≤0.04s（图2-2D）。在其他导联，如果 Q 波宽度 < 0.04s、深度 < 3mm，应考虑是正常的。如果Ⅱ或 aVF 导联无 Q 波，Ⅲ导联 Q 波应视为正常（表 2-1）。
- 肥厚型心肌病患者室间隔肥厚，心电图常常出现深Q波，伪似心肌梗死（第 6 步或第 6 章病理性 Q 波和 QS 型）。
- 如上下肢导联反接，则Ⅱ、Ⅲ、aVF 可出现 Q 波；如果 I 导联无波形，应想到这种技术错误（图 2-39）。
- 心肌肿瘤、纤维化或淀粉样变性、肉瘤样变或其他肉芽肿可引起伪似心肌梗死的 ST-T 改变和 Q 波。
- 正常情况下，aVR 导联 QRS 波群以负向为主或呈 QS 型。这是因为aVR对着心室腔和心内膜表面；而激动电流方向是从心内膜向心外膜（图 2-2B）。
- 最近有关 aVR 导联 ST 段抬高的意义及急性心肌梗死的诊断参阅第 5 章。

（王挹青　陈水龙 译，洪江 校）

2

逐步法准确分析心电图

简　介

分析心电图的常规顺序

医学生和医务人员分析心电图可按下列方法：对每幅心电图，应系统检查下列特征：心率、心律、P波、PR间期、QRS波群时限、QRS 波群形态、ST 段、T 波、心电轴、U 波和 QT 间期。图 2-1 标出了心电图的波形，表 2-1 列出了心电图正常间期和参数。

教科书对分析心电图的顺序常常各不相同。《马里奥特实用心电图学》（*Marriott's Practical Electrocardiography*）第 8 版中指出："对每幅心电图应系统分析10个特征：心律、心率、P波、PR间期、QRS 波群时限、QRS 波群形态、ST段、T波、U 波、QT 间期"（先分析心律）。Galen Wagner在《马里奥特实用心电图学》第9版中指出："对每幅心电图应系统分析其9个特征：心率和规律性、P波形态、PR 间期、QRS 波群形态、ST 段形态、T 波形态、U 波形态、QTc间期、心律"。注意他没有提出分析心电轴，而且最后才分析心律。Dubin 在其《心电图快速分析》（*Rapid Interpretation of EKGs*）一书中提出，解读心电图时应分析"心率、心律、心电轴、肥厚、梗死"；但这不是常规的心电图教学方法。

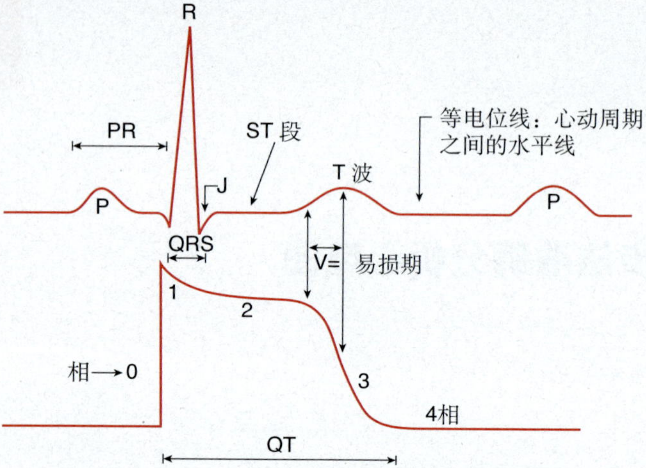

图 2-1 钠内流、钾外流、动作电位和心电图。（引自 Khan M Gabriel: On call cardiology, ed 2, Philadelphia, 2001, WB Saunders.）

分析心电图的新顺序

这里简要介绍为什么本书与常规的心电图分析顺序多少有些不同，本书提出了新的分析方法以适应近十年来心脏病学的进展。急性心肌梗死的早期诊断取决于对ST段异常的敏锐察觉。肌酸磷酸激酶MB（CK-MB）和肌钙蛋白的测定结果与早期急性心肌梗死并不相关，因为在心肌梗死发作的最初数小时这些心肌酶学指标并不增高，因而并无诊断价值。溶栓治疗从入院到给药时间应小于20min，以最大限度地挽救患者生命。急性心肌梗死的早期诊断主要根据症状和 ST 段改变。因此本书首先直接讨论 ST 段。

分析心电图 11 步法提要

本书提出了准确、快速解读心电图的 11 步法，并应用流程图、示意图及大量心电图图例使11步法便于理解和应用。本章先简要列出11步； 并在随后对每一步进行深入地讨论，同时指出其相关参考章节，以便提供更多的信息。下面列出了分析顺序。

表 2-1　重要的心电图间期和参数 *

PR 间期	0.12 ～ 0.20s (成人可达 0.22s)
P 波	时限＜3 个小格 (0.12s)，振幅＜3mm。Ⅰ导联直立，aVR 导联倒置 (如果相反，怀疑上肢导联接反 † 或右位心) (第 6 步，图 2-21 和 2-36)
QRS 波群时限	0.05～0.10s；如≥0.1s，考虑不完全左束支阻滞、不完全右束支阻滞或 WPW 综合征 (第 2 步和第 3 步，图 2-4、2-9 和 2-10)
Q 波	正常见于 aVR 导联；偶尔见于 V_1 或 aVL 导联 (垂位心) (第 6 章) 常见于Ⅲ导联：时限应≤ 0.04s 其他导联 (Ⅰ导联除外)：时限＜0.04s，深度≤3mm；30 岁以上患者Ⅰ导联深度≤ 1.5mm。30 岁以下个体一些导联的 Q 波可深达 5mm
R 波振幅	V_1 导联：0 ～ 15mm (年龄 12 ～ 20 岁) (表 2-3) 0 ～ 8mm (年龄 20 ～ 30 岁) 0 ～ 6mm (年龄＞ 30 岁)‡ V_2 导联：0.2 ～ 12mm (年龄＜ 30 岁)‡ (第 5 步，图 2-16) V_3 导联：1 ～ 20mm (年龄＞ 30 岁)‡
ST 段	肢体导联等电位线或抬高＜1mm，胸导联＜1mm (正常变异除外) (第 4 步，图 2-12)
T 波	aVR 导联倒置；Ⅰ、Ⅱ、V_3 ~ V_6 导联直立 Ⅲ、aVF、aVL、V_1、V_2 导联可有变化 (第 8 步，图 2-27)
心电轴	0° ～ +110° (年龄＜ 40 岁) −30° ～ +90° (年龄＞ 40 岁) (第 9 步，图 2-30)
QT 间期	见表 2-5

* 心电图记录纸速 25mm/s。

† 胸导联仍正常。

‡ 年龄＞ 30 岁者与心肌梗死的诊断相关。见图 2-20，并与图 2-18 R 波递增不良比较。

第 1 步

先分析心律，然后分析心率（图2-3）。注意在心率之前分析心律，因为心律更重要，而且正常心率60～100次/分，很容易识别。

第 2 步

分析PR间期和QRS波群时限，观察有无传导阻滞。QRS波群增宽提示右束支阻滞（RBBB）或左束支阻滞（LBBB）（表2-1，图2-4）。

第 3 步

如果无左束支阻滞或右束支阻滞，但QRS波群增宽，分析有无非特异性室内阻滞，有无Wolff-Parkinson-White（WPW）综合征（图2-9）。虽然WPW综合征并不常见，但其诊断很重要，计算机自动分析和医师人工分析时可能发生漏诊。由于WPW是QRS波群增宽的一个原因，从逻辑上讲应将该诊断与束支阻滞同时考虑，从而避免漏诊。其他教科书未见将WPW综合征列入心电图10个基本特征的分析中去，而常规教学方法并没有列出第3步提出的方法。更重要的是，分析心电图时必须尽早排除伪似心肌梗死。WPW综合征可以伪似心肌梗死图形。右束支阻滞时Ⅲ、aVF导联可出现Q波，易被误诊为心肌梗死。左束支阻滞的诊断应尽快证实，因为左束支阻滞可掩盖很多其他诊断，尤其是心肌缺血和肥厚，与心肌梗死鉴别很困难。

由于在 V_1 和 V_2 导联可以观察到束支阻滞的改变，故建议读者先观察 V_1 和 V_2 导联。V_1 导联通常P波明显，是分析窦性心律和心律失常的较好导联。因此可以快速诊断窦性心律或节律异常；另外，可以分析PR间期，也可发现左心房增大。因此，全面分析 V_1 和 V_2 导联可获得大量信息。

另外，分析 V_1、V_2/V_3导联有助于诊断Brugada综合征和右室发育不良，这些是右束支阻滞的特殊形式，最近研究提示其是年轻人猝死的原因之一。我们不必担心讨论这些少见疾病会使初学者眼花瞭乱，因为这些内容可激发他们进一步学习心电图的兴趣。讨论这些罕见但很重要的内容主要针对高年资受训者和住院医生。将基础知识与高级知识一起讲授可有助于吸引医学生和住院医生。

第 4 步

分析十分重要的ST段（图2-12）。急性心肌梗死的早期诊断主要根据ST段改变。最近提出了一些新名词：ST段抬高型心肌梗死和非ST段抬高型心肌梗死（非Q波型心肌梗死）。ST段是诊断的关键。本章详细讨论了 ST 段异常，并在第 6 章进一步进行阐述。

第 5 步

分析病理性 Q 波，同前面分析的 ST 段一起可判断有无新近或陈旧性心肌梗死（图 2-16）。观察胸导联有无 R 波丢失或 R 波递增不良，两者可提示心肌梗死、导联误置或其他原因（第 6 章）。

第 6 步

分析 P 波，观察有无心房肥大（图 2-21、2-22）。

第 7 步

分析有无左心室肥大（LVH）和右心室肥大（RVH）（图2-24）。

第 8 步

分析 T 波有无倒置。T 波倒置的原因很多（图 2-27 和第 8 章）。

第 9 步

分析心电轴和分支阻滞。心电轴无特异的诊断价值，仅作为辅助诊断工具。我们相信，在21世纪，常规的教学会发生改变。当今医学生和实习医生非常聪明，他们渴望快速学会解决临床问题的方法。因此，比如心电轴测定等问题，因缺乏诊断价值，应在最后讨论。因此，心电轴的测定放在第 9 步（图 2-30）。

第 10 步

分析其他问题，如长 QT 间期、心包炎、心脏起搏、肺栓塞等(图 2-32 和第 10 章)。

第 11 步

分析心律失常，如果第 1 步发现心律异常，它实际上是第 1 步(图 2-37 和第 11 章)。

步骤衔接

更重要的是，这些步骤相互衔接。在第4步分析完ST段后以及第 5 步提示急性或陈旧性心肌梗死的 Q 波后，第 7 步可以与第 9 步衔接。因而恢复了常规的分析方法，开始分析 P 波，然后 T 波、心电轴、心脏肥大及其他问题。因此，实质上本书系统分析了心电图的11个特征，与常规的分析方法略有差别，在分析时提出了相关而重要的诊断，使读者能更准确地分析心电图。

医学生、医务人员如能掌握本章列出的分析心电图的11步法以及随后章节中对其的详细阐述，则能很好地分析大多数的心电图。准确、快速解读心电图需要一定的方法学。

A

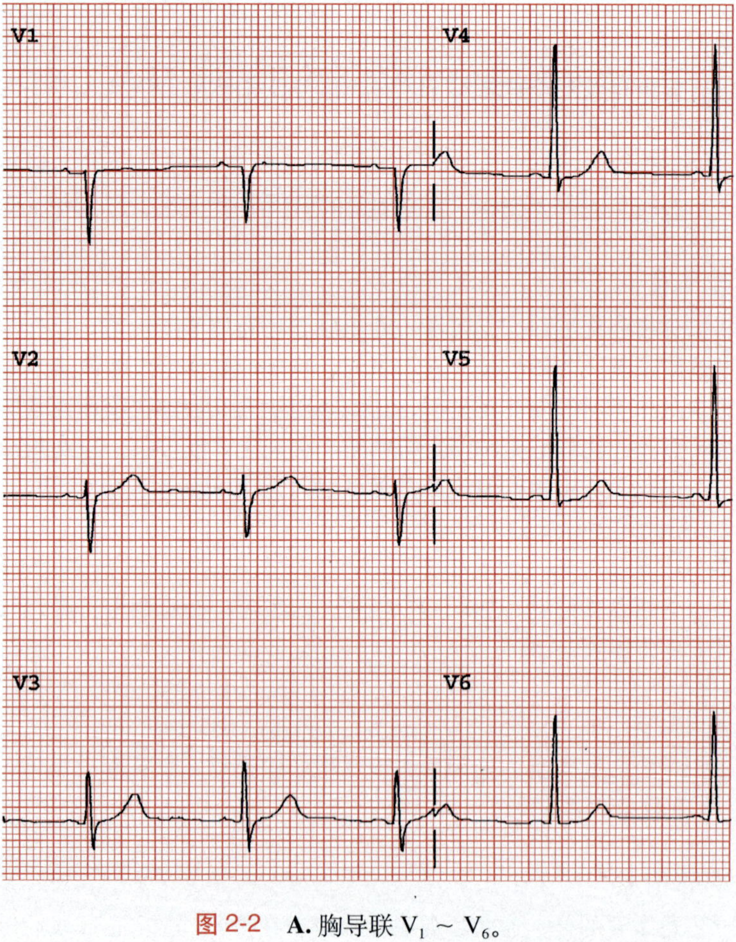

图 2-2　**A.** 胸导联 $V_1 \sim V_6$。

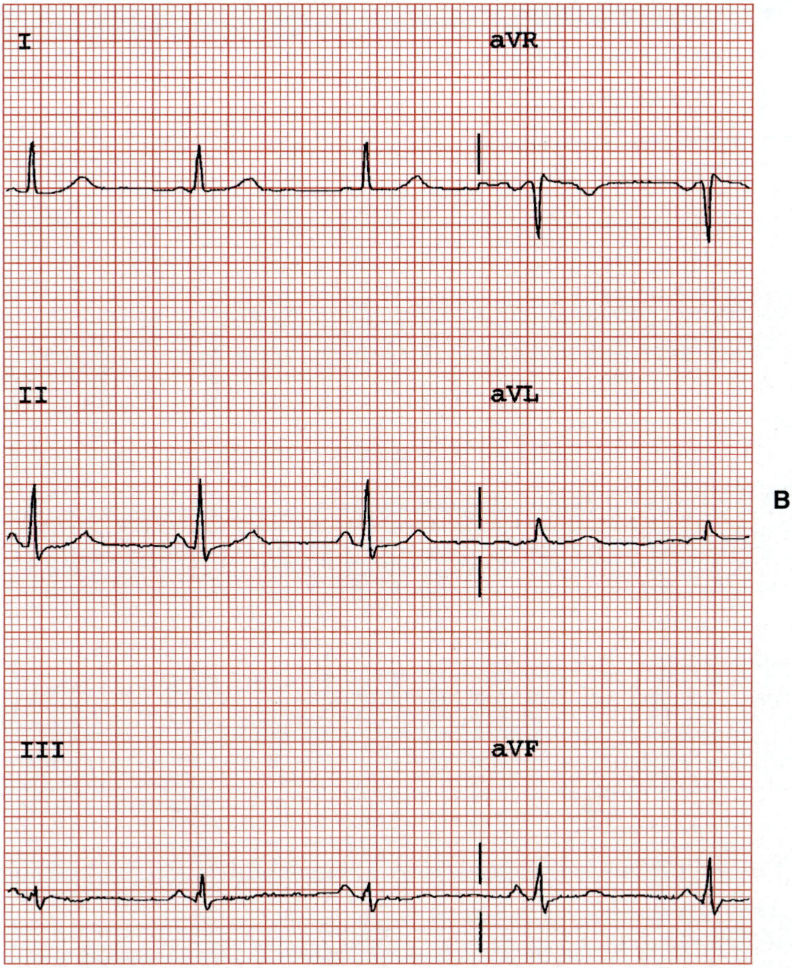

图 2-2　**B.** 肢体导联 I ~ aVF。窦性心律，心率 65 次 / 分；PR 间期 0.14s；QRS 波群时限 0.08s；QT 间期 0.36s；电轴 +30°。

正常心电图

图 2-2 显示了正常心电图。图 2-1 及表 2-1 列出了重要的心电图间期和参数。解读心电图要给出下列结论：

- 正常心电图

- 大致正常心电图
- 临界心电图（可疑心电图）
- 异常心电图

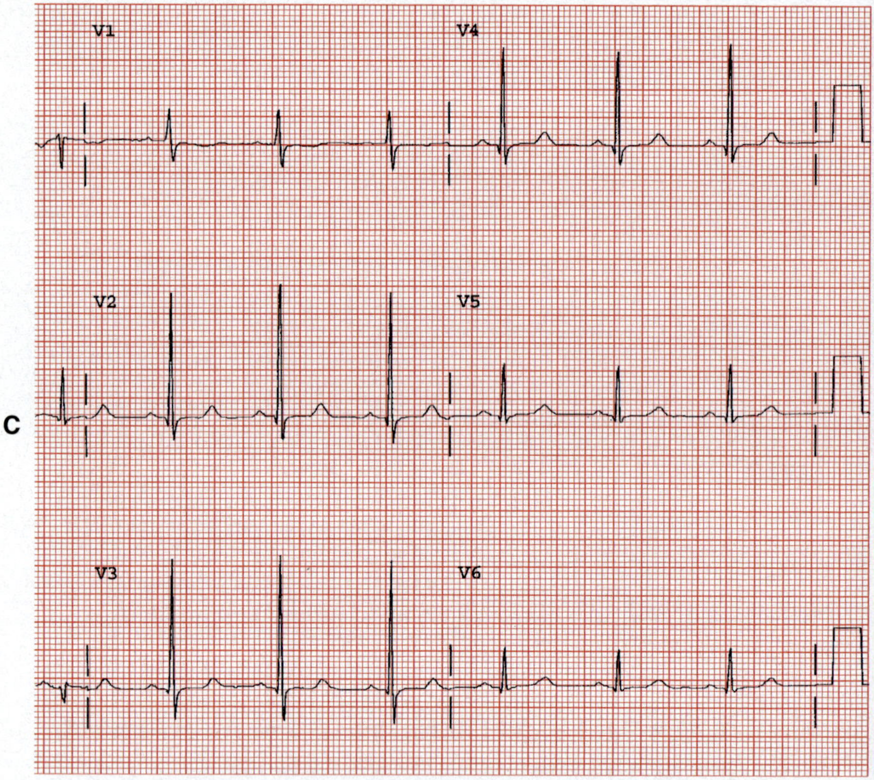

图 2-2 **C.** 正常心电图的胸导联，V_2 导联 QRS 波群为正向，提示移行早；与图 2-2A 比较，后者移行正常，出现在 V_3 导联。V_1 和 V_2 导联 R 波高大并不是由后壁梗死引起（表 2-3）。心率 75 次 / 分（表 2-2）。注意 V_4 ~ V_6 导联存在正常的小 q 波。

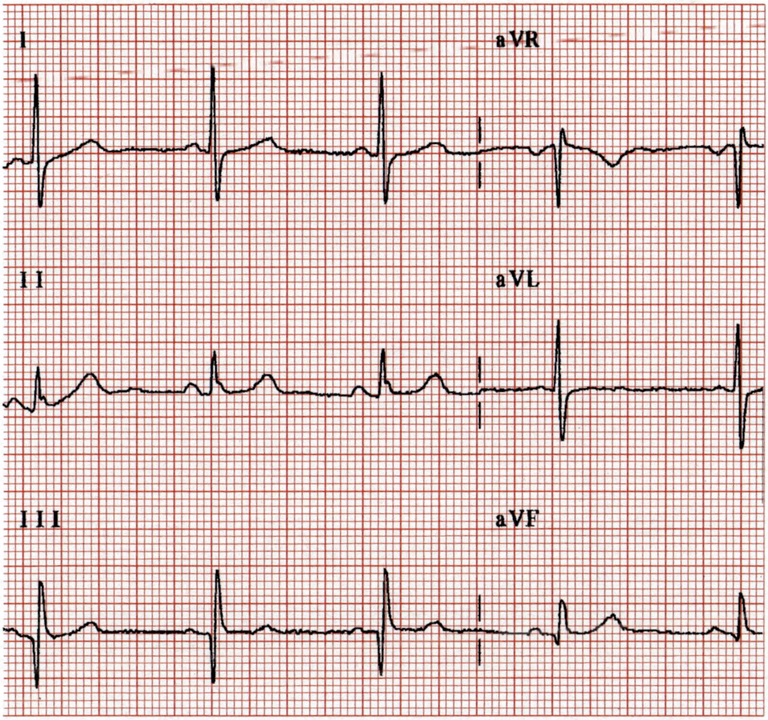

D

图2-2　**D.** 正常心电图的肢体导联显示在Ⅲ导联Q波较深但仍正常（表 2-1 中正常参数）。

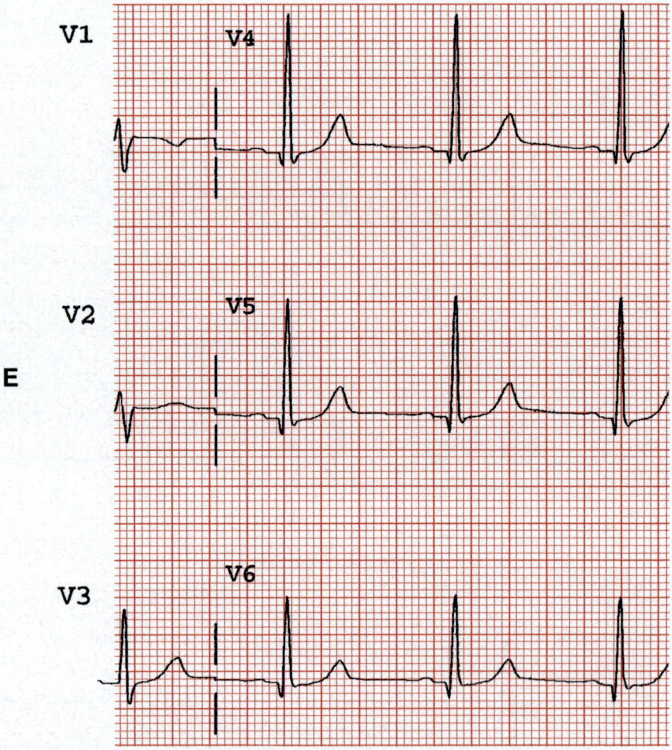

图 2-2　**E.** V_4 ~ V_6 导联存在正常的小 q 波，深度＜ 4mm；V_1 ~ V_3 导联 R 波正常递增。

F

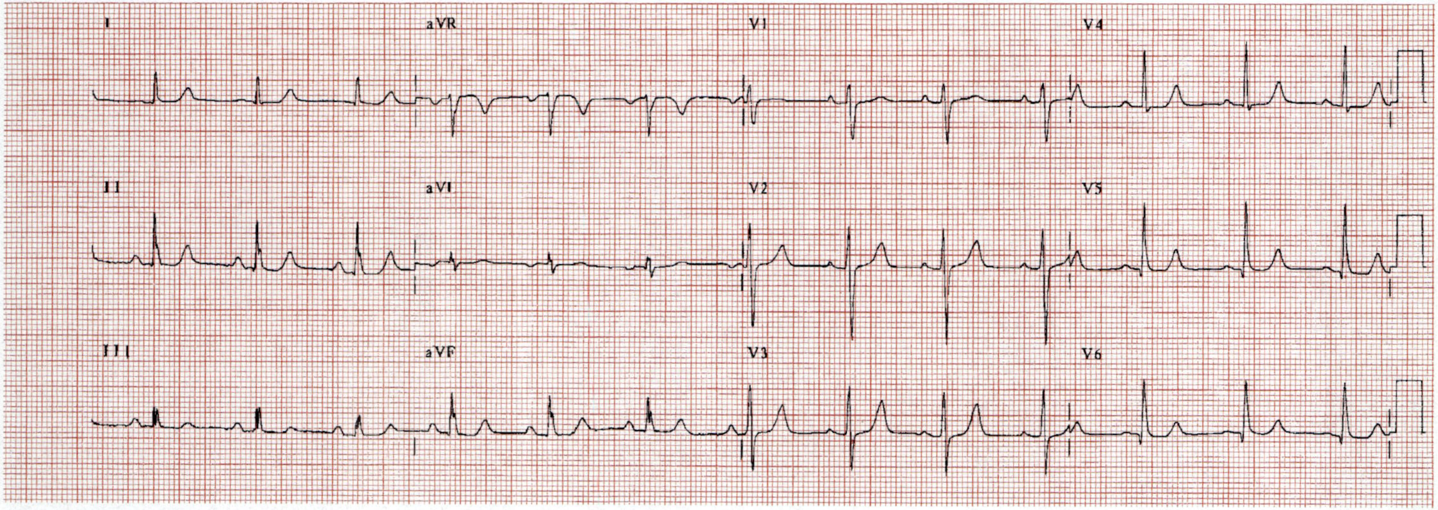

图 2-2　**F.** 正常心电图，窦性心律，75 次 / 分；PR 间期 0.16s；QRS 波群时限 0.08s；心电轴正常 +60°；QT 间期 0.35s。Ⅱ、Ⅲ、aVF 导联 R 波有小的切迹，这可在某些正常个体中存在，并不意味着室内延迟（第 4 章）。

第 1 步：分析心律和心率 (图 2-3)

注意 V_1、V_2 和 Ⅱ 导联（图 2-2）。V_1 和 Ⅱ 导联是观察 P 波以确定是否为窦性心律或有无心律失常的最佳导联，V_1和V_2导联是观察束支阻滞的最佳导联。如果V_1导联P波不清楚，可分析Ⅱ导联，后者 P 波通常清晰。识别 P 波，然后分析 RR 间期，可帮助医师迅速诊断是否为窦性心律，以便进入下一步的分析。

- 如果是窦性心律，要确认RR间期是否相等（图2-2A）、Ⅱ导联 P 波是否正向、PP 间期是否相等且等于 RR 间期。
- 如果节律异常，则进行心律失常分析［图 2-3，第 11 步（图 2-37），第 11 章］。
- 计算心率（表 2-2）

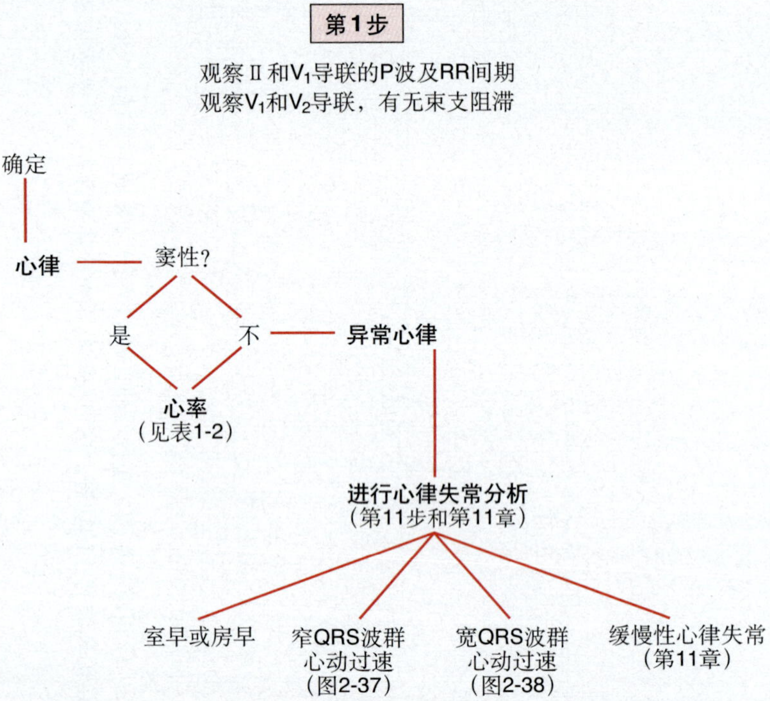

图 2-3 逐步法准确分析心电图。**第 1 步：分析心律和心率。**

表 2-2　心率的计算

	心率 (次 / 分)
1 个 RR 间期所含的大格数 (粗格)*	
1	300
1.5	200
2	150
3	100
4	75
5	60
6	50
7	42
8	38
9	33
10	30
6s 所含 QRS 波群数†	
5 × 10	50
6	60
7	70
10	100
15	150
20	200

* 正常纸速 25mm/s。1 个大格或 5 个小格（0.2s）= 300 次 / 分（图 2-2C）；4 个大格 =75 次 / 分

† 如果心电图每 3s 做一标记，计算经过 2 个标记（6s）所含 QRS 波群数，然后乘以 10（图 2-2C）。如存在心动过缓或心律不规整，可用这种方法。如果每 5s 作一标记，将 QRS 波群数乘以 12。

如心律规整，从纵粗线上的 QRS 波群开始。

心率 = 300 次 / 分 ÷ 1 个 RR 间期中所含大格（0.2s）数。

正常心率在 60 次 / 分（5 大格）和 100 次 / 分（3 大格）之间；因此没有必要计算确切心率。

或心率 = 1500 ÷ 1 个 RR 间期所含的小格（1mm, 0.04s）数。

第 2 步：分析间期和传导阻滞 (图2-4)

- 测量PR间期；如果异常（>0.2s），考虑一度房室阻滞（表2-1）。

- 分析 QRS 波群时限，观察有无束支阻滞；如果 QRS 波群时限 ≥ 0.12s，存在束支阻滞；分析 V_1 和 V_6 导联。理解 QRS 波群的产生机制对分析束支阻滞的心电图表现及其分类非常重要（图 2-5 ~ 2-8，第 4 章）。

右束支阻滞

右束支阻滞的心电图诊断标准如下：

- QRS 波群时限 ≥ 0.12s
- V_1 和 V_2 导联 QRS 波群呈 M 型
- V_5、V_6、Ⅰ导联 S 波顿挫（图 2-4、2-6、2-7，第 4 章）

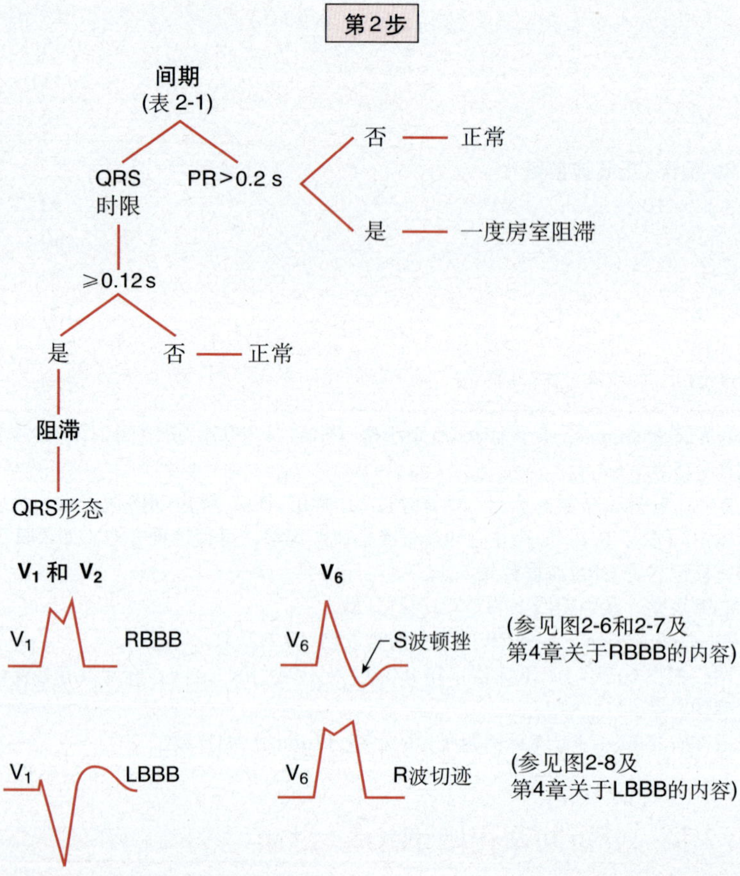

图 2-4　逐步法准确分析心电图。**第 2 步：分析间期和传导阻滞。**

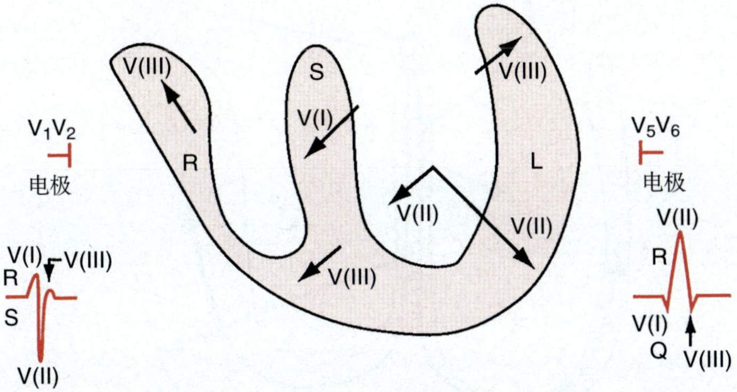

V（Ⅰ）：向量Ⅰ在 V_1 和 V_2 导联产生小 r 波，在 V_5 和 V_6 导联产生 Q 波。

V（Ⅱ）：向量Ⅱ在 V_1 导联产生 S 波，在 V_5 或 V_6 导联产生 R 波。

V（Ⅲ）：向量Ⅲ在 V_5 和 V_6 导联产生终末 S 波，在 V_1、V_2、aVR 导联产生终末 r 或 r'波。

V_1：V_1 导联

V_6：V_6 导联

R：右心室肌

L：左心室肌

S：室间隔

图2-5　向量Ⅰ、Ⅱ、Ⅲ[分别表示为V(Ⅰ)、V(Ⅱ)、V(Ⅲ)]，提示正常QRS 波群的产生机制。（引自 Khan M Gabriel: On call cardiology, ed 2, Philadelphia, 2001, WB Saunders.）

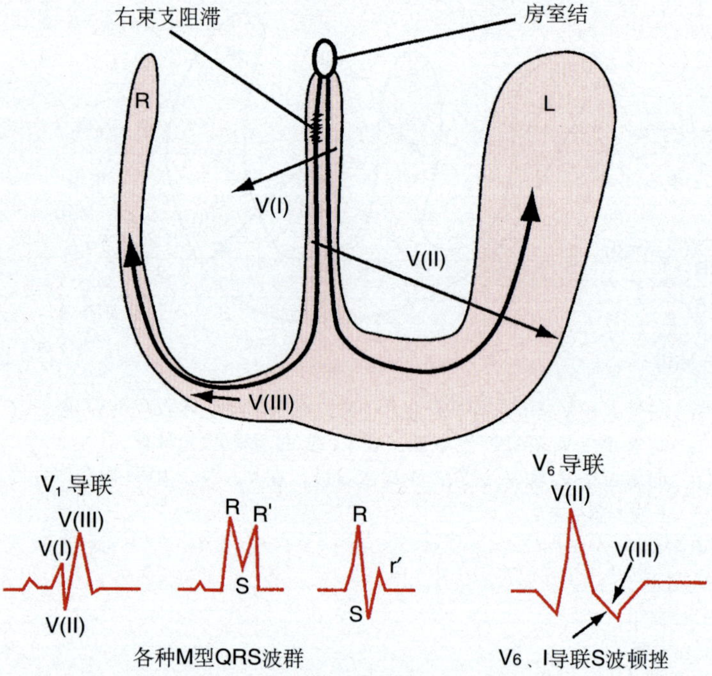

图 2-6 右束支阻滞时 QRS 波群形成机制。(引自 Khan M Gabriel: On call cardiology, ed 2, Philadelphia, 2001, WB Saunders.)

A

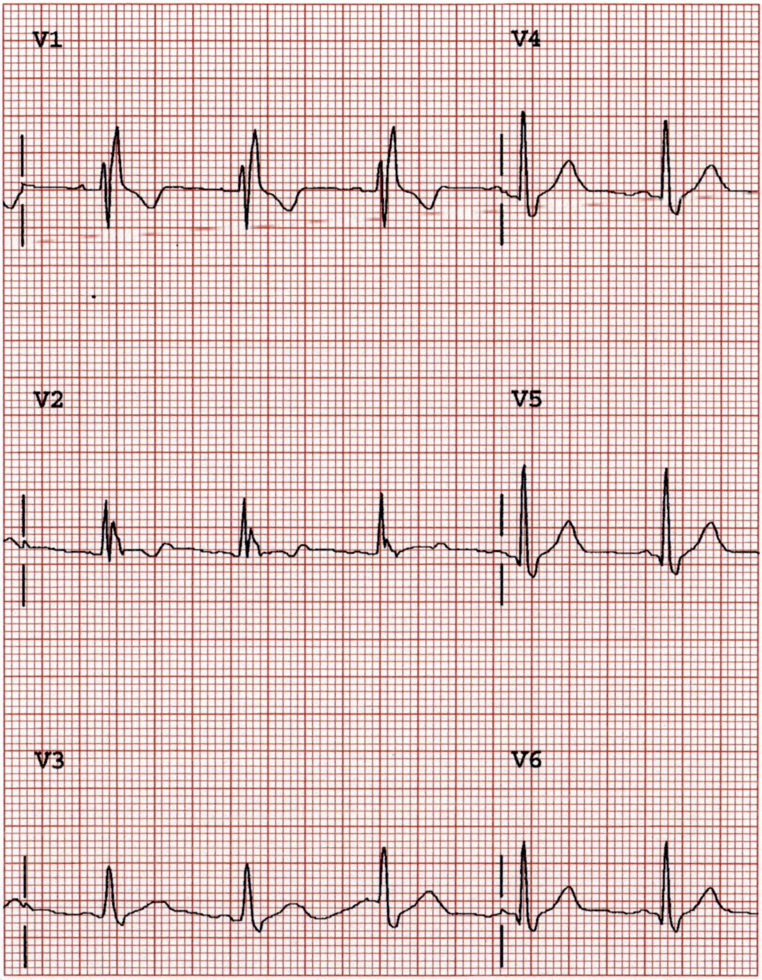

图 2-7　**A.** V_1 导联 QRS 波群时限≥ 0.12s；V_1 导联 QRS 波群呈 RSR’型（M 型）；V_5 和 V_6 导联 S 波宽而顿挫；提示右束支阻滞。

B

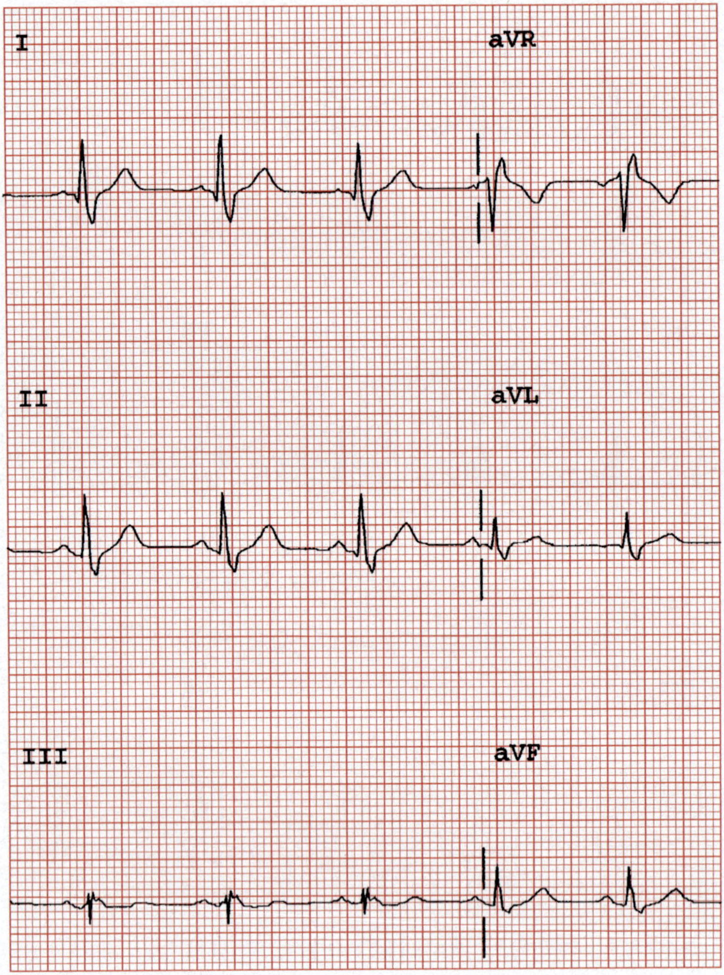

图 2-7 **B.** 肢体导联；I 导联 S 波宽而顿挫。

左束支阻滞

左束支阻滞的心电图诊断标准如下：

- QRS 波群时限≥ 0.12s
- V_1 和 V_2 导联小 r 波或呈 QS 型
- V_5、V_6、Ⅰ导联 R 波有切迹（图 2-4、2-8，第 4 章）。

左束支阻滞时，心电向量发生改变，心电图不能被用作诊断心肌缺血或心室肥大。左束支阻滞时也难以诊断急性心肌梗死，容易造成误诊（见第 6 章左束支阻滞和急性心肌梗死的讨论）。

A

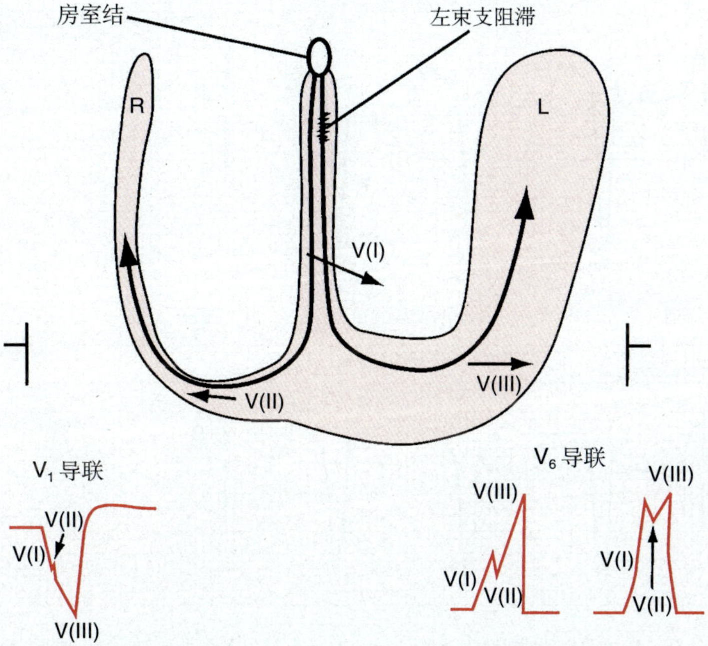

图 2-8　**A.** 左束支阻滞时向量Ⅰ、Ⅱ、Ⅲ [分别表示为 V(Ⅰ)、V(Ⅱ)、V(Ⅲ)] 对QRS波群形成的影响。（引自Khan M Gabriel: On call cardiology, ed 2, Philadelphia, 2001, WB Saunders.）

B

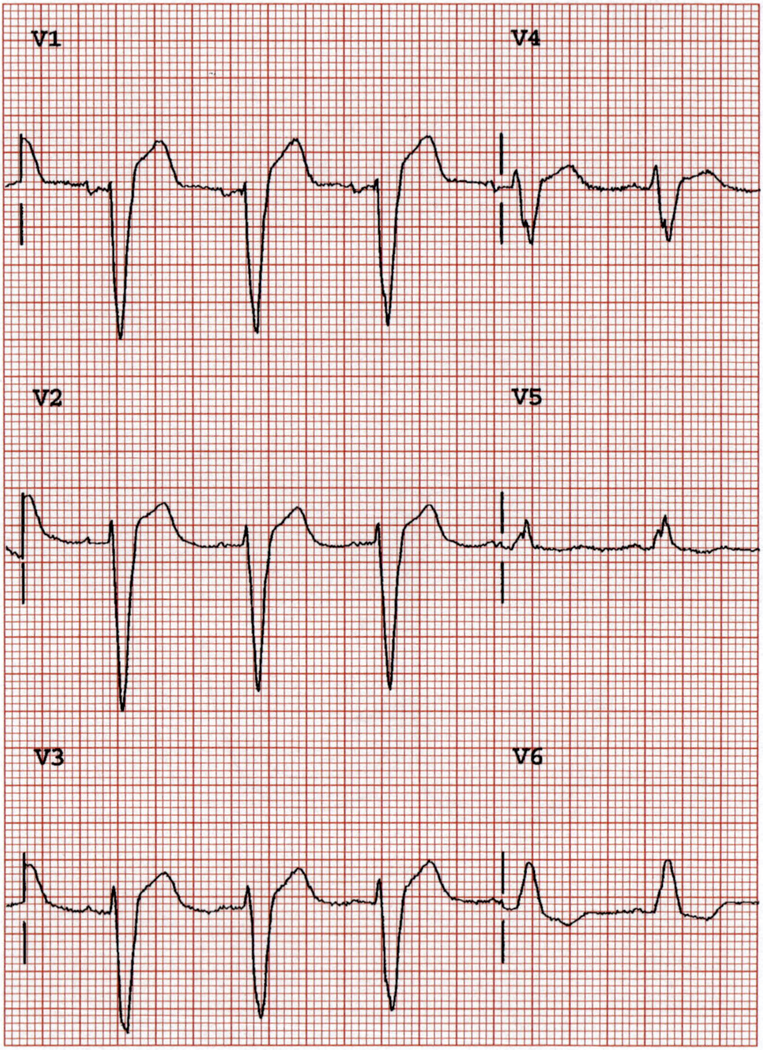

图 2-8　**B.** QRS 波群时限 > 0.12s；V_1 ~ V_3 导联小 r 波；V_5 导联 R 波有切迹；提示左束支阻滞。

第 3 步：分析非特异性室内阻滞及 WPW 综合征（图 2-9）

- 如果 QRS 波群时限延长至≥ 0.11s，似乎存在束支阻滞但不典型，此时应考虑 WPW 综合征，尤其是 V_1 和 V_2 导联 R 波高大者（表 2-3，图 11-27 和 11-28）。
- 分析有无短 PR 间期（≤ 0.12s）及Δ波（图 2-10）。

WPW综合征可伪似下壁心肌梗死（见第6章和第11章关于WPW综合征的阐述）。如果不存在WPW综合征、右束支阻滞或左束支阻滞，可解释为非特异性室内阻滞（IVCD）（图 2-7、2-8 和 2-11）。

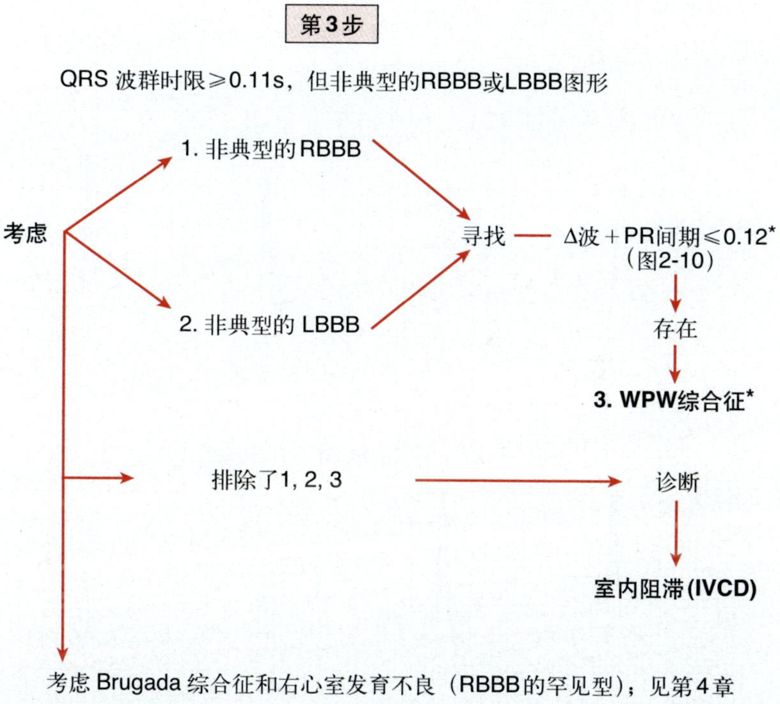

*约20%的患者QRS波群时限<0.11s；约23%的患者 PR 间期为0.12s或略长。

图 2-9　逐步法准确分析心电图。**第 3 步：分析非特异性室内阻滞和 WPW 综合征**（图 2-10 和 2-11）。［见第 4 章 Brugada 综合征和右室发育不良（RBBB 的罕见型），以及第 11 章 WPW 综合征。］LBBB：左束支阻滞；RBBB：右束支阻滞。

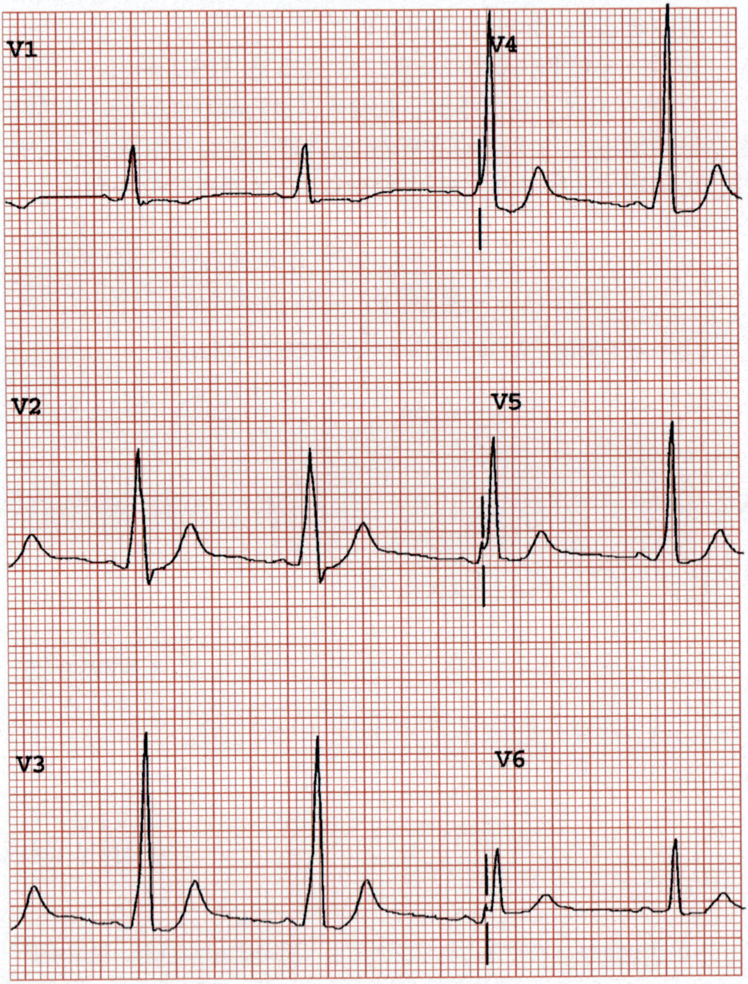

图 2-10 V_1 和 V_2 导联 R 波高大；QRS 波群时限≥ 0.11s；V_3 ~ V_5 导联出现Δ波，这提示 WPW 综合征。

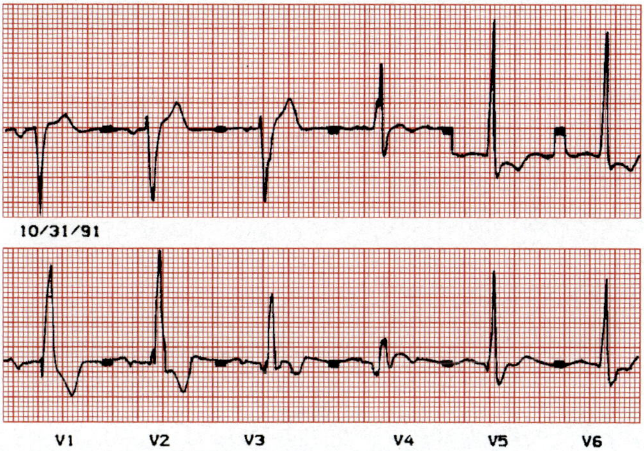

图 2-11　上图：V_1 ~ V_3 导联室内阻滞，R 波振幅正常。下图：手术后右束支阻滞，V_1 ~ V_3 导联 R 波高大，但缺少右心室肥大患者 R 波高大的特异性。V_3 和 V_4 导联的 Q 波符合前壁心肌梗死表现。（引自 Braunwald E: Heart disease: a textbook of cardiovascular medicine, ed 5, Philadelphia, 1997, WB Saunders.）

表 2-3　V_1 和 V_2 导联 R 波高大的原因

1. 胸壁薄或正常变异，年龄＜ 20 岁，移行早 (图 2-2C)
2. 右束支阻滞 (图 2-7)
   注意：Ⅰ、V_5、V_6 导联 S 波顿挫
3. 右心室肥大 (图 7-8)
   注意：Ⅰ、V_5、V_6 导联无 S 波顿挫
4. WPW 综合征 (图 2-10)
5. 正后壁心肌梗死 (图 6-19)
   注意：常伴有下壁心肌梗死，V_5 和 V_6 导联没有 S 波顿挫，V_1 和 V_2 导联 T 波直立
6. 肥厚型心肌病
7. Duchenne 肌营养不良
8. V_1 和 V_2 导联位置靠下
9. 右位心 (图 10-9)

第 4 步：分析 ST 段抬高或压低（图 2-12）

- 判断 ST 段是否抬高或压低（图 2-12）。胸痛患者 2 个或 2 个以上的相邻导联 ST 段抬高≥1mm（0.1mV）提示 ST 段抬高型心肌梗死（可能 Q 波型心肌梗死）。如存在对应导联 ST 段压低，更支持诊断（图 2-13）。

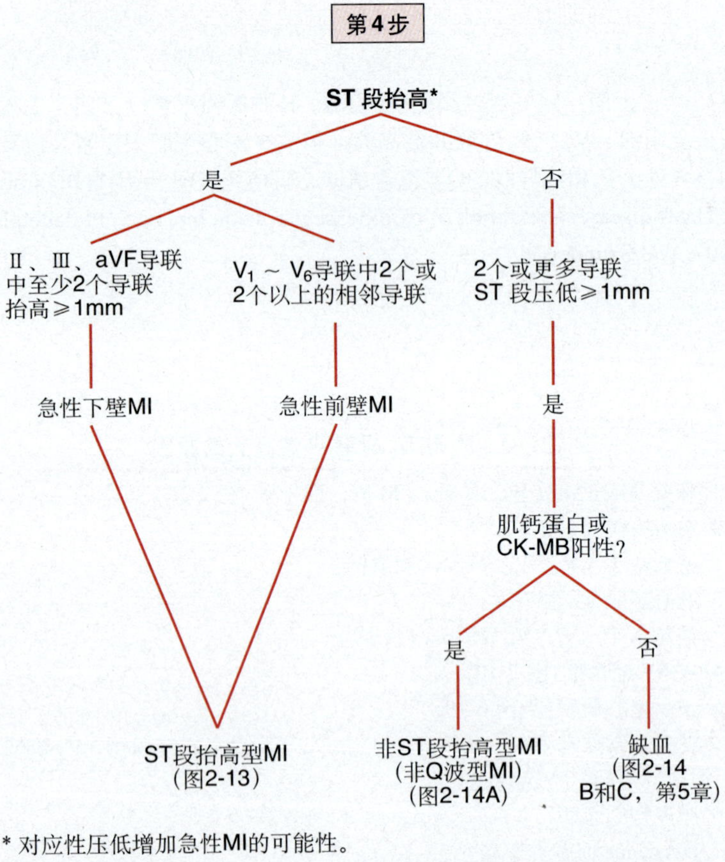

图 2-12　逐步法准确分析心电图。**第 4 步：分析 ST 段抬高或压低。** MI：心肌梗死。

- 图 2-13A 中，Ⅱ、Ⅲ、aVF 导联 ST 段显著抬高，Ⅰ、aVL 导联 ST 段对应性压低，诊断为急性下壁心肌梗死。
- 图 2-13B 中，V_1 ~ V_6 导联 ST 段显著抬高，由急性广泛前壁心肌梗死引起。
- 图 2-13C 显示的是冠状动脉左主干次全闭塞患者的心电图。注意 aVR 导联的 ST 段抬高程度大于 V_1 导联，近来认为这是提示左主干冠状动脉病变的表现。参见第5章，尤其图5-11及5-12，有关第 4 步的详细讨论：ST 段抬高。
- 图 2-14A 显示非 ST 段抬高型心肌梗死的特点（非 Q 波型心肌梗死）。
- 图 2-14B 和 C 显示心肌缺血的心电图特点。
- ST 段抬高可能作为正常变异发生（图 2-15）。参见第 5 章和第 6 章关于 ST 段异常与心肌梗死的阐述。

注意：本书建议在分析 T 波、心电轴、QT 间期、心室肥大之前仔细分析ST段，因为诊断急性心肌梗死或心肌缺血很重要，且主要根据对 ST 段的分析。

还要排除引起 ST 段抬高的其他原因：

- 正常变异：ST 段抬高 1 ~ 2mm，主要在 V_2 ~ V_4 导联，非弓背向上型，呈鱼钩状。美国黑人中常见，其 ST 段甚至可抬高 4mm（图 2-15）（见第 5 章和第 6 章关于急性心肌梗死一节）。
- 冠状动脉痉挛：应用硝酸甘油或疼痛缓解后 ST 段恢复到正常。
- 左束支阻滞：QRS 波群时限 > 0.12s，形状典型（图 2-8B 和第 4 章）。
- 左心室室壁瘤和陈旧性心肌梗死伴陈旧性 Q 波（第 6 章）。

A

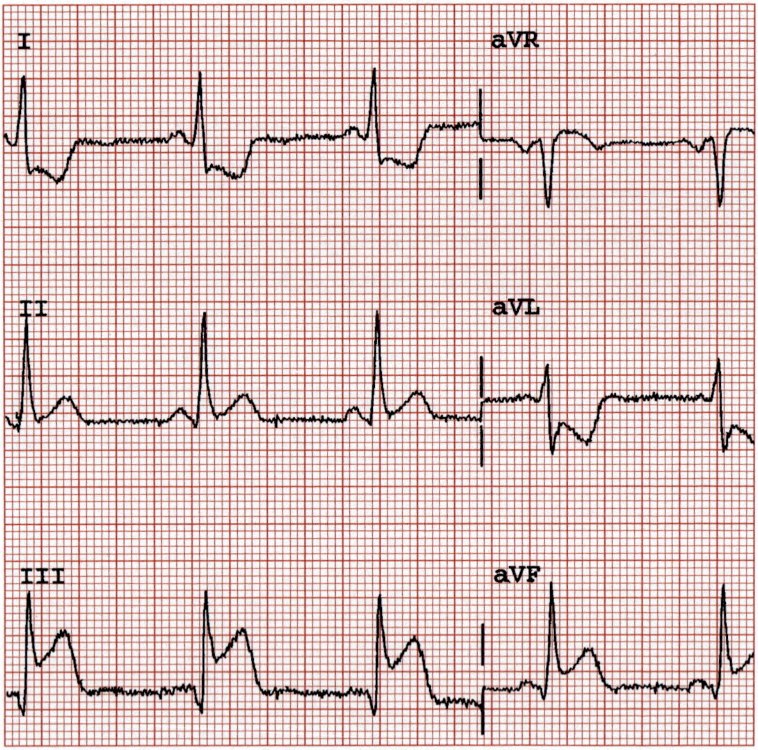

图 2-13 A. Ⅱ、Ⅲ、aVF 导联 ST 段明显抬高，Ⅰ、aVL 导联 ST 段对应性压低，提示急性下壁心肌梗死。

B

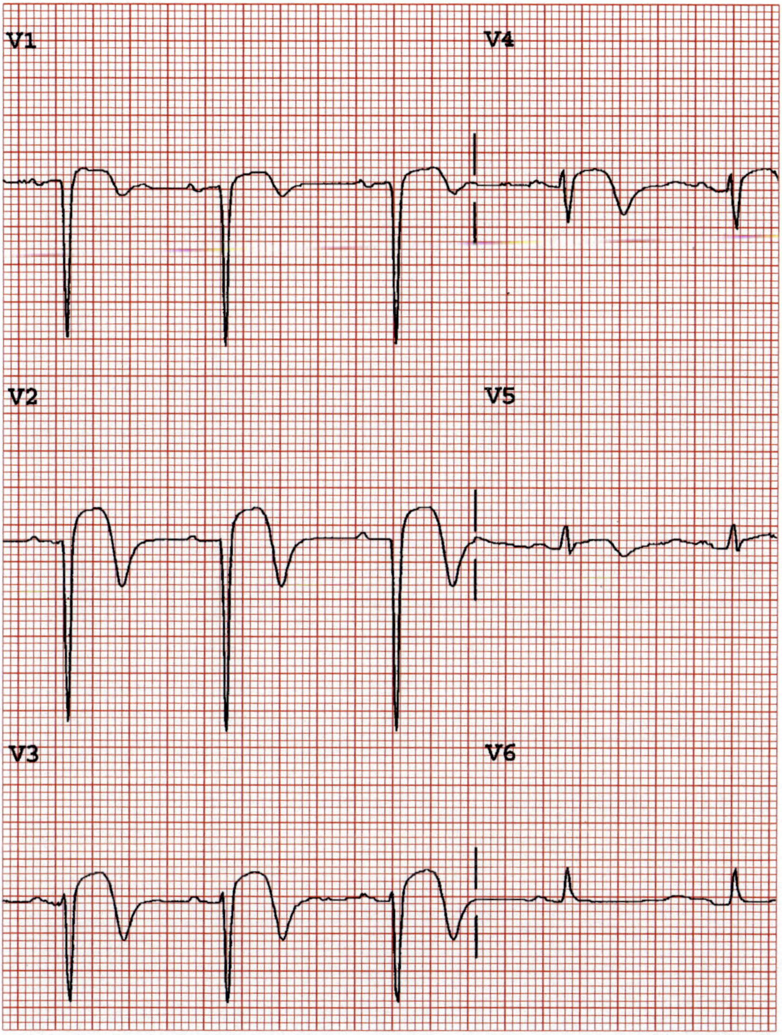

图 2-13　**B.** V_1 ~ V_5 导联 ST 段明显抬高，提示急性前壁心肌梗死。

C

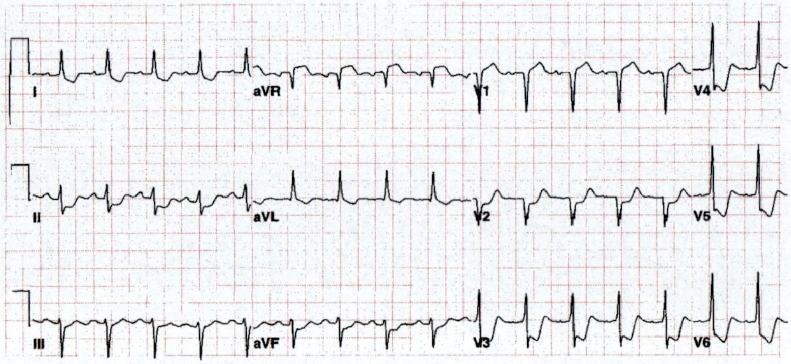

图2-13 **C.** 患者女性，79岁，冠状动脉左主干次全闭塞导致急性心内膜下心肌梗死，伴弥漫性室壁运动低下，左心室射血分数约为10%。心电图Ⅰ、Ⅱ、Ⅲ、aVL、aVF、V_2 ~ V_6 导联ST段压低。aVR和 V_1 导联ST段“对应性”抬高。（引自 Surawicz B, Knilans TK: Chou's electrocardiography in clinical practice, ed 5, Philadelphia, 2001, WB Saunders.）。

A

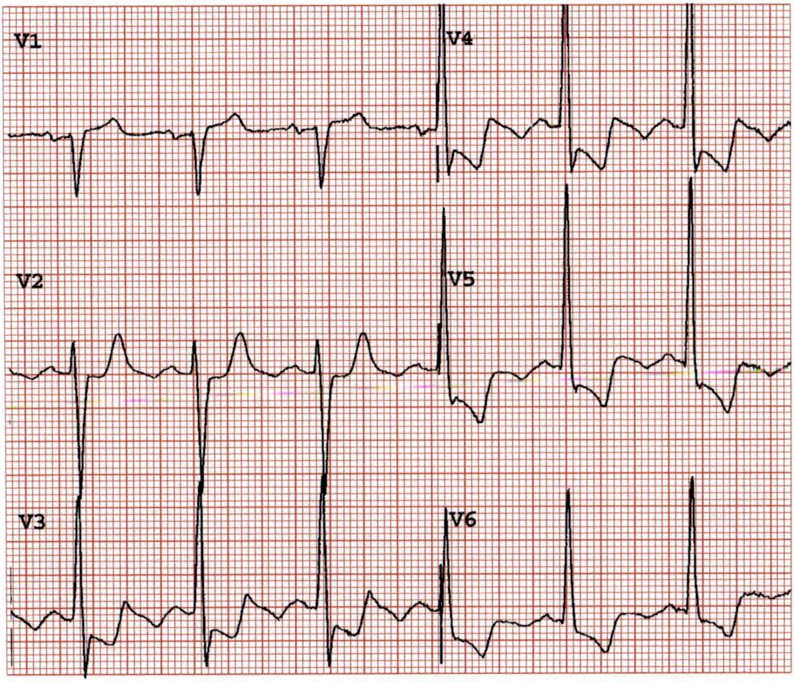

图2-14 **A.** ST段显著压低，肌酸磷酸激酶（CK）和CK-MB增高，提示非 Q 波型心肌梗死。

B

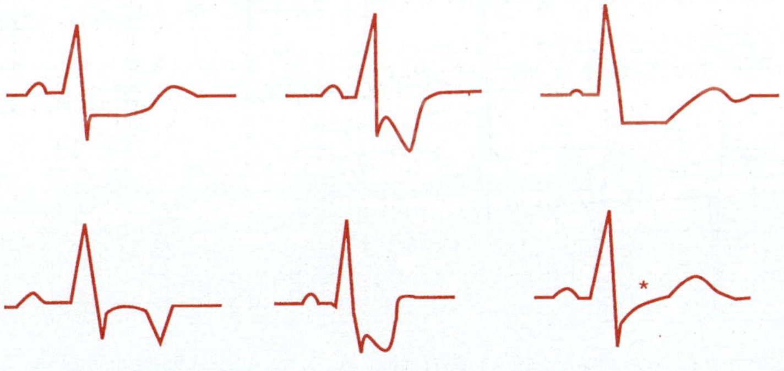

* 上斜型 ST 段压低为非特异性的；心动过速时常见。

图 2-14 **B.** 心肌缺血的心电图表现。（引自 Khan M Gabriel: On call cardiology, ed 2, Philadelphia, 2001, WB Saunders.）

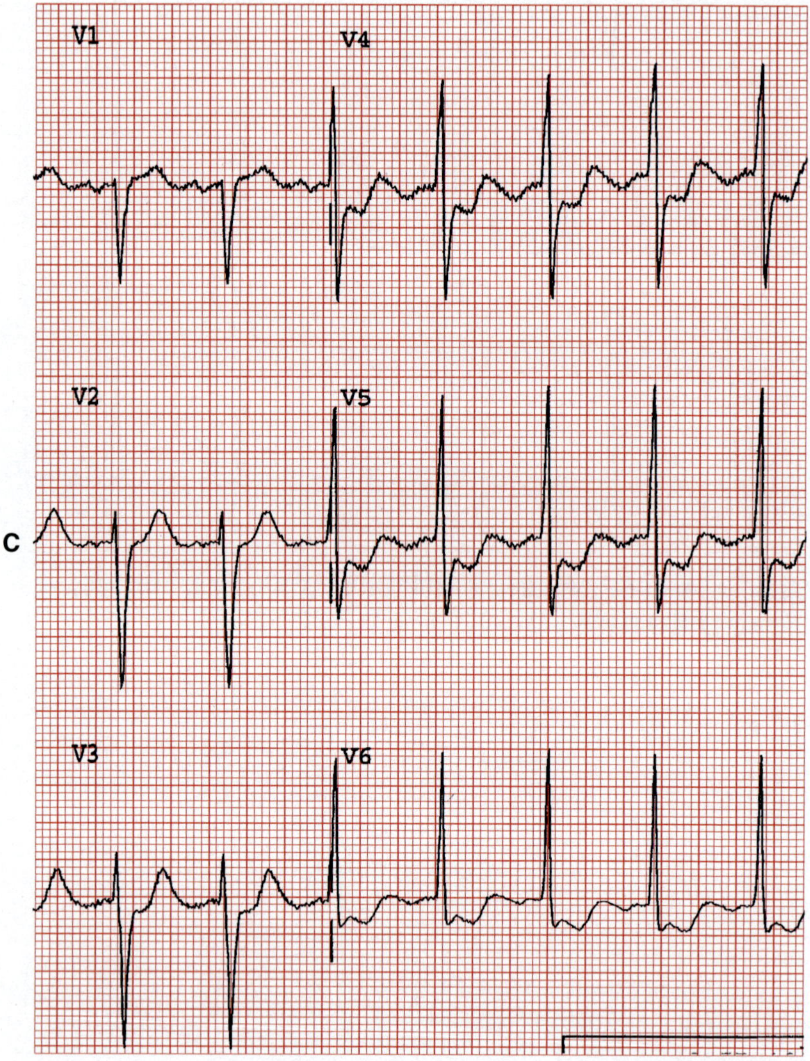

图 2-14 **C.** V_2 ~ V_6 导联 ST 段压低；V_4 ~ V_6 导联 ST 段改变符合心肌缺血，患者有不稳定型心绞痛史。

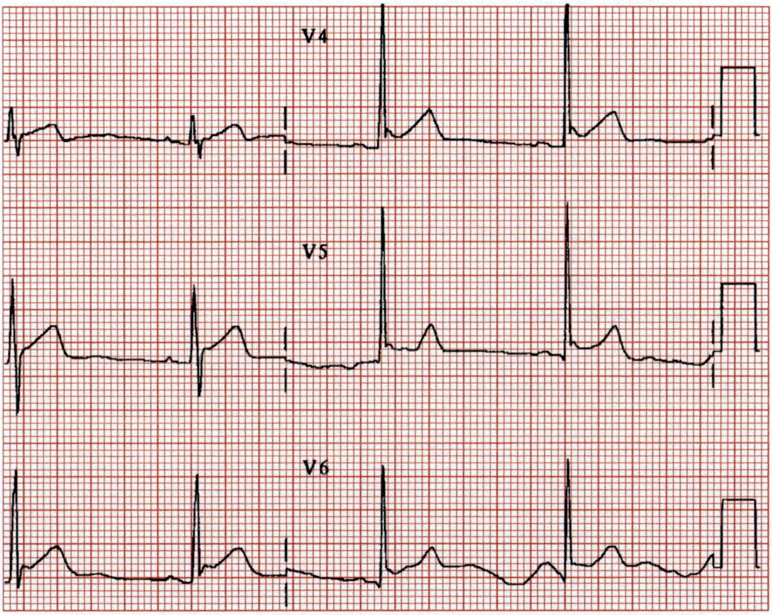

图 2-15　胸导联 ST 段抬高呈典型的鱼钩样改变是正常变异。

第5步：分析病理性Q波（即R波丢失）(图2-16)

- 分析Ⅰ、Ⅱ、Ⅲ、aVL、aVF导联R波丢失（即病理性Q波）的情况（图2-17A和B，第6章）。
- 分析V_2～V_4导联R波递增情况。图2-17C显示心脏转位时QRS波群形态的正常变异。V_3和V_4导联R波振幅范围从1mm到至少20mm（表2-1）。V_1～V_4导联R波丢失伴ST段抬高提示急性前壁心肌梗死（图2-18A）。
- V_1～V_3导联R波丢失伴ST段在等电位线、T波倒置提示前间壁心肌梗死，时间不详（即近期发生心肌梗死或陈旧性心肌梗死）（图2-18B）。陈旧性前壁心肌梗死的心电图特点见图2-18C，侧壁心肌梗死心电图特点见图2-19。

V_2～V_4导联R波递增不良常由下列原因引起：

- 导联位置不正确
- 移行晚（图2-20）
- 前间壁或前壁心尖部心肌梗死
- 左心室肥大（第7章）
- 严重的慢性阻塞性肺病，尤其是肺气肿——肺气肿可导致V_1～V_4导联QS波，可伪似心肌梗死；将电极放在比常规导联位置低一肋间再做心电图，可见V_2～V_4导联出现R波(第6章)。
- 肥厚型心肌病
- 左束支阻滞（图2-8B）

很少情况下，女性V_2或V_3导联的R波可低于1mm；这可能被误诊为前间壁心肌梗死。

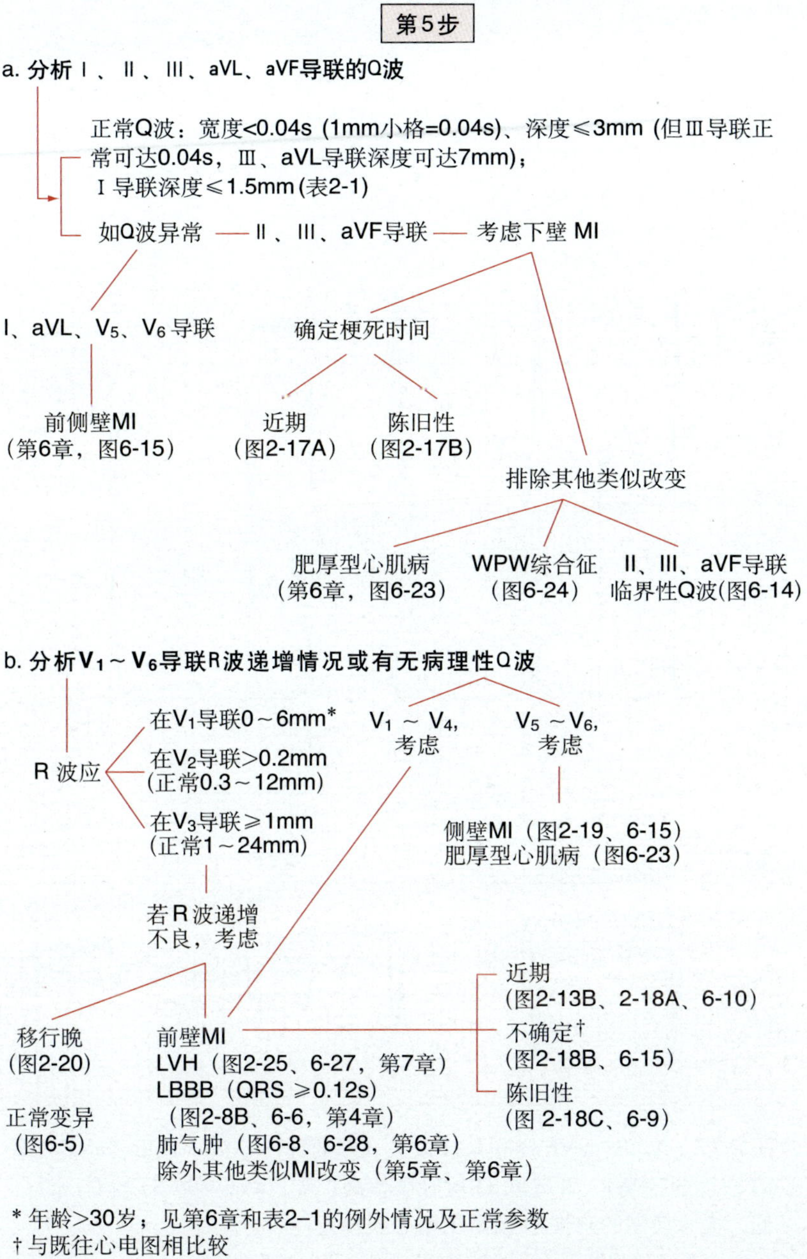

图 2-16　逐步法准确分析心电图。**第 5 步：分析病理性 Q 波（即 R 波丢失）**。MI：心肌梗死；LVH：左心室肥大；LBBB：左束支阻滞。

A

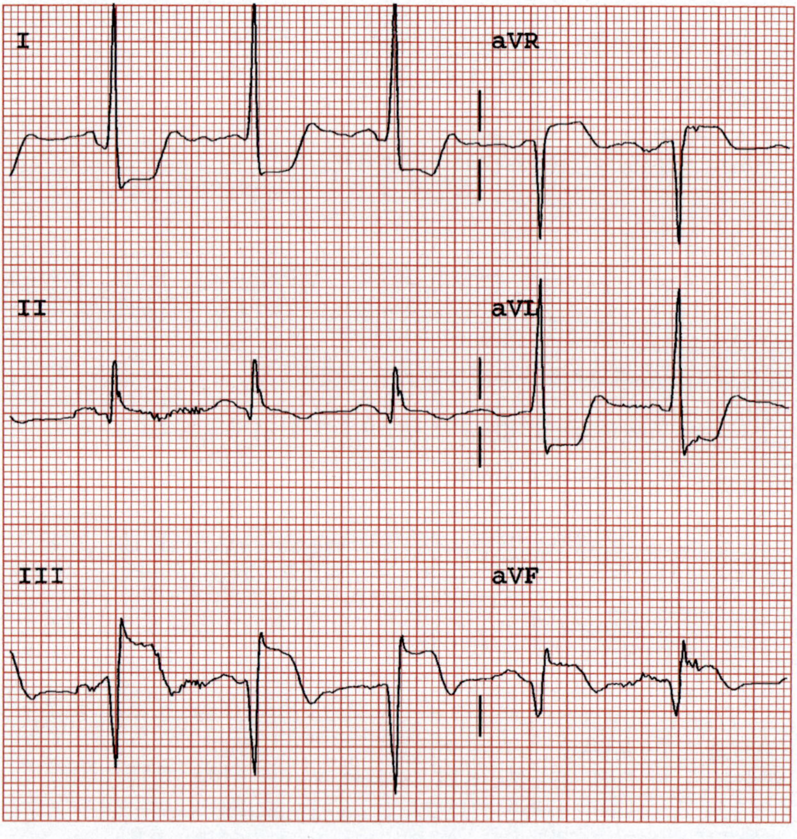

图 2-17 **A.** Ⅲ、aVF 导联 R 波丢失（即病理性 Q 波，伴Ⅲ、aVF 导联 ST 段明显抬高），Ⅱ导联 ST 段轻度抬高，Ⅰ、aVL 导联 ST 段对应性压低，提示典型的急性 Q 波型下壁心肌梗死。

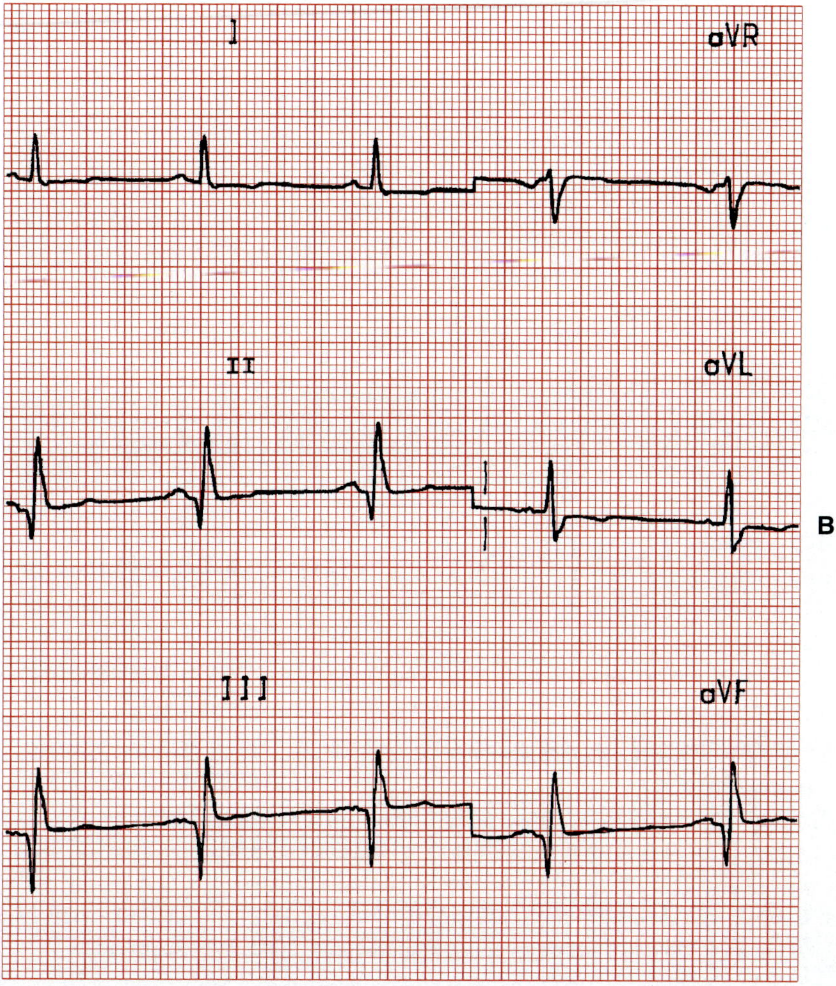

图 2-17　**B.** Ⅱ、Ⅲ、aVF 导联宽而深的病理性 Q 波，ST 段在等电位线上，提示陈旧性下壁心肌梗死。

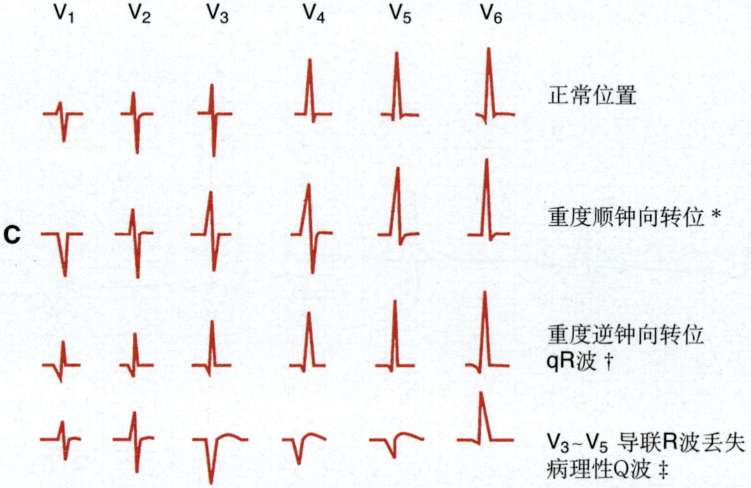

* 顺钟向转位时，V_1 导联如 aVR 导联一样朝向心腔，记录到 QS 波；V_6 导联无初始的 q 波。

† qR 型，q 波宽度 < 0.04s，深度 < 3mm，因此非病理性 Q 波。

‡ V_3 ~ V_5 导联 R 波丢失，病理性 Q 波：提示前壁心肌梗死。

图 2-17　**C.** 心脏转位引起的 QRS 波群形态的变异。（引自 Khan M Gabriel: On call cardiology, ed 2, Philadelphia, 2001, WB Saunders.）

A

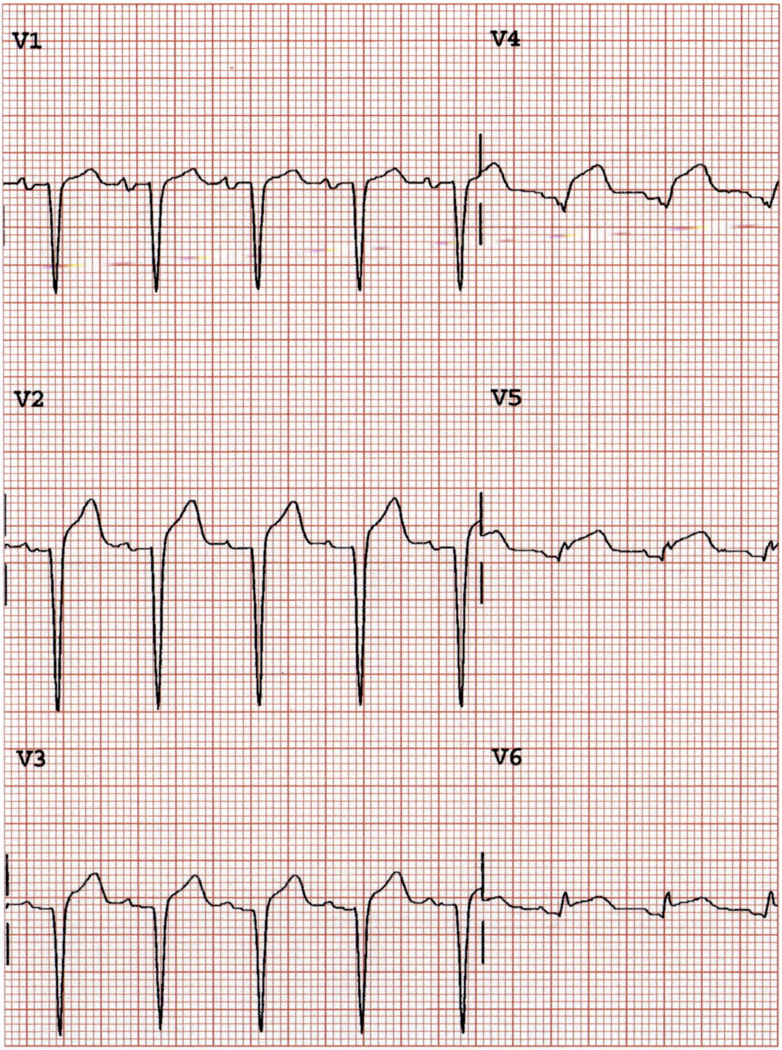

图 2-18　**A.** V_2 ~ V_5 导联 R 波丢失（即病理性 Q 波，伴 ST 段异常抬高），提示急性前壁心肌梗死。

B

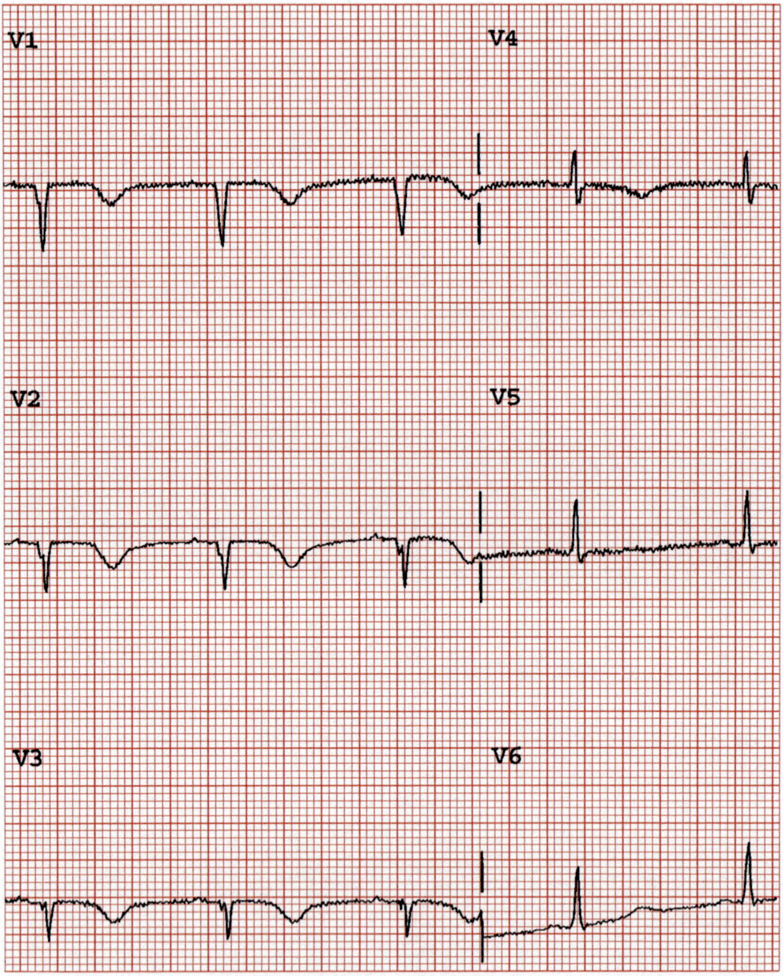

图 2-18　**B.** V_1 ~ V_3 导联 R 波丢失（即病理性 Q 波，伴 ST 段在等电位线上），T波倒置，提示前间壁心肌梗死，时间不详，梗死出现在该心电图描记前 1 ~ 12 个月；需同以前心电图比较及询问临床病史来确定梗死时间。

C

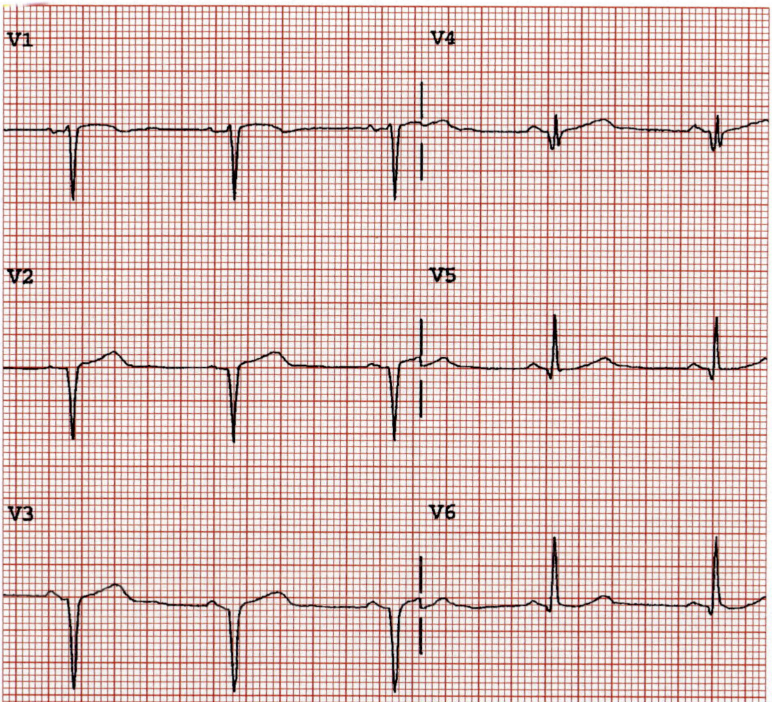

图 2-18　**C.** V_2 ~ V_5 导联 R 波丢失（即 V_2 ~ V_4 导联病理性 Q 波，但不伴有 ST 段改变），提示陈旧性前壁心肌梗死。

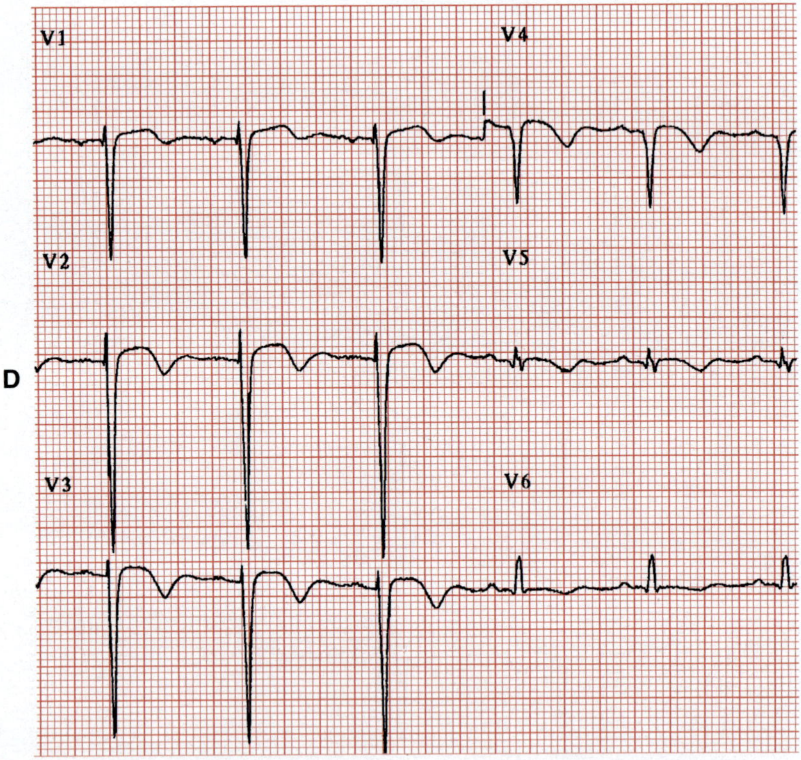

图 2-18 **D.** V_4 和 V_5 导联 R 波丢失提示前壁心肌梗死，梗死时间不确定。

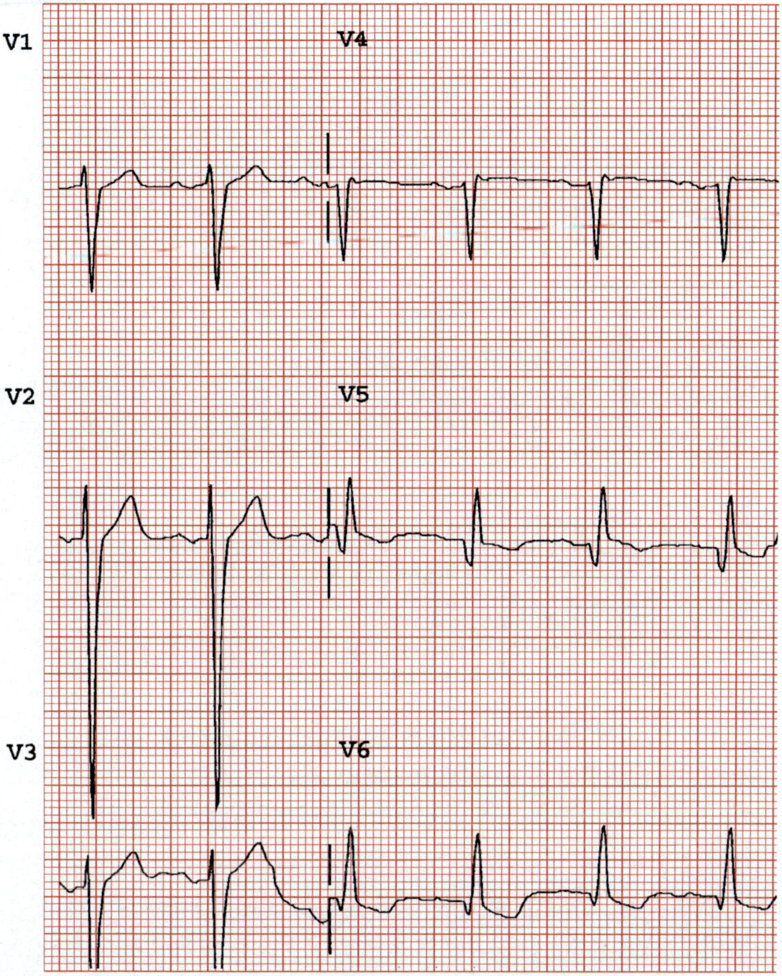

图 2-19　$V_4 \sim V_6$ 导联病理性 Q 波及 ST 段符合陈旧性前侧壁心肌梗死改变；需结合临床以证实有无陈旧性心肌梗死。

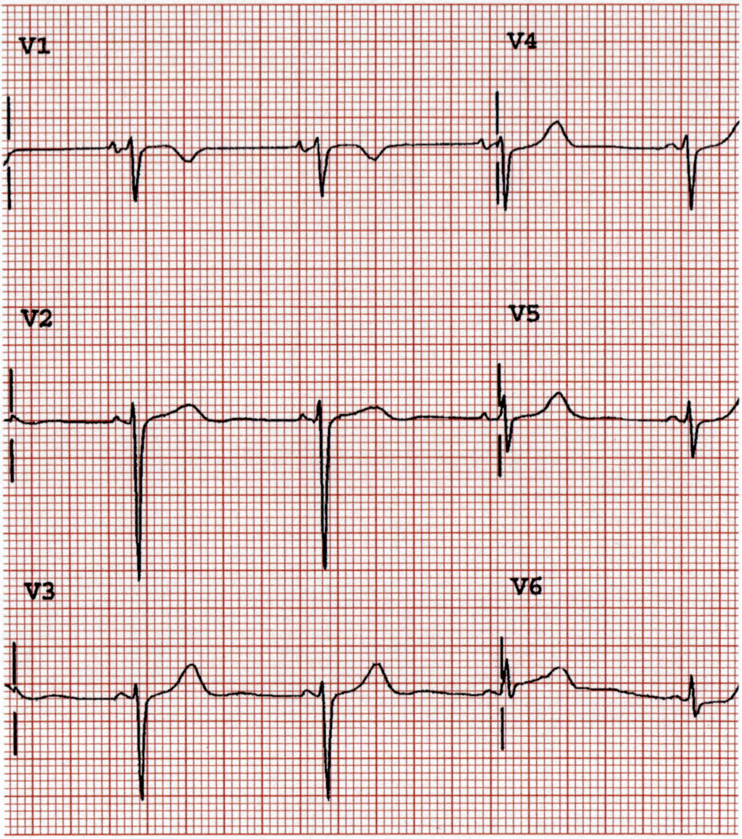

图 2-20 V_2 ~ V_5 导联 R 波递增不良。注意，V_5 导联 QRS 波群主波向下是由于移行晚所致，而不是R波递增不良的其他原因如前壁心肌梗死引起。大致正常心电图。

小结：成人异常的病理性 Q 波指 Q 波时限 > 40ms，但该定义不适用于 aVR 和 V_1 导联，其在正常情况下没有初始 R 波。另外，Ⅲ、aVF、aVL 导联也可能无初始 R 波，其 QS 型或 QR 型是正常变异。QS型常给医学生和临床医生带来困惑。再次强调，一定要掌握正常心电图及其变异的特点，这些心电图貌似异常，但实际上是正常的。在瘦体型垂位心者 aVL 导联常可见到 QS 波。横位心者Ⅲ导联常呈 QS 型，其中一些是肥胖者。参见第 6 章关于第 5 步 Q 波异常的阐述。

第 6 步：分析 P 波 (图 2-21)

- 分析 P 波有无异常，包括心房肥大（图 2-22、2-23、3-3）。

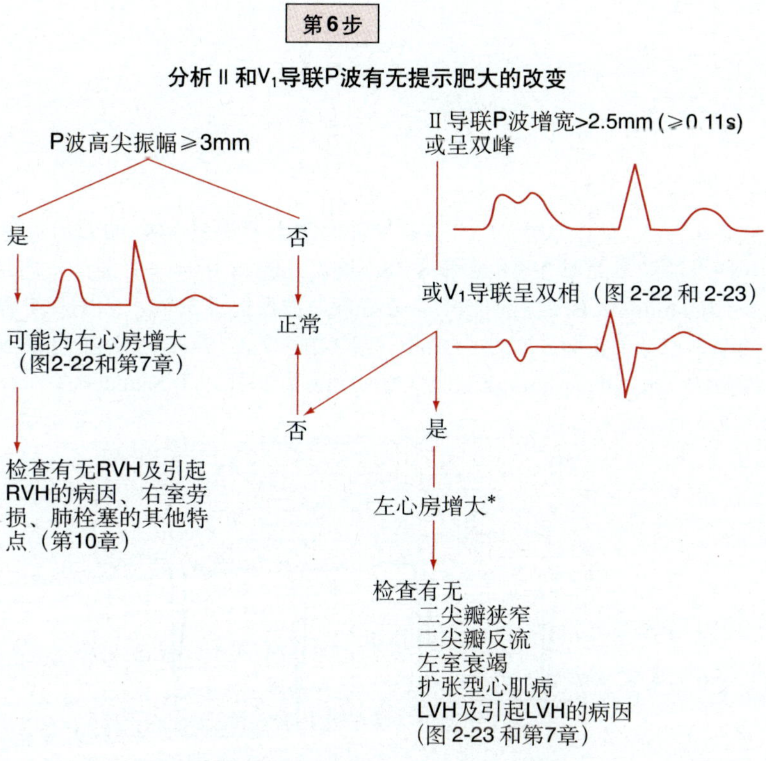

* 即左心房异常：增大、肥厚、心房容量或压力负荷增加

图 2-21　逐步法准确分析心电图。第 6 步：分析 P 波。

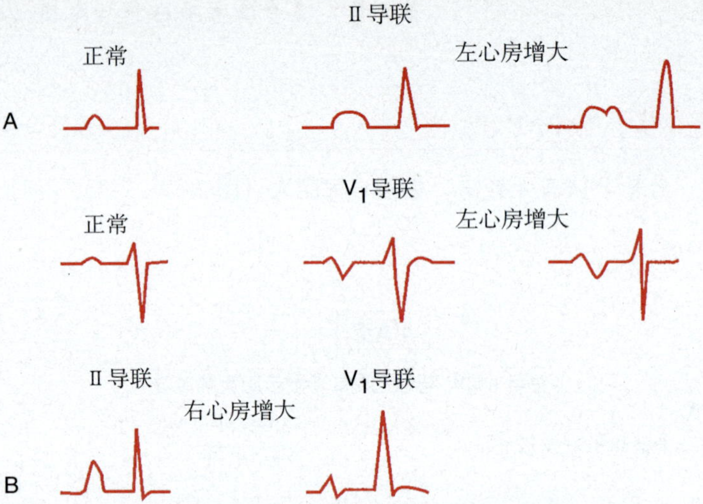

图 2-22 **A.** 左心房增大：Ⅱ导联 P 波时限大于 3 个小格（0.12s）；V_1 导联 P 波的负向部分至少占据 1 个小格：1mm × 0.04s = P 波终末向量 ≥ −0.04mm·s。**B.** 右心房增大：Ⅱ导联 P 波振幅＞ 3mm；V_1 导联 P 波的前半部分为正向，宽度＞ 1mm（图 2-23、7-2、7-3）。（引自 Khan M Gabriel: On call cardiology, ed 2, Philadelphia, 2001, WB Saunders.）

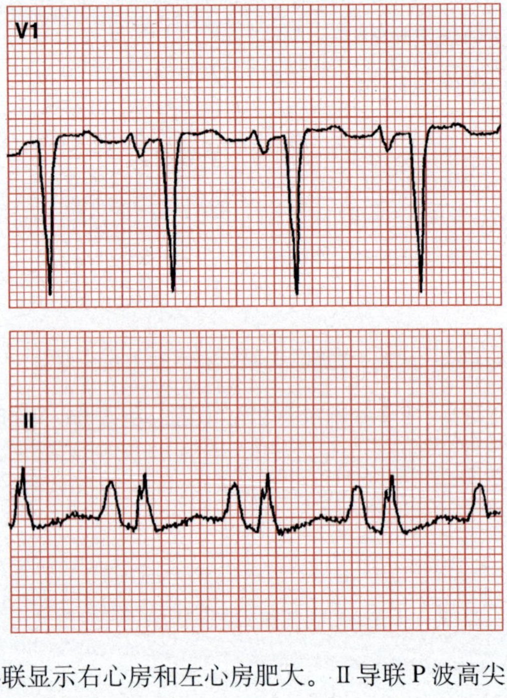

图 2-23 V_1 导联显示右心房和左心房肥大。Ⅱ导联 P 波高尖，为右心房增大所致。

第 7 步：分析左、右心室肥大（图 2-24）

- 分析左心室肥大（图2-24和2-25，第7章）和右心室肥大（图2-26和第 7 章）。
- 如存在束支阻滞，则左心室肥大和右心室肥大的诊断标准不适用。因此，必须先排除左束支阻滞和右束支阻滞（如前第 2 步和第 3 步所述）。

第7步

a. 分析左心室肥大 (LVH)*

(1) V_1 导联 S 波 + V_5 或 V_6 导联的 R 波 > 35mm = LVH，特异度 ≈ 90%，敏感度 < 40%

(2) aVL 导联的 R 波 + V_3 导联的 S 波男性 ≥ 24mm 和女性 ≥ 18mm = LVH，特异度 ≈ 90%，敏感度 < 40%

(3) 若存在下列情况，(1) 或 (2) 的特异度增加至 ≈ 98%

(a) 左心房增大或

(b) V_5 或 V_6 导联 ST 段压低、T 波倒置 (心肌劳损图形) (图 2-23、2-25，第 7 章)

b. 分析右心室肥大 (RVH)

(1) V_1 导联 R 波 ≥ 7mm †

(2) V_5 或 V_6 导联 S 波 ≥ 7mm

(3) V_1 导联 R/S ≥ 1

(4) V_5 或 V_6 导联 R/S ≤ 1

(5) 电轴右偏 ≥ +110°

上述中若有 2 条符合则可能为 RVH (图 2-26)

(6) 若 V_1 ~ V_3 导联 ST 段压低且 T 波倒置或右心房肥大则特异度增加 (图 2-26、7-7、7-8，第 7 章)

* 年龄 > 30 岁；年龄 20 ~ 30 岁者，则 ≥ 40mm

† 年龄 > 30 岁；见表 2-1

图 2-24　逐步法准确分析心电图。**第 7 步：分析左、右心室肥大**（如 QRS 波群时限 ≥ 0.12s 或存在左束支阻滞或右束支阻滞，则不适用）。

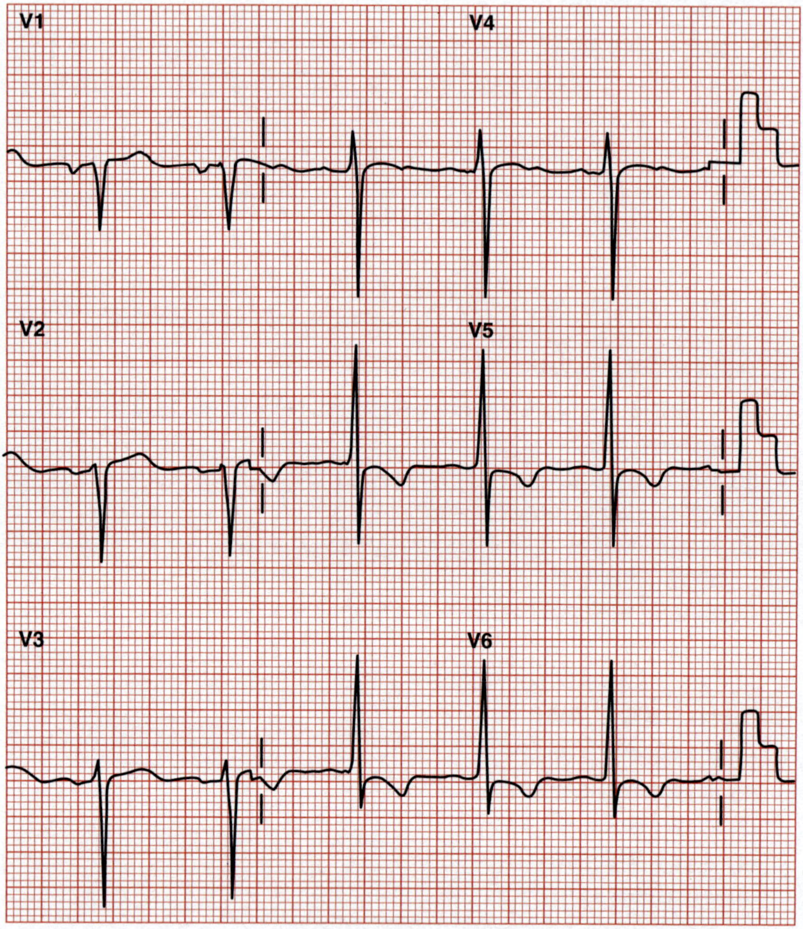

图 2-25 注意 V_1 ~ V_6 导联半电压 R 波仍然很高；V_5 和 V_6 导联 ST-T 呈心肌劳损样改变，左心房增大，是左心室肥大的典型特点。

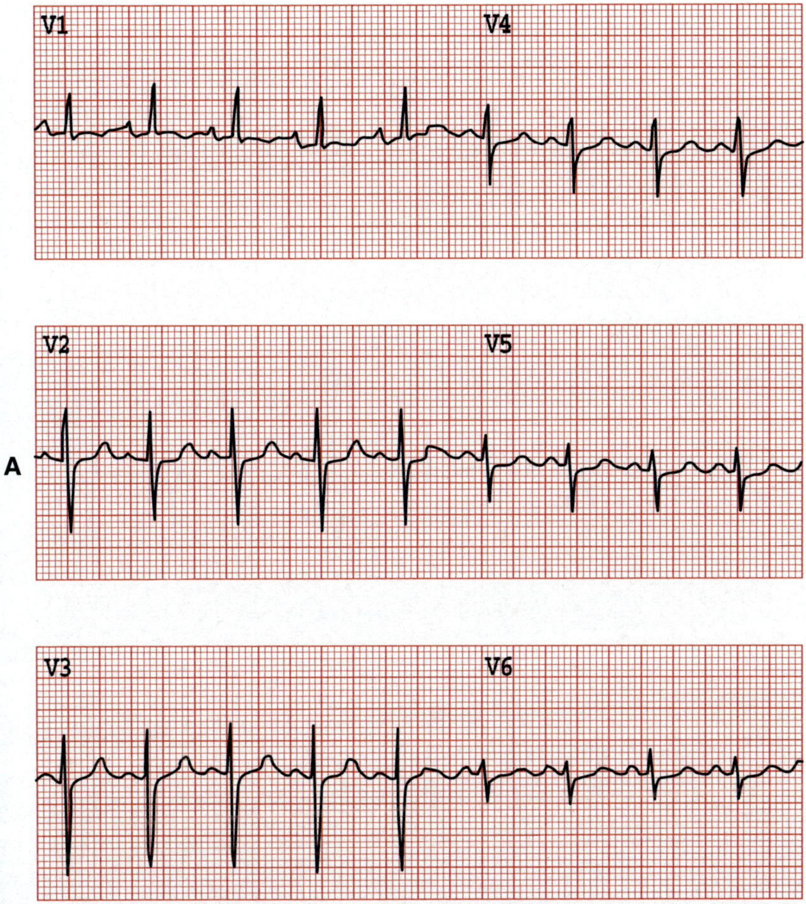

图 2-26　**A.** $V_1 \sim V_6$ 导联：V_1 导联的 R 波高大，其 R/S ＞ 1，V_5 和 V_6 导联 R/S ＜ 1，是右心室肥大的特点。

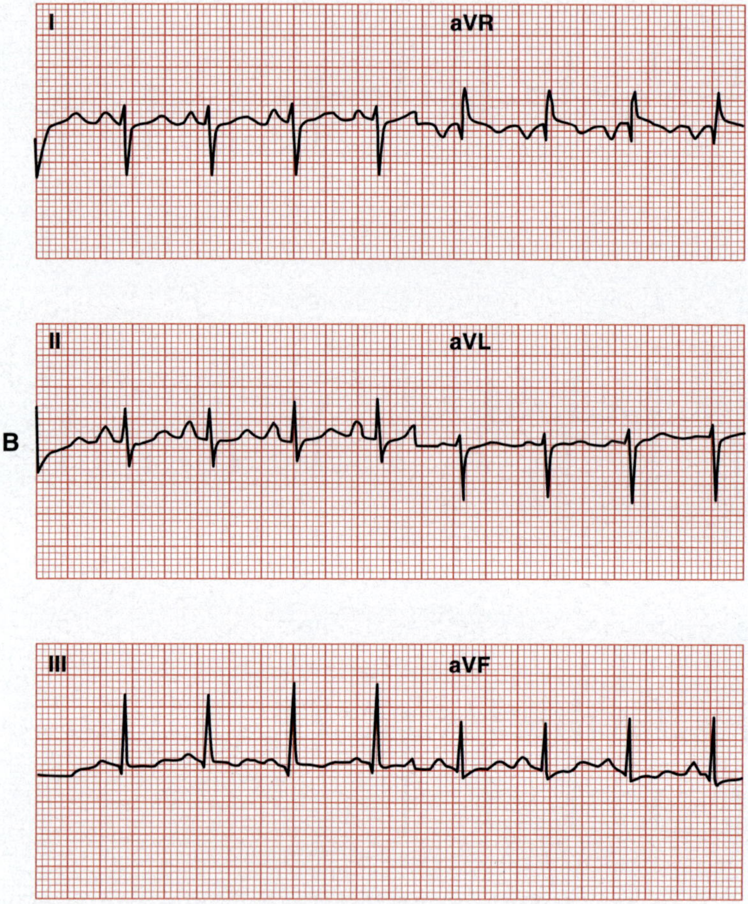

图 2-26 **B.** 肢体导联：电轴右偏 +140°，Ⅱ导联 P 波高尖，右心房增大，符合右心室肥大。

第 8 步：分析 T 波（图 2-27）

- 分析T波改变的类型（图2-27）。T波改变通常是非特异性的（图2-28）。T 波倒置伴 ST 段抬高或压低提示心肌缺血（图 2-29）。参见第 8 章关于 T 波异常的阐述。

A

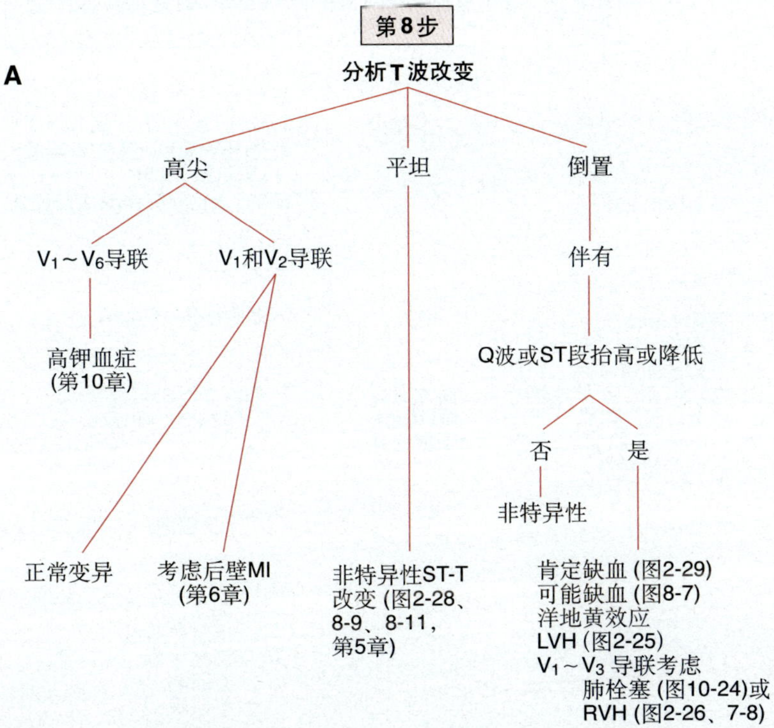

图 2-27　逐步法准确分析心电图，**A. 第 8 步：分析 T 波改变**。LVH：左心室肥大；MI：心肌梗死；RVH：右心室肥大。

第8步 续

B 分析T波改变

- 正常
  - 直立：I、II、V_3～V_6导联
  - 倒置：aVR导联
  - 可变：III、aVL、aVF、V_1、V_2
- 否
  - 如异常，分析是否伴有ST段压低≥1 mm、ST段抬高或ST段形态异常
    - 是
      - 肯定缺血(图2-29)
    - 否
      - 非对称性T波倒置(心肌劳损图形)
        - a. V_5和V_6导联，偶在V_4导联：LVH (图 2-25)
        - b. V_1～V_3导联：RVH或肺栓塞
      - T波深倒>5 mm
        - a. 仅在V_2～V_5导联：可能缺血或MI后
        - b. 仅在II、III、aVF导联：可能缺血或MI后
        - c. 广泛性：心肌病或其他非特异性
      - 高尖
        - 高钾血症(第10章)
        - 正常变异
      - 轻度倒置＜5 mm
        - 非特异性ST-T改变(图2-28，第8章)
          - 考虑
            - 缺血(第5章)
            - 电解质紊乱
            - 酒精中毒
            - 心肌病
            - 心肌炎
            - 正常变异
            - 其他

图 2-27 **B. 第 8 步：分析 T 波改变的另一种方法。**

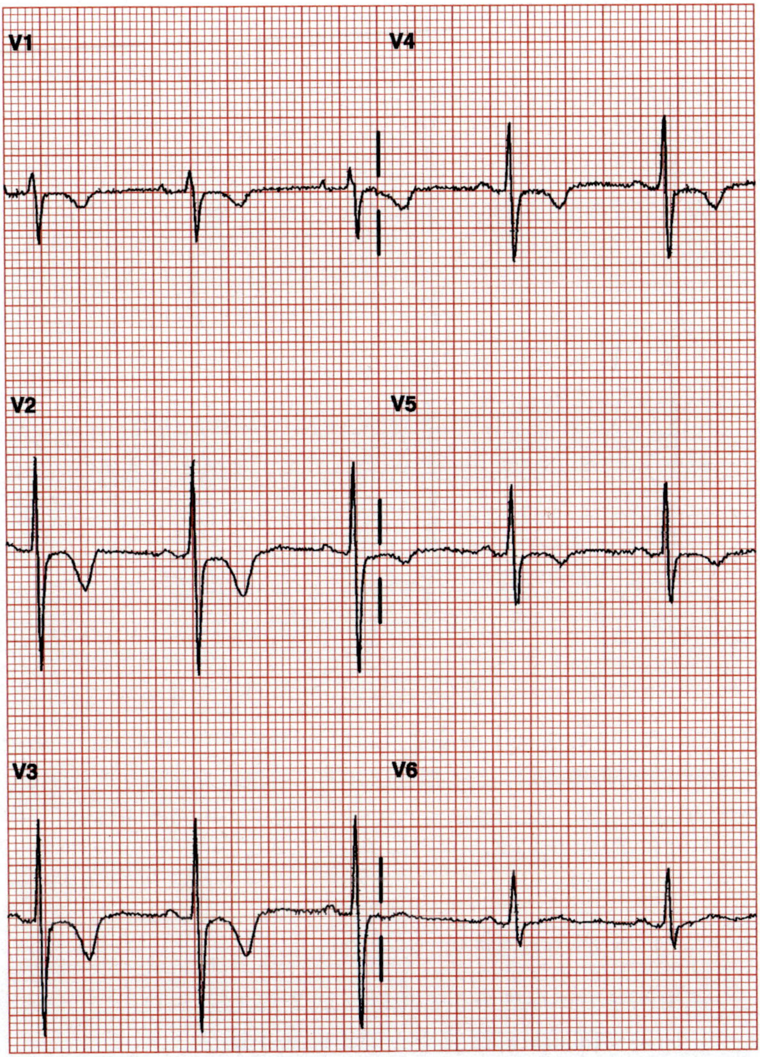

图 2-28 $V_2 \sim V_5$ 导联 T 波倒置，不伴有 ST 段抬高或压低；非特异性 ST-T 改变；不能排除心肌缺血，但该心电图不能确诊。异常心电图。

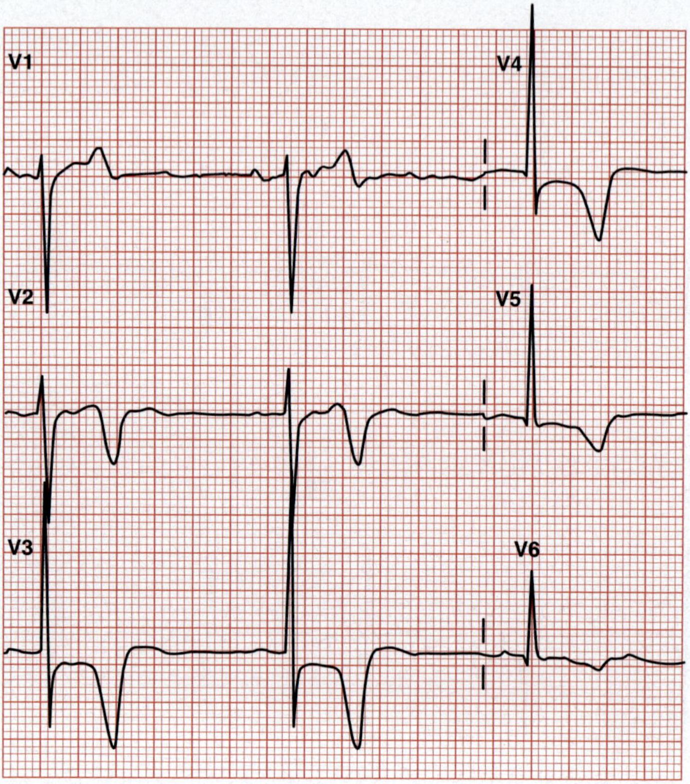

图 2-29 V_2 ~ V_5 导联 T 波深倒，伴有 V_2 导联 ST 段异常悬吊、V_3 和 V_4 导联 ST 段形态异常，与心肌缺血相符，可能是左前降支动脉闭塞。患者为 52 岁女性，有不稳定型心绞痛史，描记心电图时无胸痛。

第 9 步：分析心电轴（图 2-30）

应用两条简单规则分析心电轴（图 2-30 和表 2-4）：

1. 如果 I 和 aVF 导联直立，则心电轴正常。
2. 心电轴与正负双向波相等或 QRS 波群振幅最小的导联垂直（图 2-30B）。图 2-31 显示了电轴左偏，常常伴有左前分支阻滞（第 9 章）。

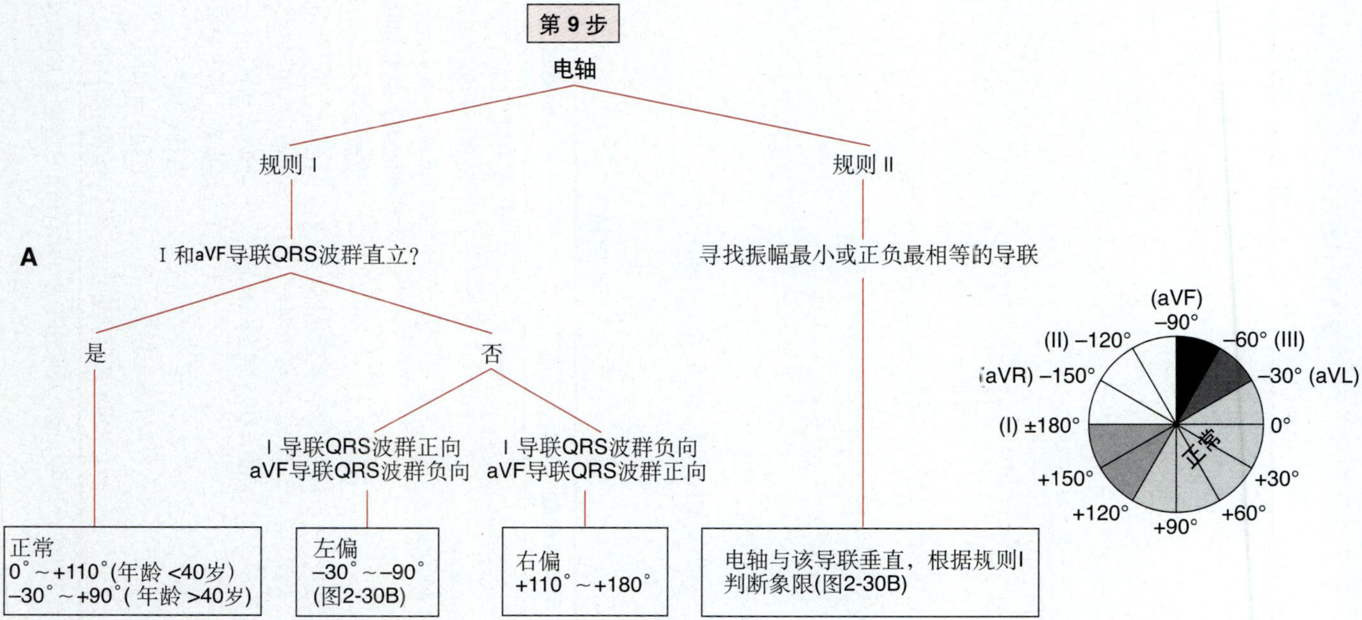

图 2-30　**A.** 逐步法准确分析心电图。**第 9 步：分析心电轴**。括号中标记的是导联。

第 9 步（续）

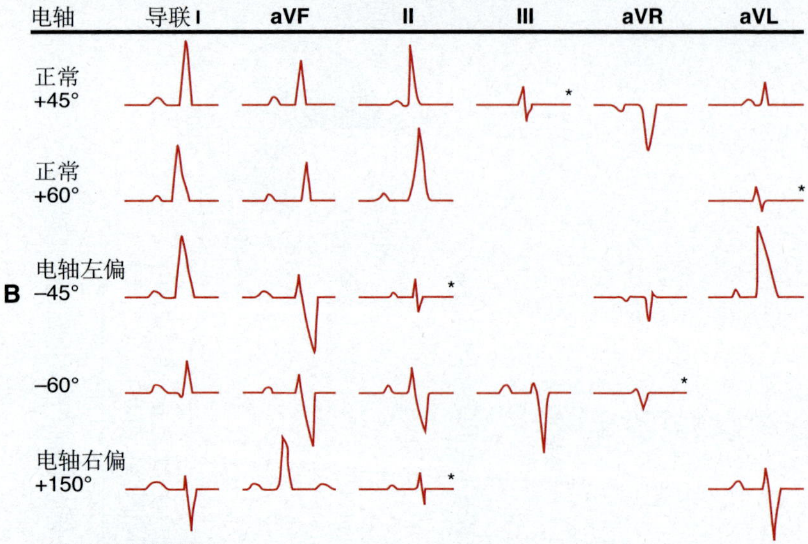

*正负最相等导联

图 2-30 **B.** 见表 2-4 和图 10-4、10-5。

表 2-4 心电轴

正负最相等导联	垂直导联 *	心电轴
		I 和 aVF 导联正向：正常电轴
Ⅲ	aVR	正常：+ 30°
aVL	Ⅱ	正常：+ 60°
		I 导联正向、aVF 导联负向：电轴左偏
Ⅱ	aVL (QRS 波群正向)	左偏：−30°
aVR	Ⅲ (QRS 波群负向)	左偏：−60°
I	aVF（QRS 波群负向)	左偏：−90°
		I 导联负向、aVF 导联正向：电轴右偏
aVR	Ⅲ (QRS 波群正向)	右偏：+ 120°
Ⅱ	aVL (QRS 波群负向)	右偏：+ 150°

* 与正负最相等（等电位线）导联相垂直（成直角）的导联通常R波最高或S波最深。

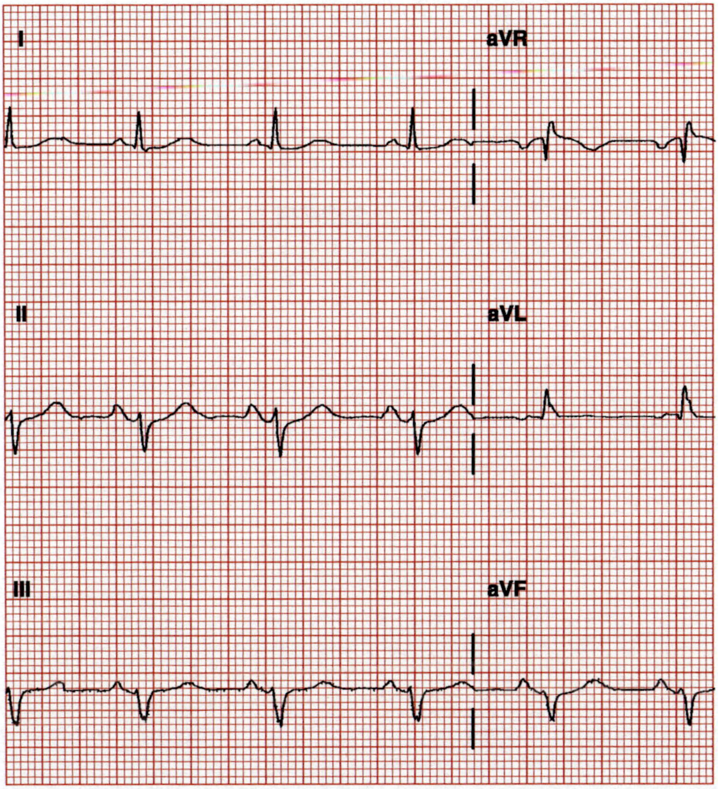

图 2-31　aVR 导联正负双向最相等：Ⅲ导联与 aVR 导联垂直，提示电轴左偏 −60°。Ⅰ导联有小的正常 Q 波，Ⅲ导联有小 R 波，符合左前分支阻滞。临界心电图。

第 10 步：分析其他问题（图 2-32）

快速筛查其他问题（图 2-32）。第 10 章有详尽阐述，并附有相关的心电图。

- 人工起搏器：如能确认有起搏电信号，则无其他诊断（见第10章）。
- 长 QT 综合征：参见表 2-5 列出的 QT 间期正常参数，分析 QT 间期不必应用复杂的公式（第10章）。还有其他问题见图2-33～2-36。

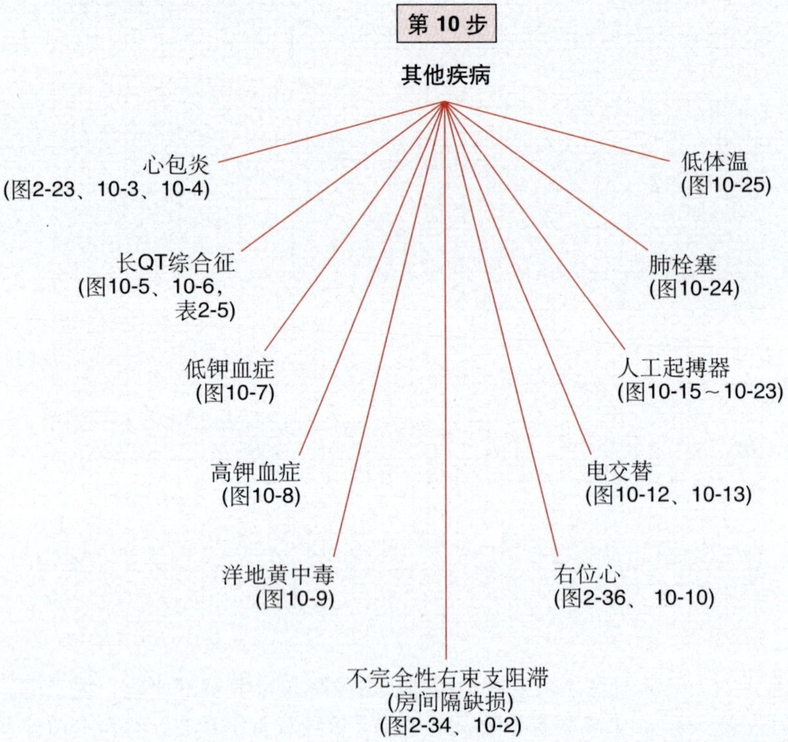

图2-32　逐步法准确分析心电图。**第10步：分析其他问题（第10章）。**

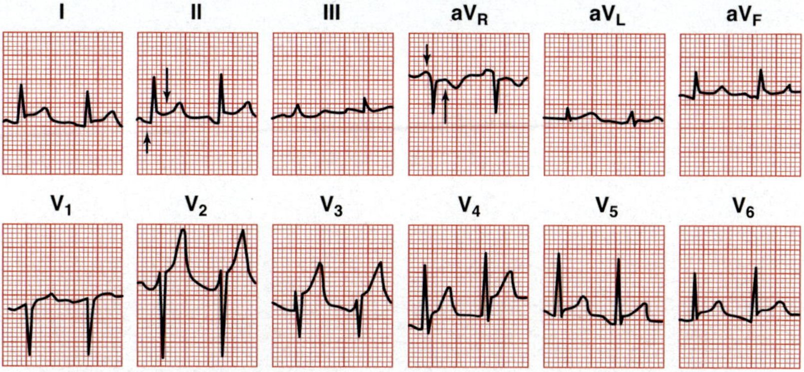

图 2-33　急性心包炎患者早期心电图改变。ST 段广泛性抬高，呈凹面向上型，存在于除 aVR 和 V_1 之外的所有导联。急性心包炎患者常见的 PR 段压低在本例中不明显，因为 PR 间期短。（引自 Braunwald E: Heart disease: a textbook of cardiovascular medicine, ed 5, Philadelphia 1997, WB Saunders.）

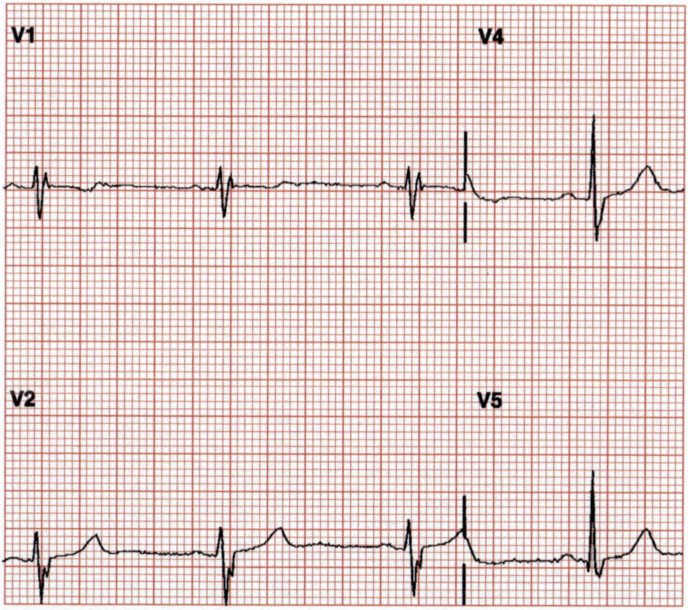

图 2-34　患者女性，39 岁，曾有较大的房间隔缺损，5 年前行修补术，图为胸导联心电图。注意 V_1 导联呈 RSr' 型，V_5 导联 S 波顿挫；QRS 波群时限 0.1s：不完全右束支阻滞。

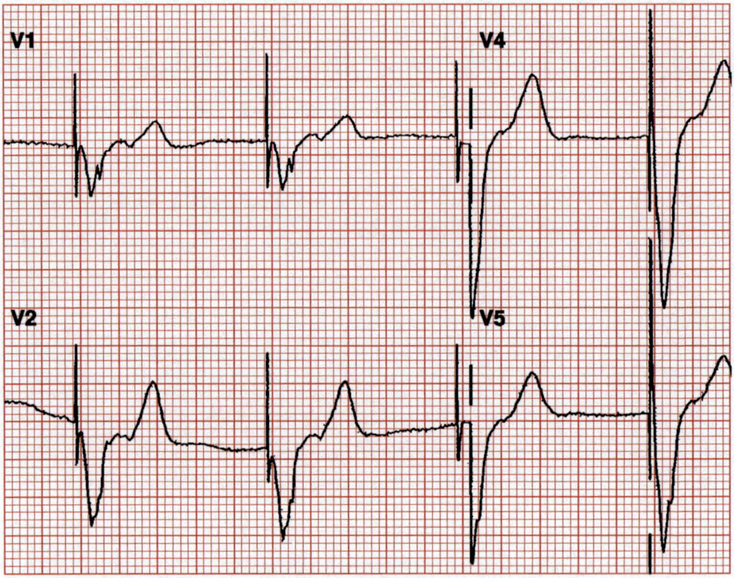

图 2-35　起搏心电图：图中显示起搏信号和心室夺获；心率 60 次 / 分。由于是起搏心律，不能再做进一步分析。

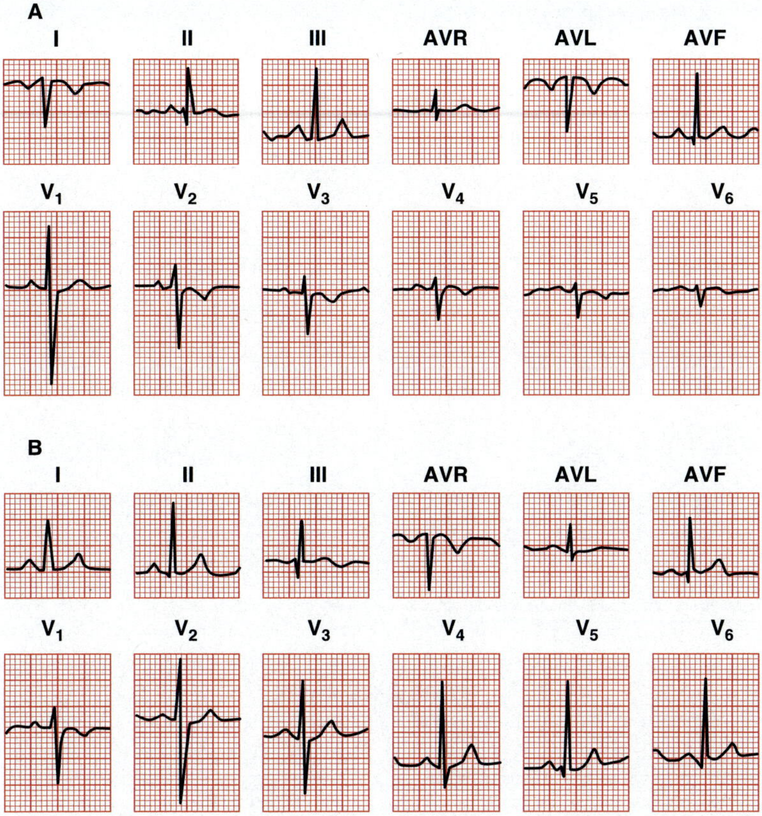

图2-36　镜像右位心伴内脏转位。患者女性，15岁，无器质性心脏病。**A.** 常规导联放置所记录到的心电图。**B.** 将左右手电极反接所记录到的心电图。胸导联电极也按照常规位置的镜像关系进行放置。（引自Chou TC: Electrocardiography in clinical practice, ed 4, Philadelphia, 1996, WB Saunders.）

第 11 步：分析心律失常 (图 2-37)

快速性心律失常应按下列分析：

- 窄 QRS 波群心动过速：图 2-37A 列出了窄 QRS 波群心动过速的鉴别诊断。
- 宽 QRS 波群心动过速：图 2-37B 列出了宽 QRS 波群心动过速的鉴别诊断。参见第11章有关心电图和心律失常的诊断（包括缓慢性心律失常）。

第11步

A **窄QRS波群心动过速 ***

节律规整

窦性心动过速

房室结折返性心动过速
(AVNRT)

心房扑动
（房室传导比例固定）

房性心动过速
（阵发性和非阵发性）

WPW 综合征
（顺向型房室折返性心动过速）

节律不规整

心房颤动

心房扑动
（房室传导比例不固定）

房性心动过速
（房室传导比例不固定或文氏）

多源性房性心动过速

B **宽QRS波群心动过速**

节律规整

室性心动过速

室上性心动过速
（伴原有的或功能性束支阻滞）

AVNRT
WPW 综合征（顺向型）
窦性心动过速
房性心动过速
心房扑动
（房室传导比例固定）

WPW 综合征
（逆向型，预激型心动过速）

节律不规整

心房颤动
[伴束支阻滞或伴 WPW 综合征
（逆向型）]

心房扑动
[房室传导比例不固定、伴束支
阻滞或 WPW 综合征（逆向型）]

尖端扭转型室速

*见第11章。

图 2-37 逐步法准确分析心电图。**第 11 步：分析心律失常：窄 QRS 波群心动过速（A）和宽 QRS 波群心动过速（B）的鉴别诊断。**

表 2-5　QT 间期

心率 (次 / 分)	QT 间期 (s) 上限的临床估计值	
	男性	女性
45 ~ 65	< 0.47	< 0.48
66 ~ 100	< 0.41	< 0.43
> 100	< 0.36	< 0.37

心电技术

- 确认 1mV 标高为 10mm（10 个小格高）。
- 总是以标准纸速 25mm/s 描记心电图。
- 记住如基线漂移等假象常常由传感器较松或安装不适当引起。
- 大多数心电图机有两种操作模式：自动或手动。你应熟悉你所在医院心电图室的机器操作方法，这样在必要时如无技师或护士在场，你可以自己做心电图。
- 将电极（吸球或平的传感器）放在上肢下端（或前臂）光滑而柔软的位置以及下肢下端较柔软的位置。
- 按图 2-38 的位置放置胸导联电极（吸球或平的传感器）。

一定确保电极放置正确。导联放置错误可导致分析心电图的严重错误（图 2-39）。

未经正规训练的技师常将 V_5 和 V_6 导联放置太靠前；这也许不能反映真正的左室心肌向量。这两个导联必须分别放在腋前线和腋中线（图 1-15）。V_2 和 V_3 导联放置不当可能误诊为陈旧性前间壁心肌梗死。因此放置胸导联时应格外小心。要找到骨性标志（图1-14）以定位V_2、V_3、V_4导联。电极位置细小变化就可能引起这些电极所记录心电图的较大变化。

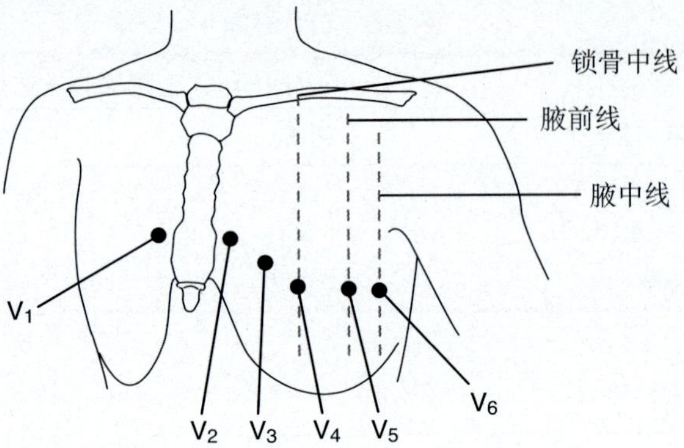

V_1：胸骨右缘第 4 肋间
V_2：胸骨左缘第 4 肋间
V_3：V_2 导联与 V_4 导联的中点
V_4：左锁骨中线第 5 肋间（心尖部）
V_5：左腋前线与 V_4 处于同一水平
V_6：左腋中线与 V_4 处于同一水平

图 2-38 胸导联的放置。

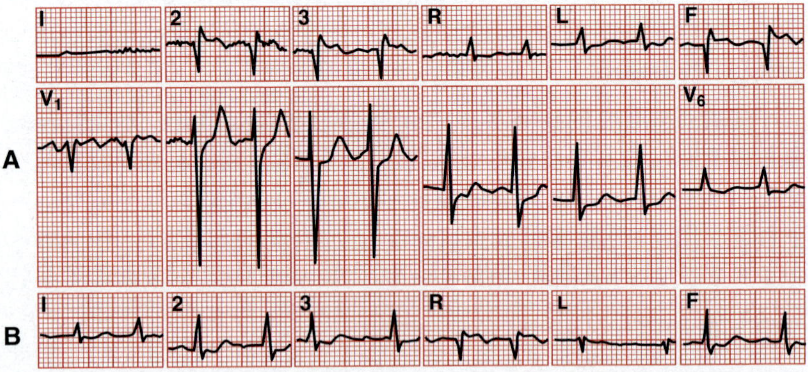

图2-39 **A.** 心房颤动以及电极误置引起的假性下壁心肌梗死。Ⅱ、Ⅲ、aVF 导联可见 Q 波和 ST 段抬高，aVL 和胸导联 ST 段对应性压低，这提示急性下壁心肌梗死。但 I 导联实质上没有波形，这提示两上肢电极放在两下肢上（且下肢电极放在上肢上）。**B.** 电极正确放置的肢体导联心电图。（引自 Marriott JLH: Practical electrocardiography, ed 8, Baltimore, 1988, Williams & Wilkins.）

最常见的错误是左右上肢导联接反。其心电图变化是：Ⅰ导联P波负向，aVR导联P波直立；Ⅰ导联与原Ⅰ导联呈镜像关系，因此通常正向的QRS波群变成负向；aVR、aVL导联相反（aVR实质上是aVL导联：aVL导联P波负向，QRS波群相对负向，因为其实质上是aVR导联）；Ⅱ导联和Ⅲ导联相反（Ⅱ导联实质上是Ⅲ导联，Ⅲ导联实质上是Ⅱ导联）。图2-40显示了上肢导联接反的影响。Ⅰ、aVL导联P波、QRS波群、T波倒置；胸导联仍旧正常，因此可以排除右位心，右位心时肢体导联相似，但 $V_2 \sim V_6$ 导联R波丢失或递增不良（图 2-36）。

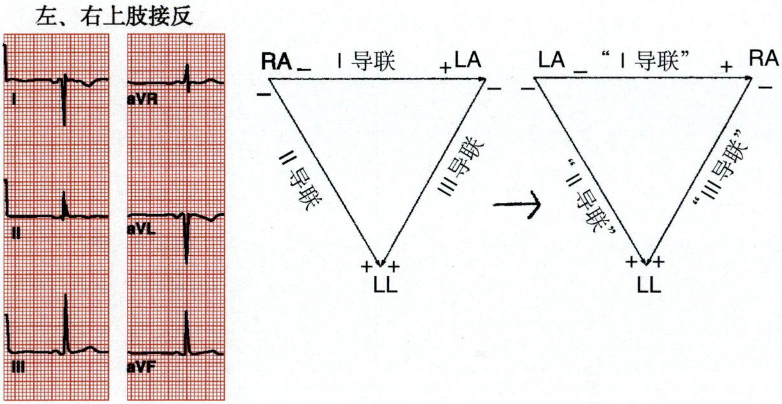

图2-40　左右上肢导线接反后肢体导联心电图变化。注意Ⅰ、aVL导联P波、QRS波群、T波均呈负向、倒置。(引自 Surawicz B, Knilans TK: Chou's electrocardiography in clinical practice, ed 5, Philadelphia, 2001, WB Saunders.)

（王挹青　蔡彬妮 译，洪江 校）

P 波

P 波代表了心脏激动向左、右心房传播（图 1-8）。心脏激动产生于窦房结，其先使右心房除极，然后使左心房除极。因此，P波的前半部分反映了右心房的电活动，P 波的后半部分代表左心房激动产生的动作电位。

正常 P 波的特点

正常 P 波有以下特点：

- Ⅰ、Ⅱ、V_3 ~ V_6 导联 P 波直立（图 3-1 和 3-2）。
- aVR 导联 P 波通常倒置。
- aVF 和 V_3 导联 P 波通常直立，但偶尔也可为双向或低平。
- Ⅲ、aVL、V_1、V_2 导联 P 波变化较大，可直立、倒置或双向。(P 波或 T 波部分在基线以上、部分在基线以下，称为双向。)

异常 P 波的特点 (图 2-21 和 2-22)

- Ⅱ、Ⅲ、aVF 导联 P 波倒置而 aVR 导联 P 波直立：诊断为房室交界区心律（图3-2）或房性异位心律。当激动通过心房的传导异常时，P 波的极性或电轴异常。
- Ⅰ导联P波倒置而aVR导联直立，Ⅰ导联与正常Ⅰ导联呈镜像关系：上肢导联接反或右位心，但真正的右位心 V_4 ~ V_6 导联 R 波丢失（图 2-36 和 2-40）。
- P波时限≥0.12s（3个小格）。在Ⅱ、Ⅲ、aVF导联最明显；由左心房增大引起（图2-21 和 2-40）。一般而言，Ⅱ和 V_1 导联 P 波最清楚；因此分析心律和心律失常时应观察这些导联。

A

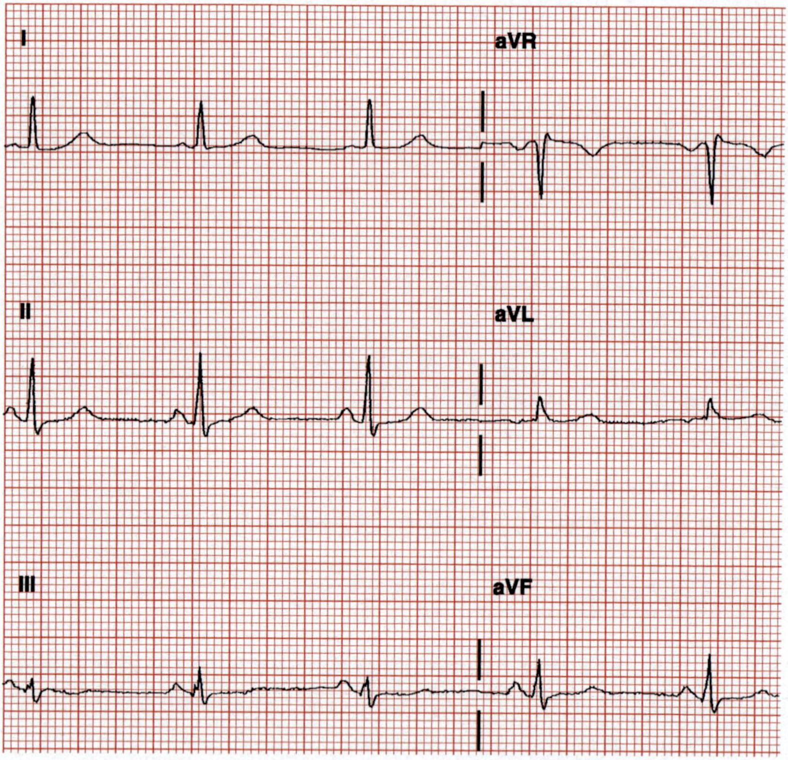

图 3-1 **A.** 正常心电图的肢体导联。I 导联可见正常直立 P 波，但 II 导联最清楚，aVR 导联 P 波倒置，aVL 和 III 导联 P 波通常变化较大。

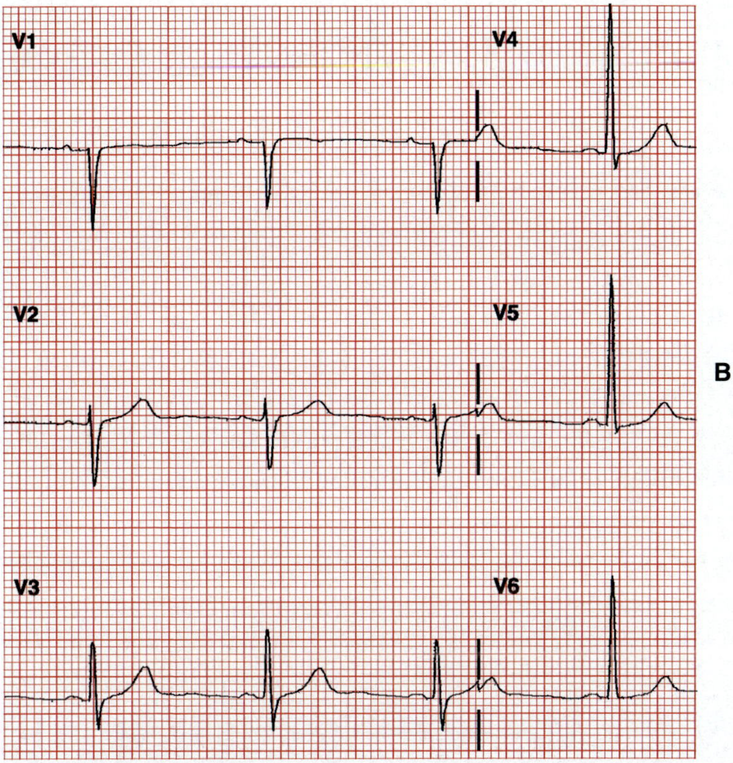

图 3-1　**B.** 与 A 为同一幅心电图，V_3 ~ V_6 导联 P 波正常直立。

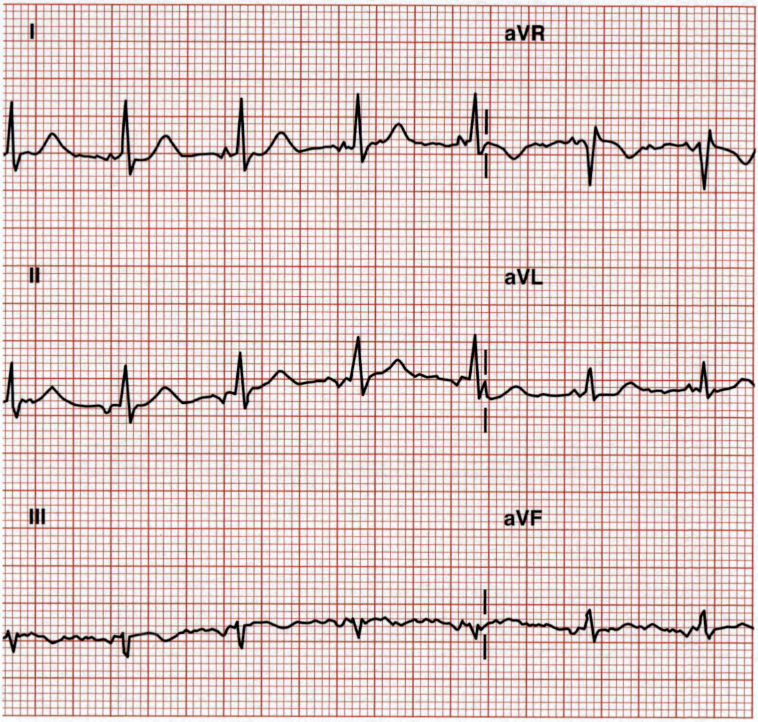

图 3-2 Ⅱ、Ⅲ、aVF 导联 P 波倒置，aVR 导联 P 波直立，提示房室交界区心律。

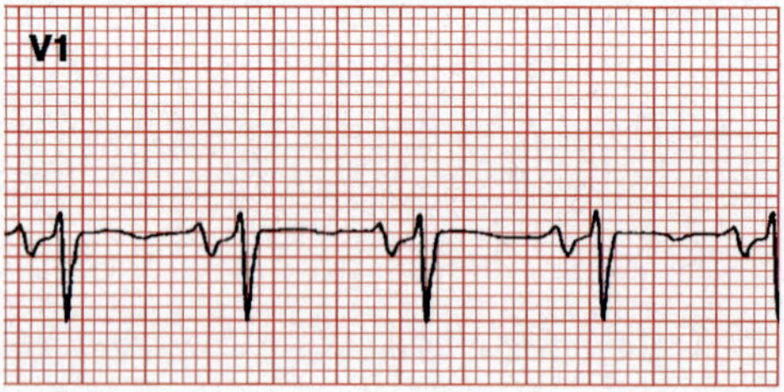

图3-3 V_1导联P波的后半部分以负向为主，且较宽，提示左心房增大。

- Ⅱ、Ⅲ、aVF 导联 P 波宽且有切迹：峰间间距＞0.04s，通常提示左心房增大（图 2-22）。

- V_1导联P波双向：P波的后半部分以负向为主且较宽（图2-22、2-23、3-3）。倒置的深度与宽度的乘积为P波的终末向量；如果其≥−0.04 mm·s（即负向波幅1mm、时限0.04s），考虑左心房增大（图2-22、2-23、3-3）。正常情况下，V_1导联负向波<1mm。
- V_1 导联呈较大的双向波：如果 P 波前半部分为正向≥ 1.5mm，后半部分为负向≥1mm且较宽时，考虑双心房增大（图2-23）。
- P波高尖（图2-22、2-23）：P波高尖且Ⅲ导联高于Ⅰ导联；波幅高（≥ 2.5mm），尤其是Ⅱ、Ⅲ或 aVF 导联，提示右心房增大。考虑有无右心室肥大、肺心病、肺动脉高压、肺动脉瓣及三尖瓣狭窄。V_1或V_2导联P波前半部分正向波幅≥1.5mm，提示右心房增大（图 3-4、3-5）。
- P波消失：考虑窦房阻滞和房室交界区心律。如果心律不规整，考虑心房颤动（第 11 章）。
- 不同形态的 P 波：在同一导联存在至少三种不同形态的 P 波：考虑多源性房性心动过速（第 11 章）。

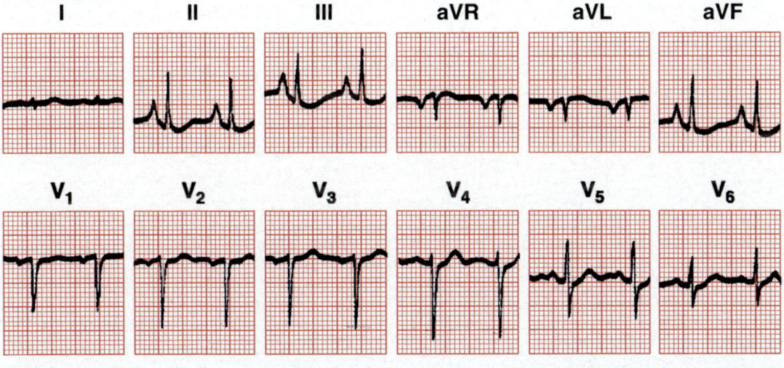

图 3-4 肺型P波。患者女性，44岁，慢性阻塞性肺病。额面P波电轴右偏（+85°）。Ⅱ、Ⅲ、aVF导联ST段压低，可能是心房T波（心房复极波）所致。右胸导联可见负向P波。（引自Chou TC: Electrocardiography in clinical practice, ed 4, Philadelphia, 1996, WB Saunders.）

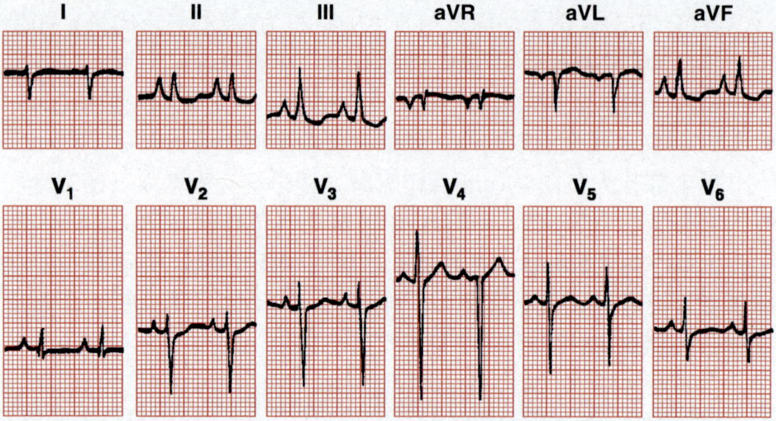

图 3-5　右心房增大的心电图。患者女性，33 岁，肺纤维化、肺心病、右心衰竭。肢体导联可见肺型P波，V_1 ~ V_3导联P波异常高尖。（引自 Chou TC: Electrocardiography in clinical practice, ed 4, Philadelphia, 1996, WB Saunders.）

（王挹青　蔺佩鸿 译，洪江 校）

4

束支阻滞

右束支阻滞（RBBB）

诊断标准

- QRS 波群时限≥ 0.12s。
- V_1 或 V_2 导联有第 2 个 R 波（R'波）（即 rSR'、rsR'、或 rsr'波，常呈 M 型）。第 2 个 R 波（R'波）通常比初始 R 波高（图 4-1、4-2A、2-7A）。
- V_5、V_6、Ⅰ导联 S 波宽大、顿挫，时限＞ 40ms 或在 V_6 和Ⅰ导联 S 波时限比前面的 R 波长（图 2-7、4-2）。
- 电轴正常、右偏或左偏。如果电轴左偏，考虑左前分支阻滞（第 9 章）。

右束支阻滞时 QRS 波群的形成

V_1 或 V_2 导联呈典型的 M 型，主要是由于正常向量的改变（图 1-17、4-1）。

- 正常情况下，室间隔的初始除极方向是从左向右。右束支阻滞时，向量Ⅰ仍然不变；电流朝位于右心室上方 V_1 导联电极的方向扩布，在 V_1 和 V_2 导联可记录到初始小 r 波（图 4-1）。因为右束支不能传导电活动，向量Ⅱ仅向左激动左心室，在 V_1 和 V_2 导联可记录到 S 波。右心室的激动发生较晚（即没有左心室的激动相对抗）；最后的向量即向量Ⅲ在 V_1 或 V_2 导联产生较大的 R 波，称为 R'波。因此 rsR'波或 rSR'波呈 M 型。R'波的振幅通常比室间隔除极的向量Ⅰ产生的小 R 波的振幅大。
- 较晚激动且无左心室激动相对抗的右心室除极波在 V_1 或 V_2 导

联形成R'波，而在位于左室上方的V_5、V_6、Ⅰ导联形成宽大、顿挫的S波（图2-7、4-1、4-2）。

- 因为右心室激动延迟，QRS波群时限延长至0.12s或更多。图4-2显示右束支阻滞的典型特点。
- **Brugada 综合征**　是不完全性或完全性右束支阻滞的特殊类型。虽然该病罕见，但它是年轻成人尤其是亚洲人特发性室颤和心脏猝死的常见原因，这些患者通常没有器质性心脏病的证据。引起猝死的任何疾病均应引起重视，尤其是年轻人。该病典型的心电图特点见图4-3～4-5。注意V_1、V_2、V_3导联右束支阻滞图形伴持续性ST段抬高，其有典型的特征：下斜形或呈马鞍形，是无器质性心脏病个体猝死的一个标志。注意该图形呈非典型的不完全性或完全性右束支阻滞图形，因为其没有真正右束支阻滞时出现的V_5和V_6导联S波宽大、顿挫：右束支阻滞时V_6和Ⅰ导联S波的时限比前面的R波长。ST段抬高似乎为J波引起，形似右束支阻滞。

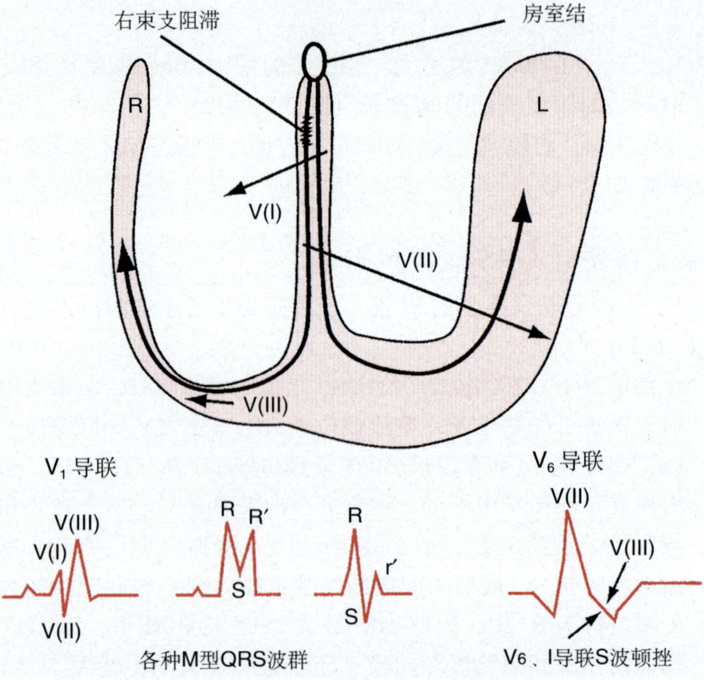

图4-1　右束支阻滞时QRS波群的形成。

A

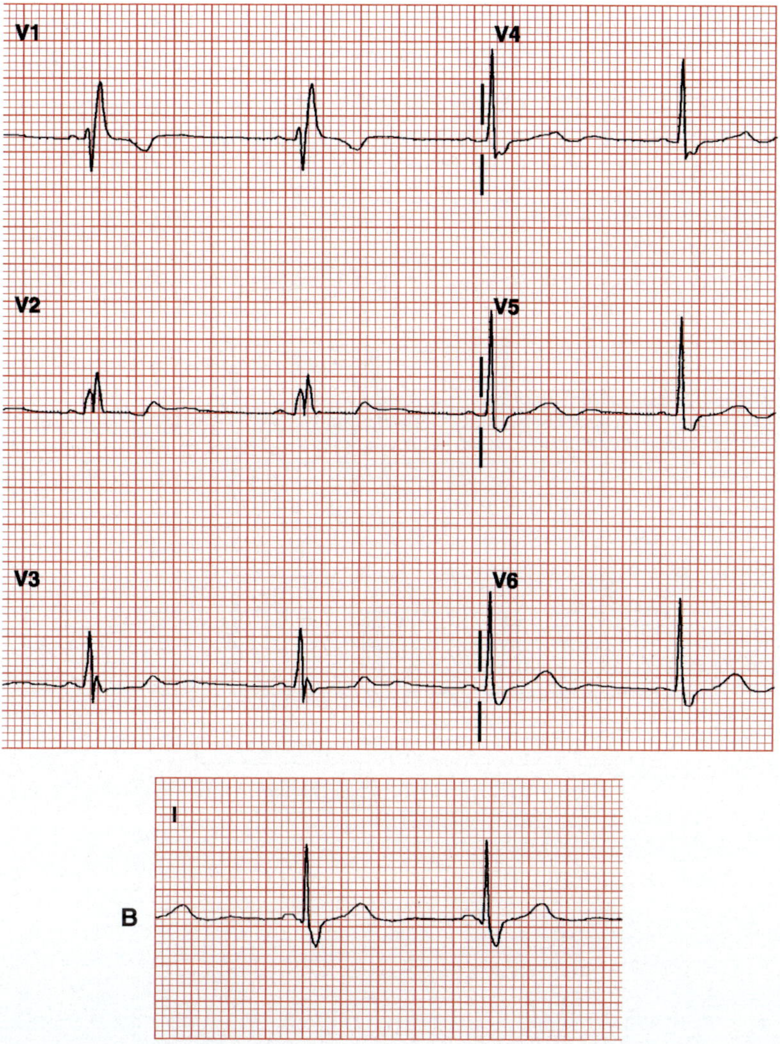

图 4-2 **A.** V_1 导联呈 rSR’型：V_1 和 V_2 导联呈 M 型；QRS 波群时限 ≥ 0.12s；V_5 和 V_6 导联 S 波宽大、顿挫，提示右束支阻滞。**B.** 与 **A** 为同一患者的心电图。I 导联 S 波宽大、顿挫提示右束支阻滞。

C

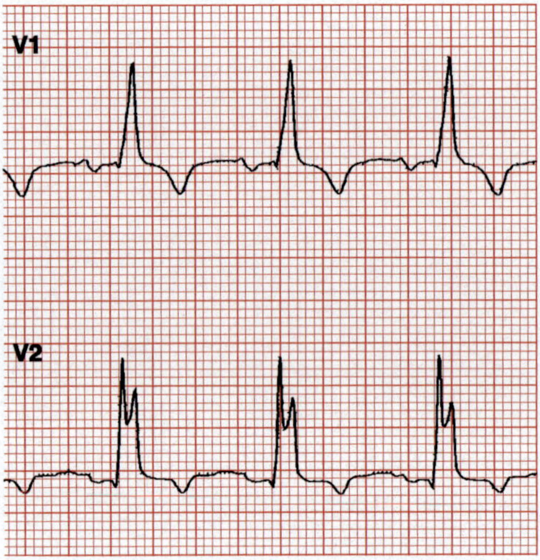

图 4-2　**C.** 右束支阻滞。

D

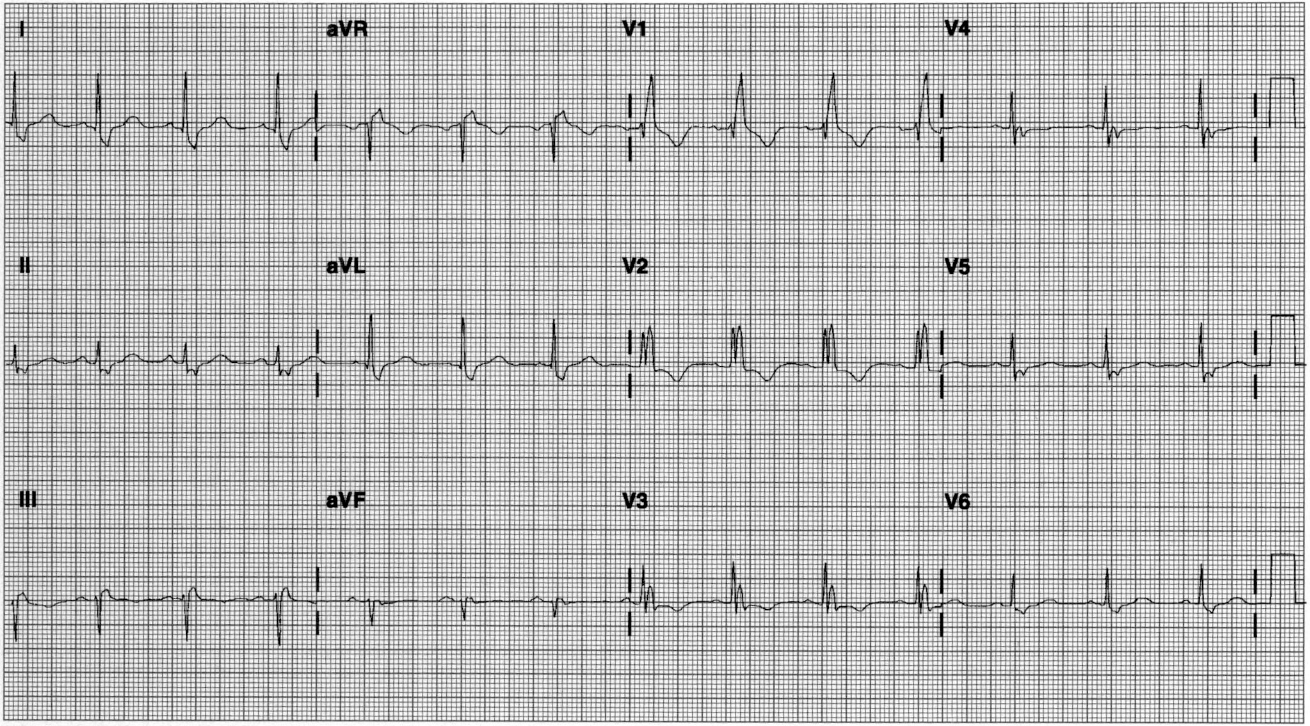

图 4-2　**D.** 典型的右束支阻滞：QRS 波群时限 0.14s；V_1 导联 rSR’ 型；V_2 导联 QRS 波群呈 M 型；V_5 和 V_6 导联 S 波宽大、顿挫。I 导联 S 波时限比前面的 R 波时限长。

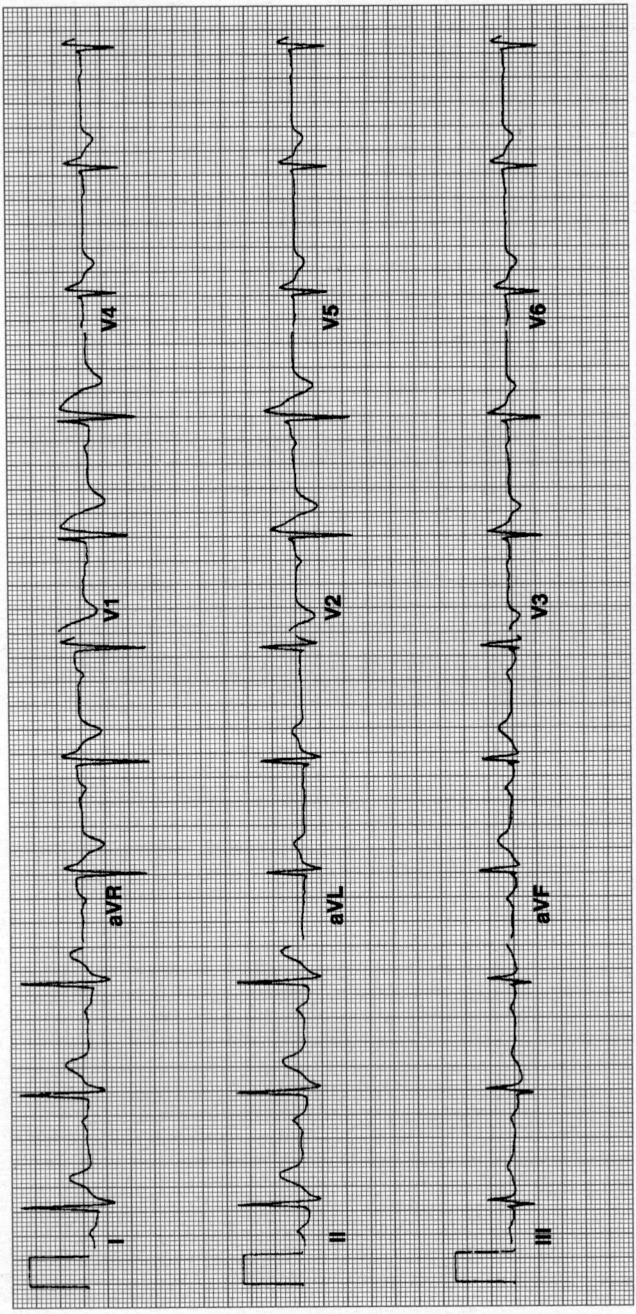

图 4-3 Brugada 综合征：特征性不完全性右束支阻滞，V_1～V_3 导联 ST 段抬高，呈下斜形或马鞍状。注意 V_5 和 V_6 导联 S 波无增宽（真正右束支阻滞时 S 波宽大、钝挫）。（引自 Am Coll Cardiol: ACC Curr J Rev Mar/April 2001.）

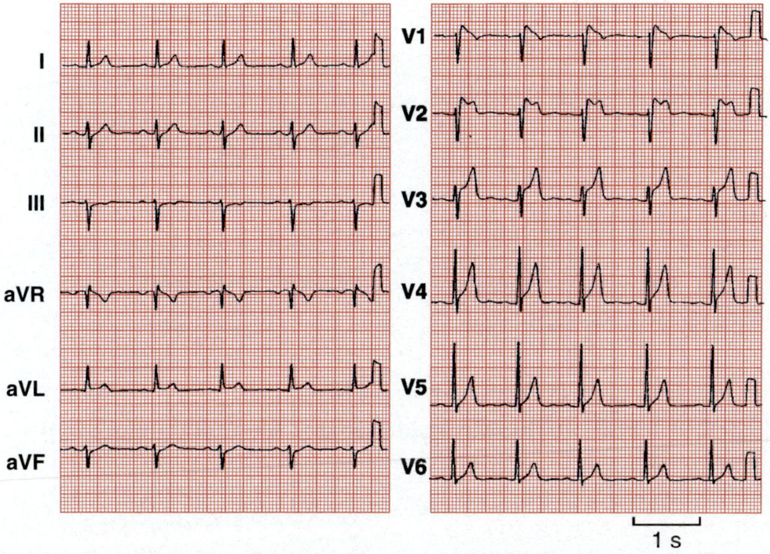

图 4-4 Brugada综合征患者窦性心律时的心电图。V_1导联可见ST段下斜形抬高，V_2 导联 ST 段抬高呈马鞍状。（引自 Miyazaki T et al: J Am Coll Cardiol 27: 1063, 1996）

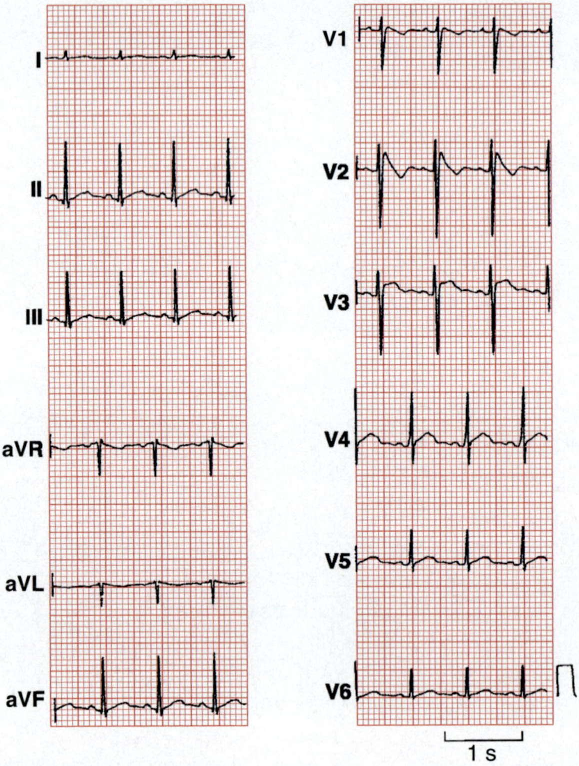

图4-5 Brugada综合征患者窦性心律时的心电图。V_1和 V_2导联可见ST段抬高呈下斜形。(引自 Miyazaki T et al: J Am Coll Cardiol 27: 1063, 1996)

- **致心律失常性右室发育不良** 是另外一种呈非典型右束支阻滞图形的罕见疾病，为年轻人心源性猝死的一个标志。该病存在心脏器质性病变，是病变主要累及右心室的一类心肌病，晚期也累及左心室。右心室流入道和流出道、心尖部可发生脂肪及纤维脂肪变性。图 4-6 显示典型的心电图表现，可见到不完全性或完全性右束支阻滞。大约40%的病例中，V_1和V_2导联QRS波群可见到特征性的终末切迹，称为epsilon波，这是室内传导减慢的结果。另一个特点是V_1、V_2、V_3导联T波倒置。随着病变发展，超声心动图可见右心室异常。

A

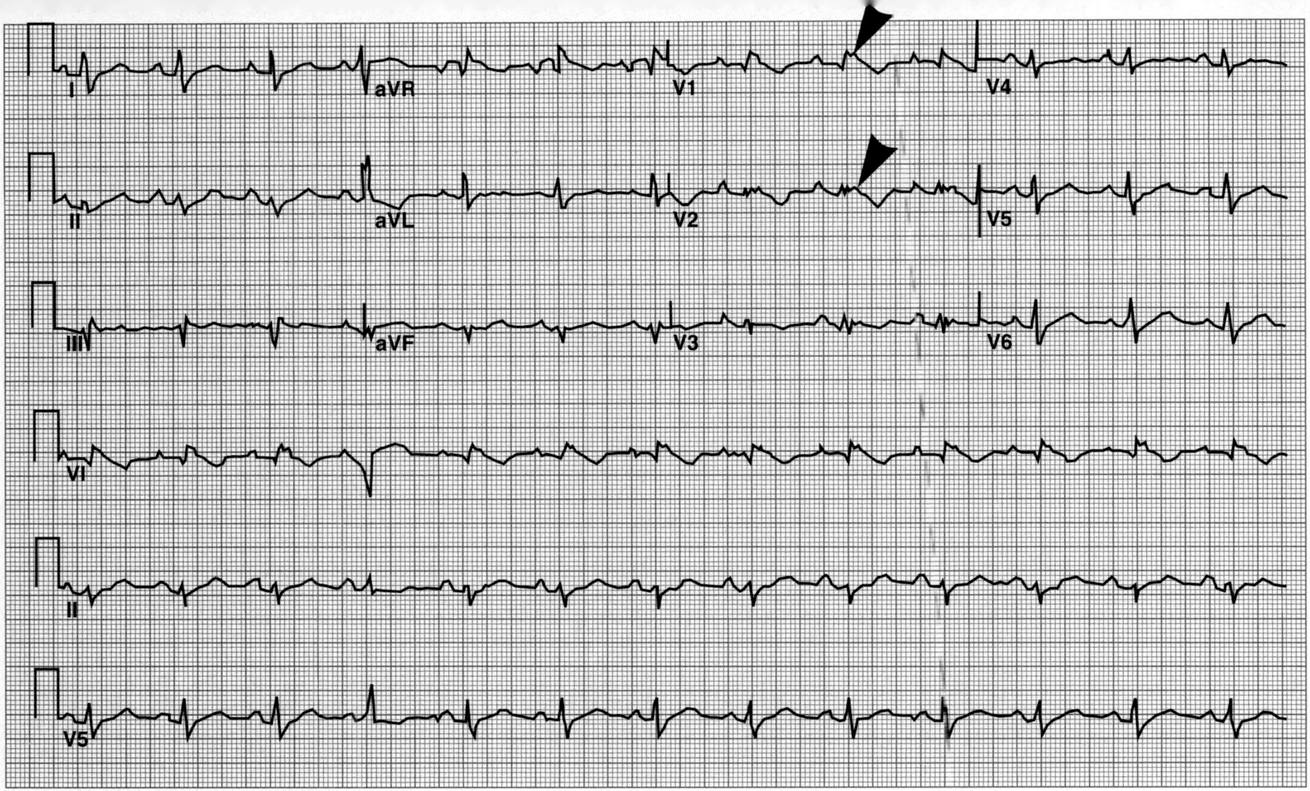

图4-6　**A.** 致心律失常性右室发育不良患者窦性心律时的心电图。箭头指向右心室晚期激动（称为epsilon波）。（引自Braunwald E: Heart disease: a textbook of cardiovascular medicine, ed 6, Philadelphia, 2001, WB Saunders.）

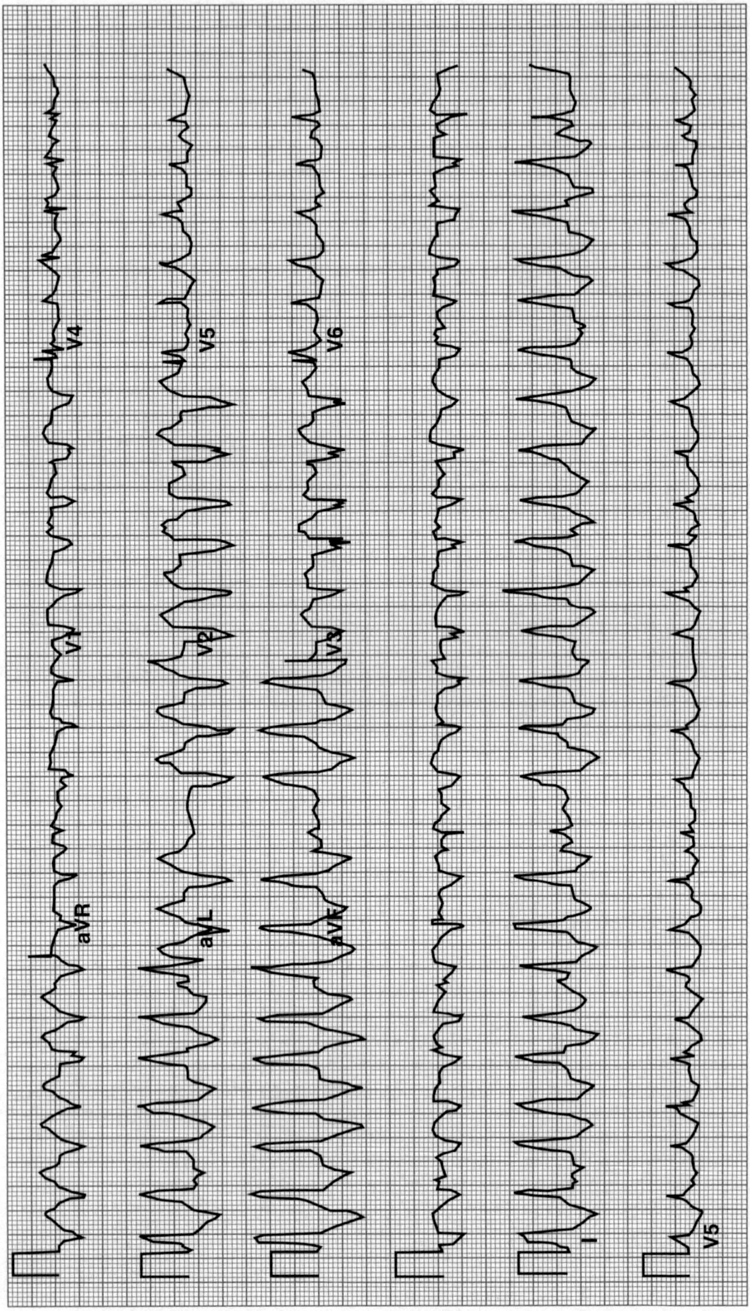

B

图4-6 **B.** 同一患者的室性心动过速。（引自Braunwald E: Heart disease: a textbook of cardiovascular medicine, ed 6, Philadelphia, 2001, WB Saunders.）

右束支阻滞的原因

- 见于所有年龄的成人，正常表现之一。
- 冠心病、高血压性和风湿性心脏病。
- 先天性心脏病，常伴有室间隔缺损（VSD）和法洛四联症。90% 以上的继发孔型房间隔缺损（ASD）患者有不完全性右束支阻滞。
- 主动脉缩窄。
- 心包炎和心肌炎，包括 Chagas 病。
- 肺栓塞和肺心病。
- 心肌病。
- Brugada 综合征和右心室发育不良（非典型右束支阻滞图形）。

不完全性右束支阻滞

诊断标准

- V_1 或 V_2 导联呈 rSR'型（即右束支阻滞图形），Ⅰ、V_6 导联有 S 波。
- QRS 波群时限为 0.08 ~ 0.11s。

不完全性右束支阻滞的原因

- 不完全性右束支阻滞是正常人中常见的心电图表现。
- 90% 以上的继发孔型房间隔缺损患者有不完全性右束支阻滞（图 2-34、4-3）。
- WPW 综合征可伪似不完全性右束支阻滞。
- Brugada 综合征和右心室发育不良。

RSr'型变异

5% 以上的无心脏病个体 V_1 或 V_2 导联呈 RSr'型。如 QRS 波群时限 ≥ 0.08s，V_5 或 V_6 导联有 S 波（图 4-3），应诊断为不完全性右束支阻滞。如Ⅰ、V_5 或 V_6 导联 S 波顿挫，更支持该诊断。

- 如Ⅰ、V_5 或 V_6 导联无顿挫的 S 波，QRS 波群时限 < 0.08s，心电图可解释为 rSR'、RSR、RSr'型变异，临界心电图（图 4-4）。R' < 6mm 且 R'/S < 1 提示正常。

V_1 或 V_2 导联 rSr'、RSr'、rSR' 型的原因：QRS 波群时限 ≤ 0.11s

- 特发性；5% 无心脏病个体的正常表现
- 不完全性右束支阻滞
- 直背综合征或漏斗胸
- 房间隔缺损
- 室间隔缺损和主动脉缩窄，较罕见
- 二尖瓣狭窄和其他获得性心脏病
- 右心室肥大
- 肺心病或肺栓塞
- WPW 综合征（可伪似不完全性右束支阻滞）
- 房室结折返性心动过速（第 11 章）
- 肌营养不良
- 右心室流出道、室上嵴激动延迟（可在 V_1 导联引起 r'波）
- V_1 导联电极位置不当

若将 V_1 导联电极放置在第 3 肋间，可记录到 RSr'图形，而放置在第5肋间可以消失，或记录到不完全右束支阻滞图形（图2-34、4-8）。放在高一肋间仍可记录到RSr'图形，可能是一些继发孔型房间隔缺损患者唯一的心电图异常表现（图 2-34、4-7、4-9、10-1）。

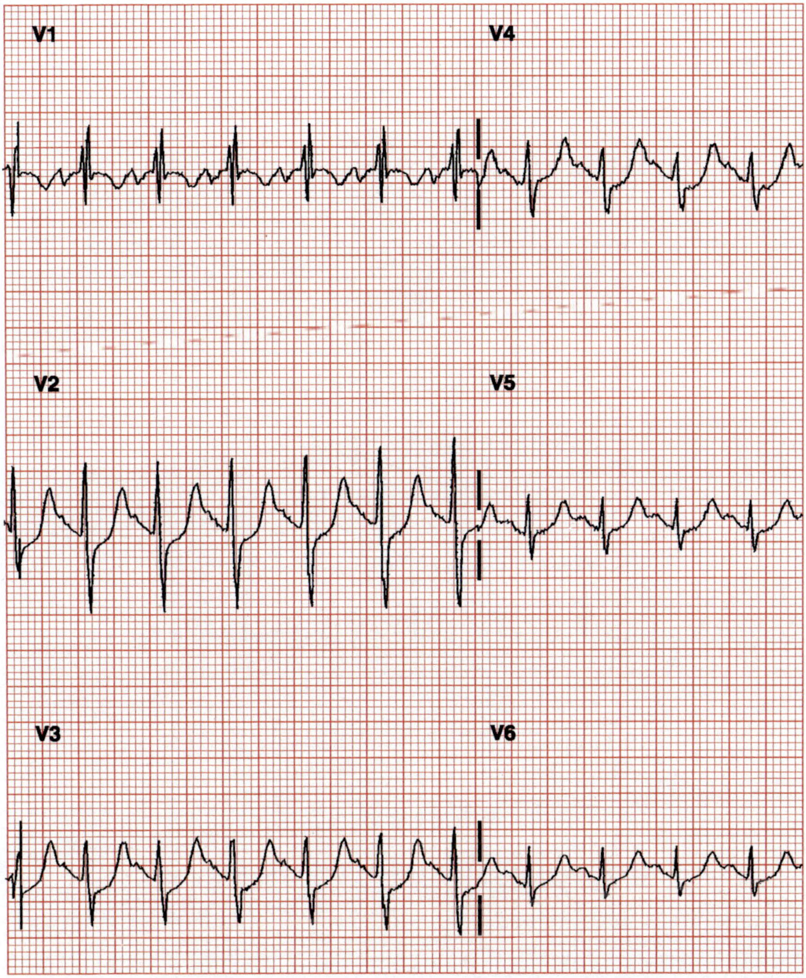

图 4-7　窦性心动过速，心率 147 次 / 分。QRS 波群时限 0.1s，V_1 导联呈 rSR’型，提示不完全性右束支阻滞。

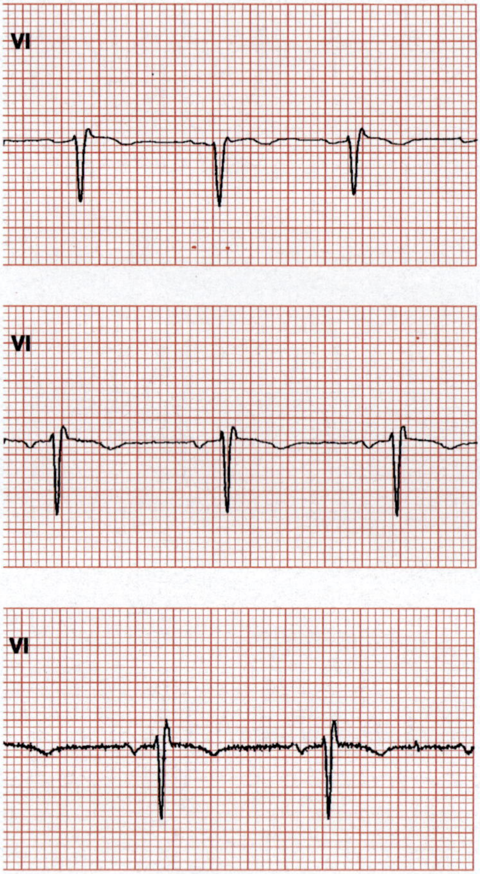

图 4-8 V_1 导联 RSr’波和 rSR’波；在不同的肋间记录。

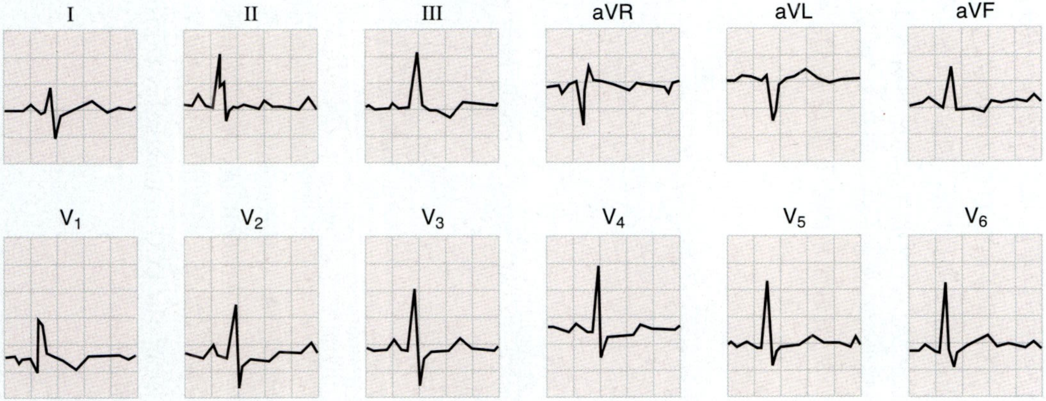

图 4-9　房间隔缺损。患者女性，21 岁，心导管检查证实房间隔缺损。肺动脉压正常。心电图显示 QRS 波群额面电轴 90°，V_1 导联呈 rSR’型。右胸及中胸导联、下壁导联亦有 ST-T 改变。（引自 Chou TC: Electrocardiography in clinical practice, ed 4, Philadephia, 1996, WBSaunders.）

右束支阻滞和心肌梗死

- 急性前壁心肌梗死时，V_1、V_2、V_3或V_4导联可出现病理性Q波。仅 V_1 和 V_2 导联出现 Q 波不足以诊断心肌梗死。
- 仅当Ⅱ、Ⅲ、aVF 导联均出现病理性 Q 波时，才考虑下壁心肌梗死。若只有Ⅲ、aVF 导联出现 Q 波不能诊断心肌梗死。
- 右束支和室间隔由相同的动脉供血；因此前间壁心肌梗死常伴有右束支阻滞。前间壁心肌梗死时，初始间隔向量（向量Ⅰ）消失，因此 V_1 导联没有初始的 r 波；而在 V_1 和 V_2 导联出现 q 波或 Q 波。另外，V_6 导联正常的小 q 波消失（图 4-10）。

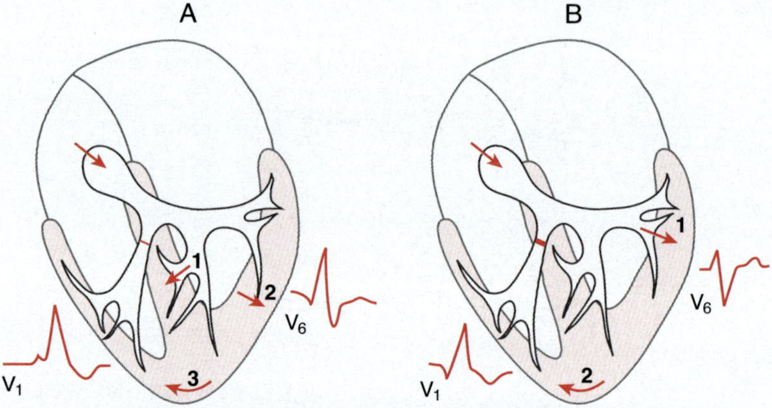

图 4-10　右束支阻滞的机制。**A.** 注意右心室最后激动，而没有左心室反向的激动相对抗，导致 V_1 导联出现 R'波，V_6 导联出现 S 波。**B.** 前间壁心肌梗死后，V_1 导联呈 QR 型，前壁组织坏死导致 V_6 导联呈 R/S 型。（引自 Wellens HJ et al: The ECG in Emergency Decision Making. Philadelphia, 1992, WB Saunders.）

左束支阻滞（LBBB）

诊断标准

- QRS 波群时限≥ 0.12s。

- Ⅰ、aVL、V_5或V_6导联R波宽大、单向，常有切迹或顿挫（图 4-11 ~ 4-13、2-8B）。
- Ⅰ、V_5、V_6 导联类本位曲折较晚，> 0.05s。
- V_1 和 V_2 导联呈 QS 或 rS 型，V_2 和 V_3 导联 R 波递增不良（图 4-11 ~ 4-13）。图 4-14A 显示 I 导联切迹。图 4-14B 显示左束支阻滞各种典型特点。
- 若QRS 波群时限为0.10 ~ 0.11s，V_5或V_6导联有切迹，可考虑不完全性左束支阻滞。

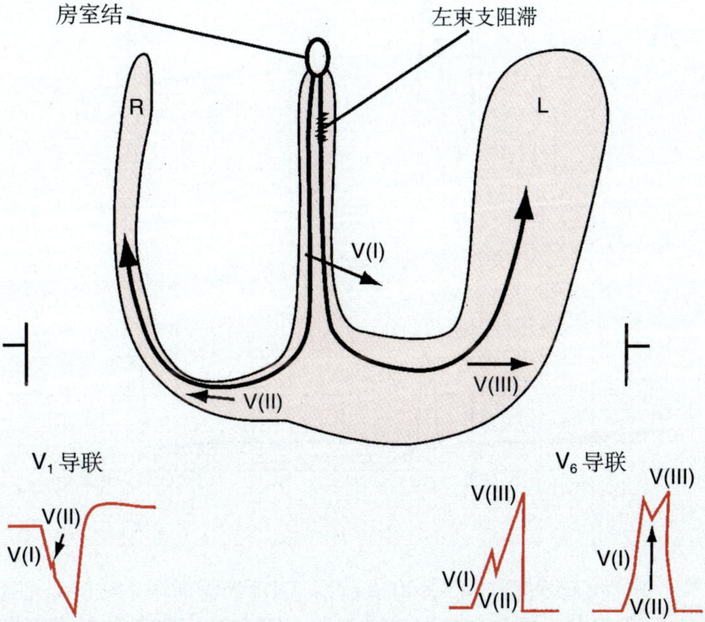

图 4-11　左束支阻滞时 QRS 波群的形成。（引自 Khan M Gabriel: On call cardiology, ed 2, Philadelphia, 2001, WB Saunders.）

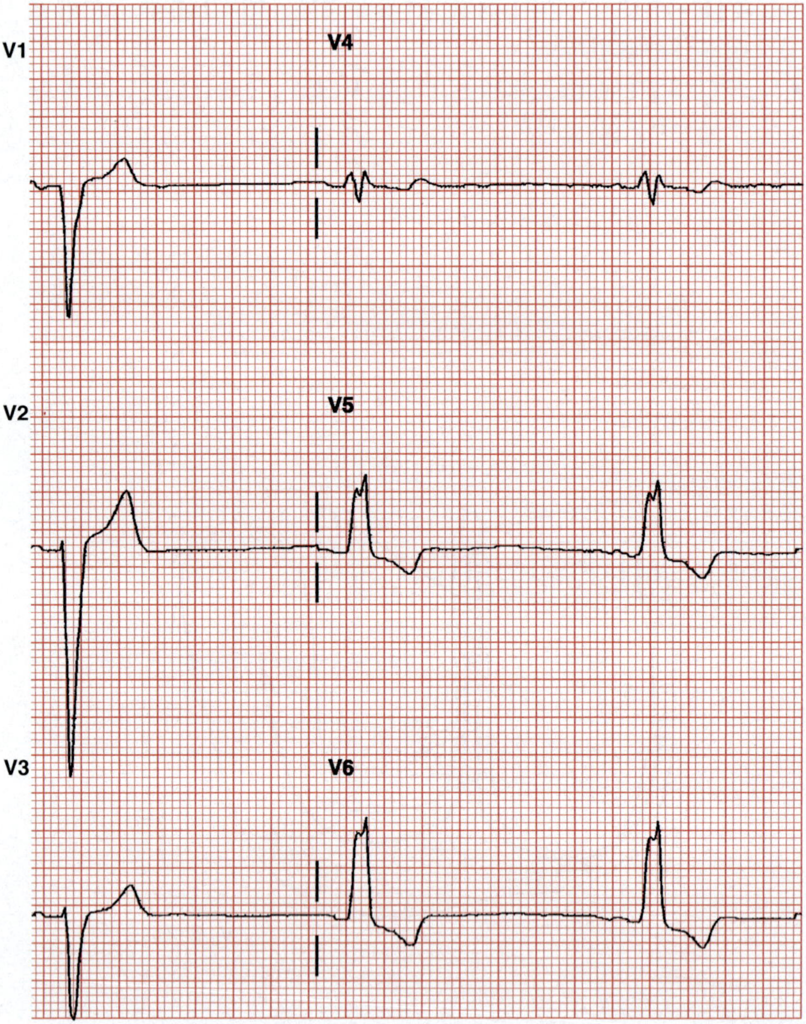

图 4-12　窦性心动过缓，心率 40 次 / 分；QRS 波群时限＞0.12s。注意 V_5 和 V_6 导联宽大、单向 、有切迹的 R 波，V_2 和 V_3 导联 R 波递增不良，是左束支阻滞的典型特点。

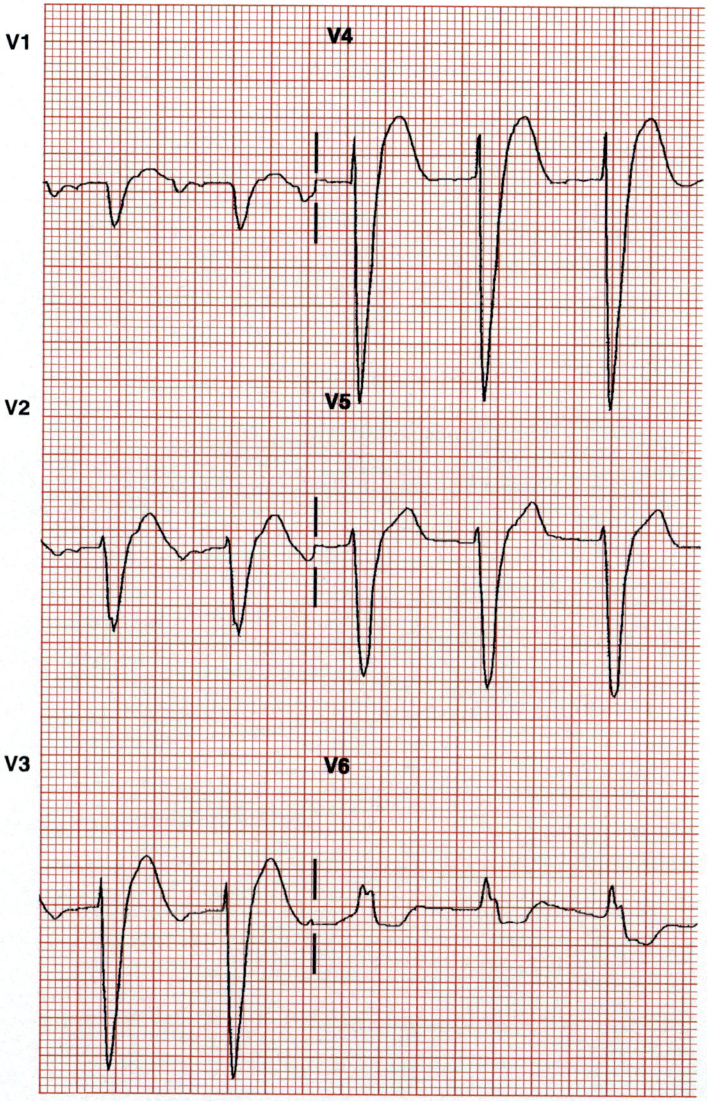

图 4-13　QRS 波群时限≥ 0.12s；R 波递增不良；V_6 导联 R 波有切迹。注意 V_1 ~ V_5 导联 ST 段抬高，典型的左束支阻滞伪似前壁心肌梗死。

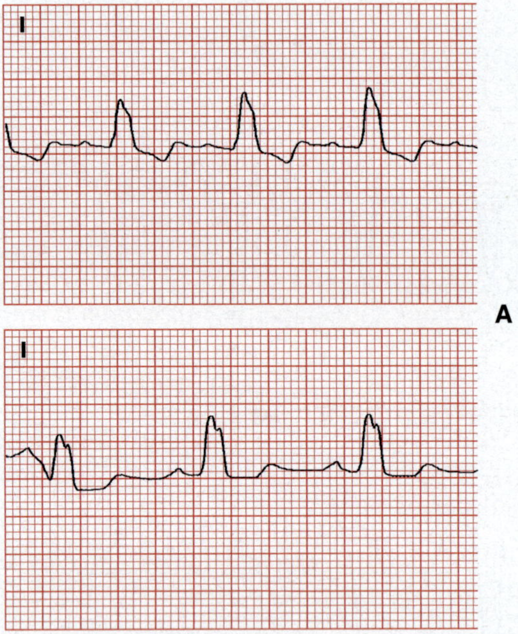

图 4-14 **A.** I 导联 R 波切迹提示左束支阻滞（两例患者）。

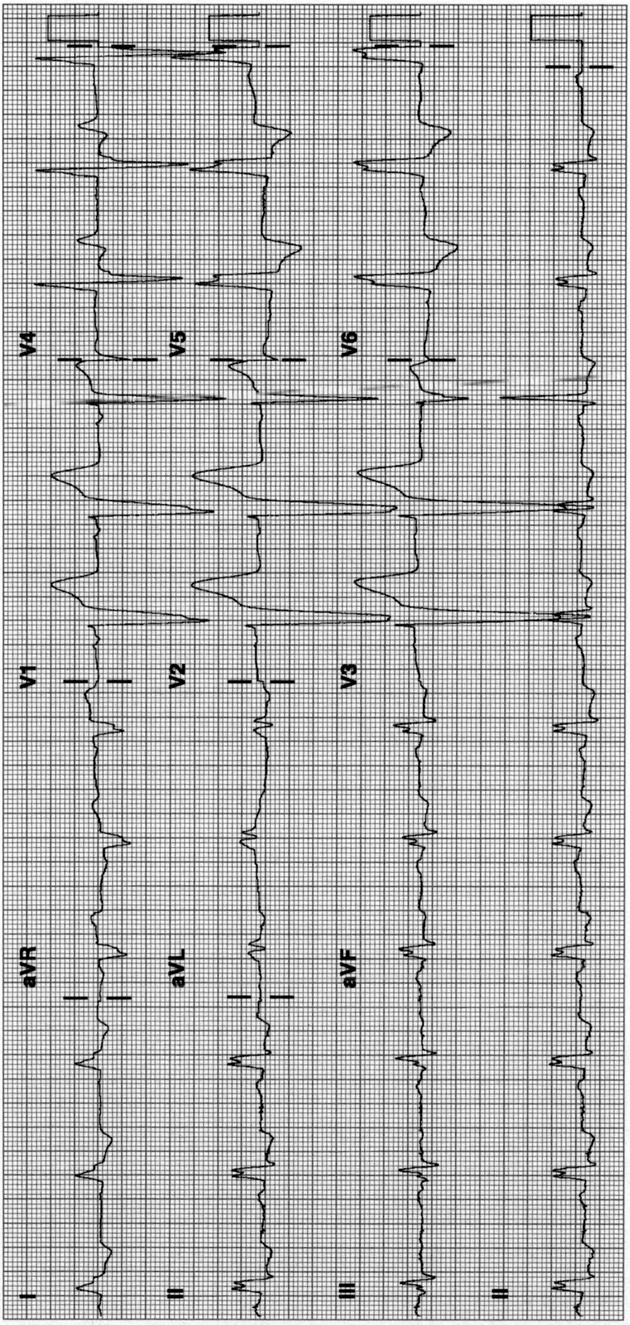

B

图 4-14　**B.** 左束支阻滞的各种典型心电图特点。注意 V_5 和 V_6 导联正常 q 波消失。

左束支阻滞时 QRS 波群的形成

- 左心室除极延迟，QRS 波群时限延长至≥ 0.12s。
- 室间隔和左心室由右束支的电冲动激动。
- 室间隔的激动方向从右至左，与正常除极方向相反。
- 向量 I 通过低位间隔从右向左，而非从左向右。因此，左心室上方的电极（在 V_5、V_6、 I 导联）可记录到 R 波，而在 V_1 导联则可记录到 QS 波或 rS 波（图 4-11、4-12、2-8B）。
- 向量Ⅱ从左向右贯穿右心室，在Ⅰ、aVL、V_5和V_6导联可引起 R 波顿挫、切迹[图 4-11 中 V（Ⅱ）]。在Ⅰ、V_4、V_5 或 V_6 导联有切迹的 R 和 R’波，可呈 M 型 （图 4-11 ~ 4-14）。
- 向量Ⅲ从右向左，在 V_6 导联产生 R’波 [图 4-11 中 V(Ⅲ)]。
- 左心室除极发生明显改变，导致V_1 ~ V_4导联ST段异常抬高（图 4-13）。
- ST段和T波的方向与QRS波群终末部分的方向相反（图4-11 ~ 4-13）。
- 因为左束支阻滞时正常向量发生改变，因此左束支阻滞时不能诊断左心室肥大。ST 段抬高、V_1 ~ V_3 导联 R 波递增不良、电压增高等左束支阻滞的常见特点并不提示左心室肥大、心肌损伤或心肌梗死（图 4-12、4-13、2-8B，第 6 章）。

左束支阻滞的原因

- 心肌病和退行性疾病。
- 冠心病；冠心病合并左束支阻滞的患者发生左心室功能不全及充血性心力衰竭的几率较高。
- 高血压性心脏病。
- 瓣膜性心脏病晚期。
- 先天性心脏病。
- 特发性，患者心脏无器质性病变。虽然左束支阻滞通常见于有潜在心脏病的患者，但也可偶见于心脏结构正常者。这些通常见于年轻健康成人伴特发性左束支阻滞者；或原发性传导系统疾病的老年患者。45岁以后新发生的左束支阻滞很可能由明显的心脏病变引起。在 Framingham 研究中，55 名新发生左束支阻滞者平均年龄 62 岁，其中 89% 患有冠心病；50% 在发生左束支阻滞 10 年内死亡。

非特异性室内阻滞

诊断标准

- QRS 波群时限＞ 0.11s，QRS 波群形态既不符合左束支阻滞的标准，又不符合右束支阻滞的标准。
- 图4-15显示诊断非特异性室内阻滞的流程。QRS波群有切迹但时限＜ 0.11s 不应诊断为非特异性室内阻滞。

非特异性室内阻滞的原因

- 冠心病
- 高血压性心脏病
- 严重的瓣膜性心脏病
- 先天性心脏病
- 心肌病
- 心力衰竭（各种原因）
- 抗心律失常药
- 三环类抗抑郁剂

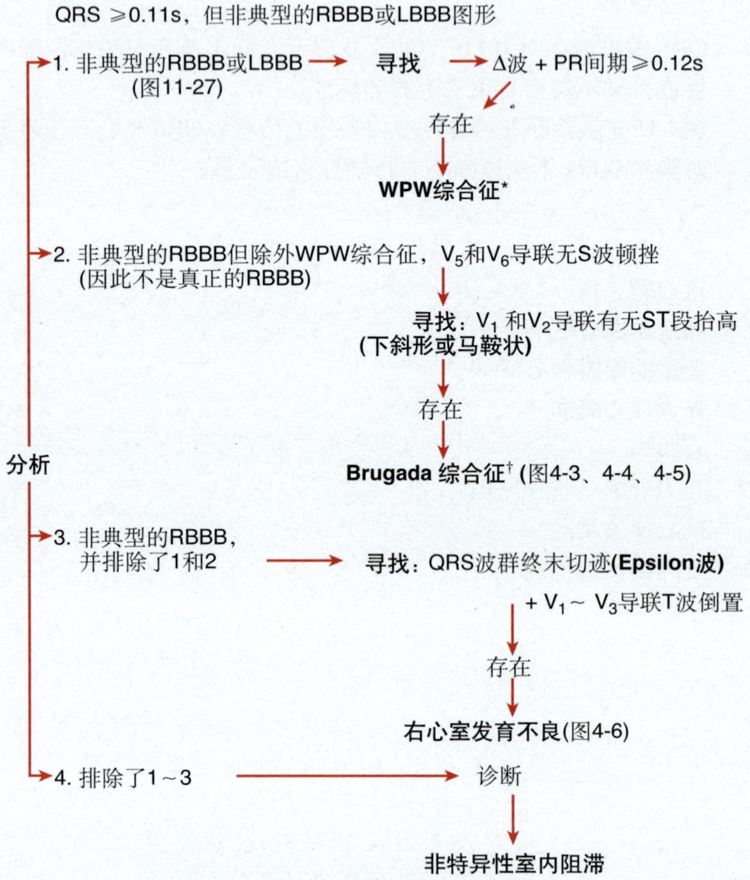

* 在大约20%患者，QRS波群时限<0.11s

† QRS波群时限可为0.10～0.12s

图 4-15　非特异性室内阻滞的诊断流程。

（王焱　郭晋村 译，洪江 校）

ST 段改变

ST 段从 QRS 波群终末开始，终止于 T 波的升支（图 2-1）。

为何强调 ST 段?

因为通过观察ST段的异常可做出重要的心电图诊断，解读心电图应迅速关注 ST 段，这是逐步法准确分析心电图的第 4 步（图 5-1）。该步骤在分析 R 波丢失、病理性 Q 波、T 波改变、心房和心室肥大、心电轴测量之前进行。诊断急性心肌梗死、心肌缺血、心包炎主要根据对 ST 段的认真分析。

第 4 步

分析 ST 段是否存在下列改变：

- 抬高
- 压低
- 非特异性改变

PR段通常用于分析ST段抬高或压低的程度。ST段起始部分通常与 TP 段（等电位间期，见图 2-1）处于同一水平。

异常的 ST 段抬高可由下列原因引起：

- 急性心肌梗死
- 冠状动脉痉挛
- 急性心包炎
- 左心室室壁瘤
- 左束支阻滞
- 左心室肥大

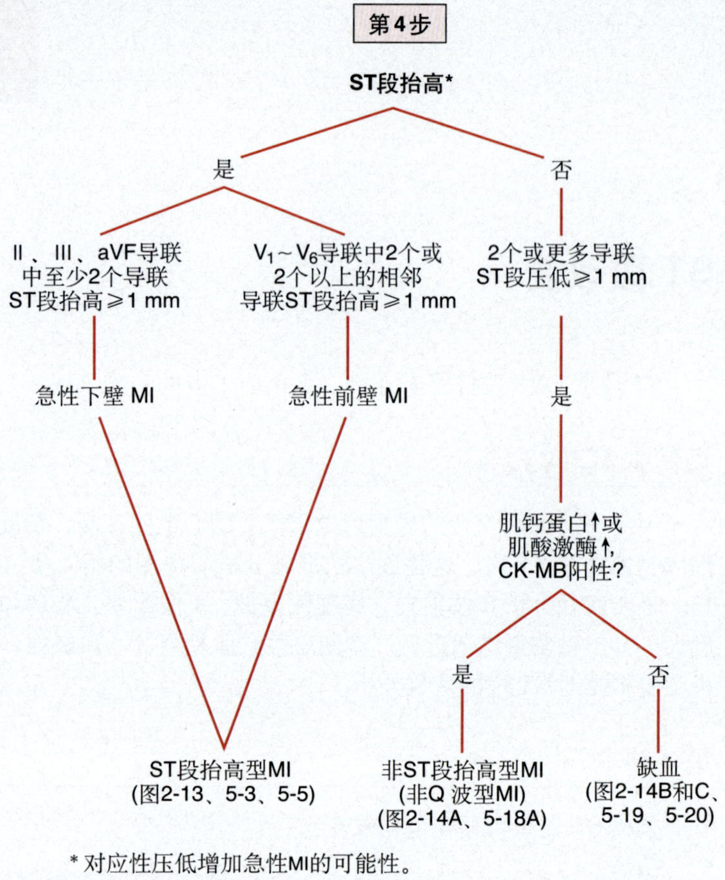

图 5-1　逐步法准确分析心电图。**第 4 步：分析 ST 段抬高或压低。**

MI：心肌梗死。排除 ST 段抬高的其他原因：

- 正常变异：ST 段抬高 1 ~ 2mm，主要在 V_2 ~ V_4 导联，非弓背向上型，呈鱼钩状。美国黑人常见，其 ST 段甚至可抬高 4mm（图 2-15）。
- 冠状动脉痉挛：应用硝酸甘油或疼痛缓解后 ST 段恢复到正常。
- 左束支阻滞：QRS波群时限≥0.12s，呈典型的左束支阻滞图形（图 2-8B、第 4 章）。
- 左心室室壁瘤：陈旧性心肌梗死伴陈旧性 Q 波（第 6 章）。

ST 段抬高型心肌梗死

尽早诊断急性心肌梗死以便在患者到达急诊室后 20min 内给予

溶栓治疗至关重要。早期诊断急性心肌梗死主要根据ST段改变，而不是根据有无Q波或心肌酶的结果。根据有无病理性Q波来诊断心梗是 20 世纪三十年代至八十年代末的心电图标准。

- ST 段压低 = 心肌缺血
- ST 段抬高 = 损伤电流
- Q 波 = 坏死 = 梗死

随着溶栓治疗的进展，有必要在症状出现后1h内诊断急性心肌梗死，且不能根据有无异常 Q 波来诊断。多数胸痛伴 ST 段异常抬高的患者在症状出现后 4 ～ 24h 内在 2 个或 2 个以上的相邻导联出现 Q 波。

目前，国际上通常应用下列 2 个术语描述心肌梗死：

- **ST 段抬高型心肌梗死**（可能为 Q 波型心肌梗死）
- **非 ST 段抬高型心肌梗死**（可能为非 Q 波型心肌梗死）

心肌梗死的损伤电流使ST段抬高，并使其形态改变。心肌梗死的 ST 段抬高图形及正常变异见图 5-2。

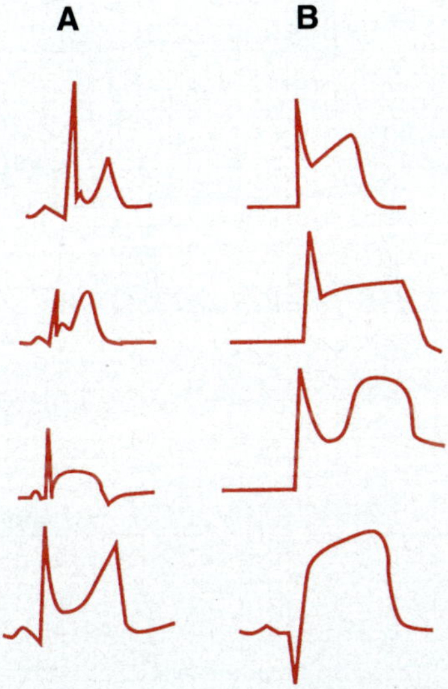

图 5-2 **A.** ST 段抬高的正常变异。注意鱼钩状表现；ST 段通常保持正常的凹面型；T 波通常高尖。**B.** 急性心肌梗死引起的异常 ST 段抬高。(引自 Khan M Gabriel: On call cardiology, ed 2, Philadelphia, 2001, WB Saunders.)

诊断标准

ST段抬高型心肌梗死（可能为Q波型心肌梗死）的诊断标准如下：

- 2 个或多个相关肢体导联异常 ST 段抬高 ≥ 1mm。
- Ⅱ、Ⅲ、aVF导联ST段抬高提示下壁梗死（图5-3、5-4、2-13A）。Ⅰ、aVL、V_5、V_6导联ST段抬高提示前侧壁梗死（图2-18A）。

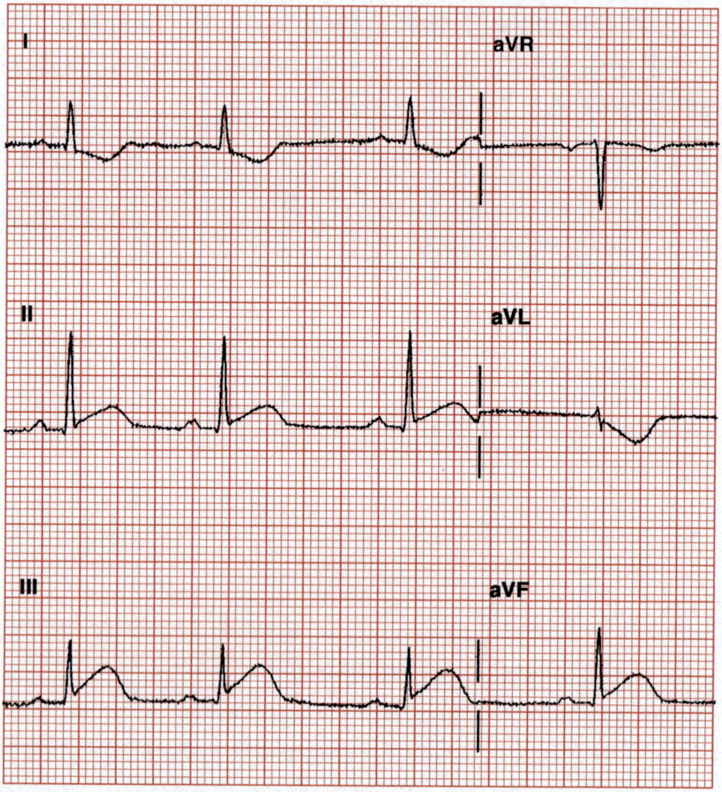

图5-3　Ⅱ、Ⅲ、aVF导联ST段抬高提示急性下壁心肌梗死。注意Ⅰ、aVL 导联 ST 段对应性压低，更支持该诊断。

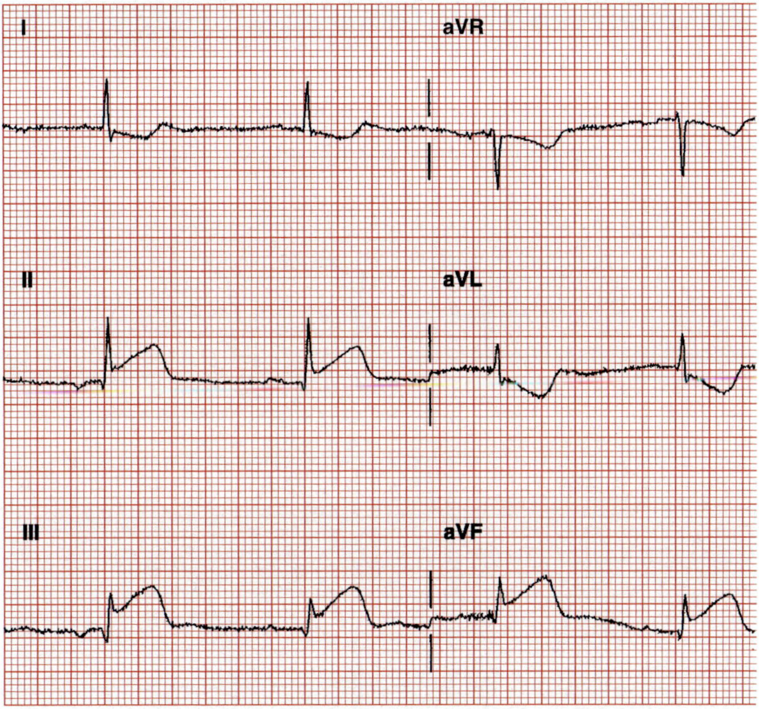

图 5-4　Ⅱ、Ⅲ、aVF 导联 ST 段明显异常抬高，诊断为急性下壁心肌梗死。注意 I 、aVL 导联 ST 段对应性压低。

- 2 个或多个相邻胸导联异常 ST 段抬高≥ 1mm 提示前壁心肌梗死（图 5-1）。V_1 ~ V_3 导联 ST 段抬高提示前间壁心肌梗死或心尖部心肌梗死。最近研究提示坏死区更可能位于心尖部而不是前间隔（图 5-5）。V_3 ~ V_6 导联 ST 段抬高（可能累及 V_2 和 V_1 导联）提示前壁心肌梗死（图5-6、2-13B）。8个或更多的导联 ST 段抬高提示广泛前壁心肌梗死（图 5-7）。
- V_{3R} 和 V_{4R} 导联 ST 段抬高伴下壁心肌梗死提示合并右心室梗死（图5-8）。对急性下壁心肌梗死合并血流动力学障碍的患者，建议记录 V_{4R} 导联心电图。
- V_1 和 V_2 导联 R 波高大伴Ⅱ、Ⅲ、aVF 或 V_{4R} 导联 ST 段抬高提示可能合并后壁心肌梗死。后壁心肌梗死常伴有下壁或右室心梗。V_1 和 V_2 导联 R 波高大且 T 波直立而没有其他的心肌梗死心电图表现，需要心肌酶学证实。

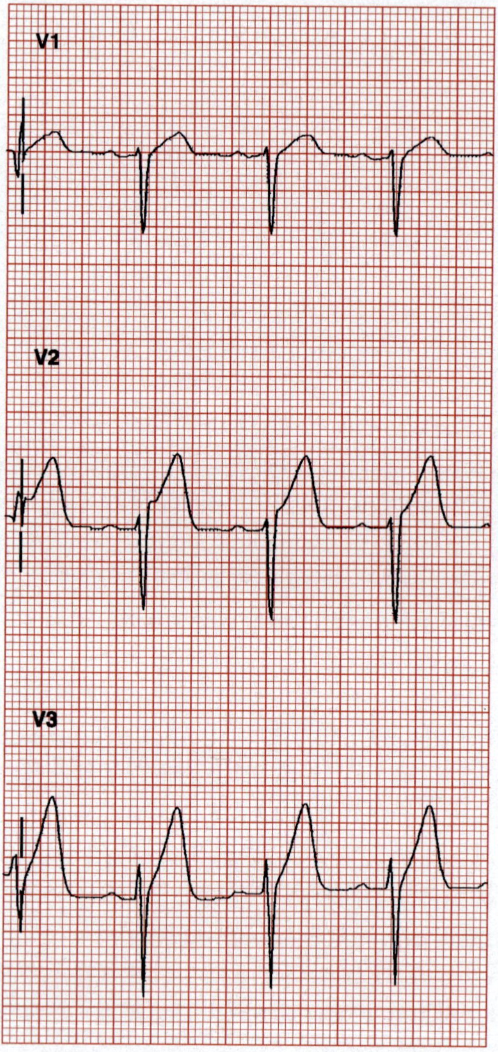

图 5-5 $V_1 \sim V_3$ 导联 ST 段异常抬高：考虑急性前间壁或心尖部心肌梗死。Ⅱ、Ⅲ、aVF导联ST段对应性压低，更支持急性心肌梗死的诊断。

A

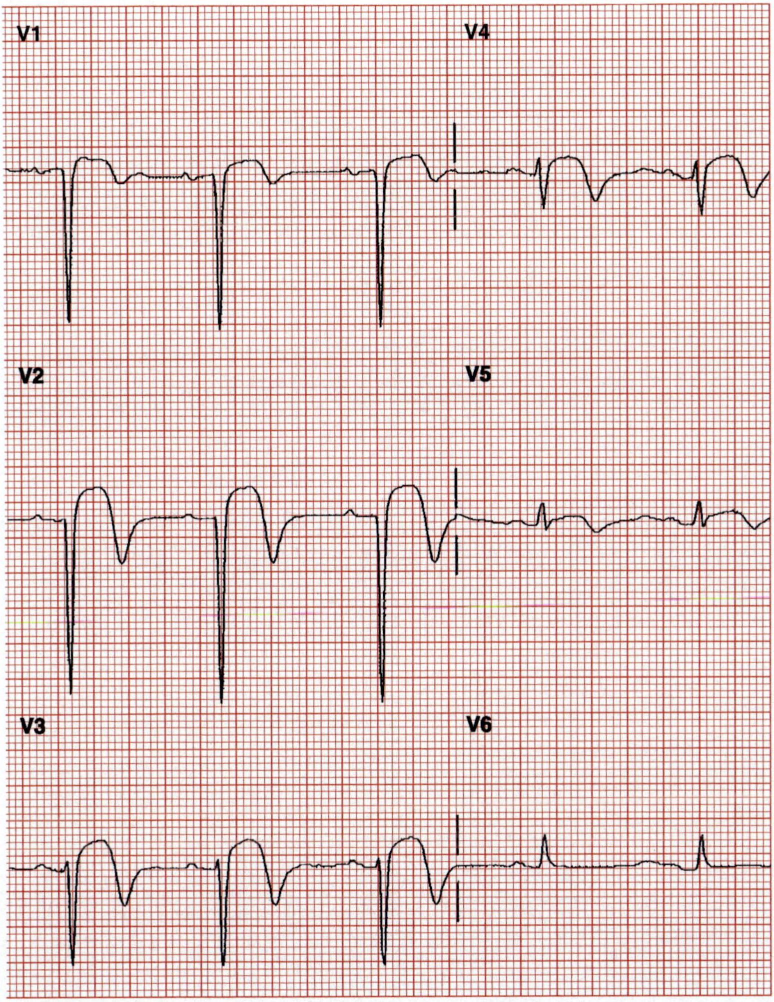

图 5-6　**A.** $V_1 \sim V_5$ 导联 ST 段抬高，$V_2 \sim V_4$ 导联 R 波递增不良，提示近期前壁心肌梗死。

B
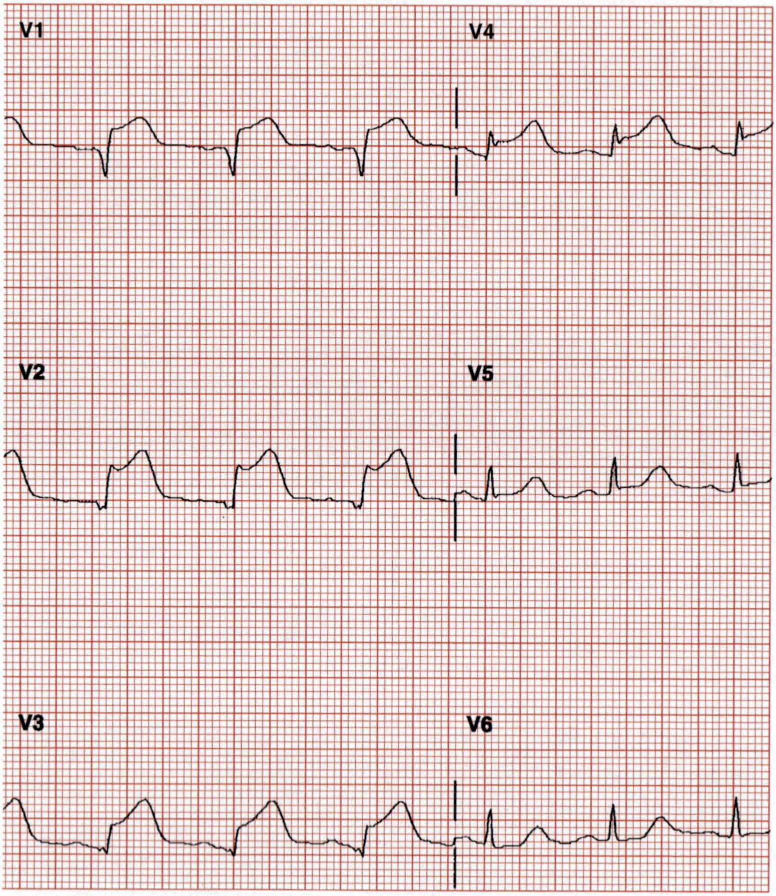

图 5-6 **B.** ST 段抬高的形态变化。

A

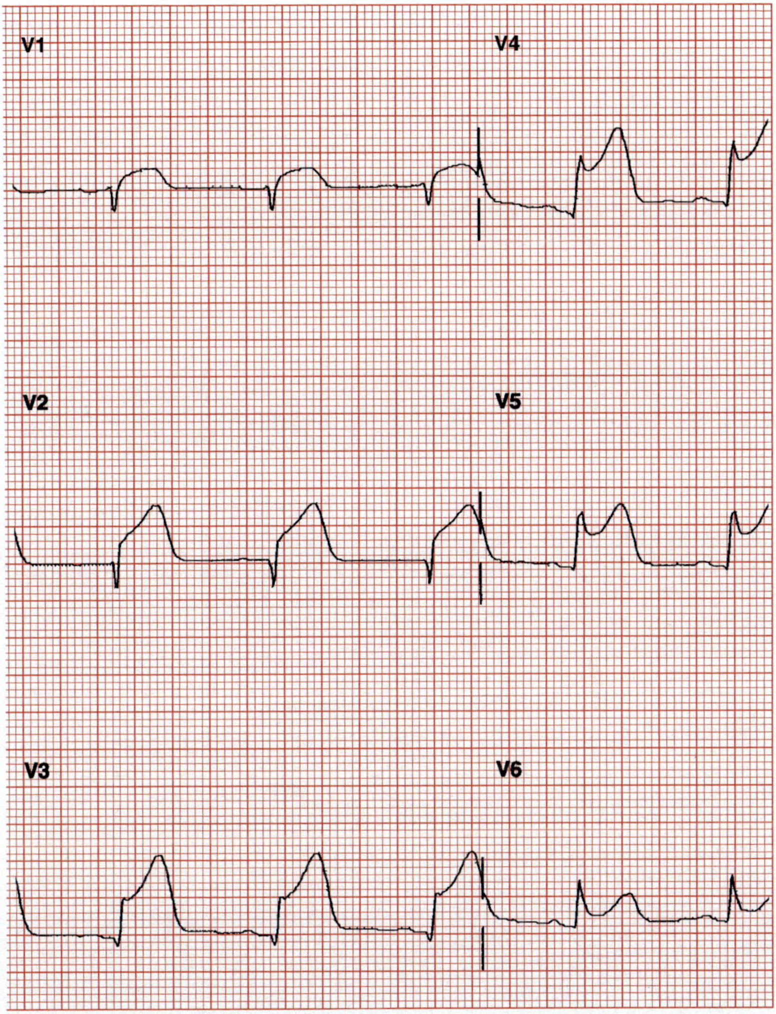

图 5-7　**A.** V_1 ～ V_6 导联（**A**）及Ⅰ、aVL 导联（**B**）ST 段明显抬高，提示广泛前壁心肌梗死。下壁导联亦有 ST 段对应性压低。（引自 Khan M Gabriel: Heart disease diagnosis and therapy, Baltimore, 1996, Williams & Wilkins.）

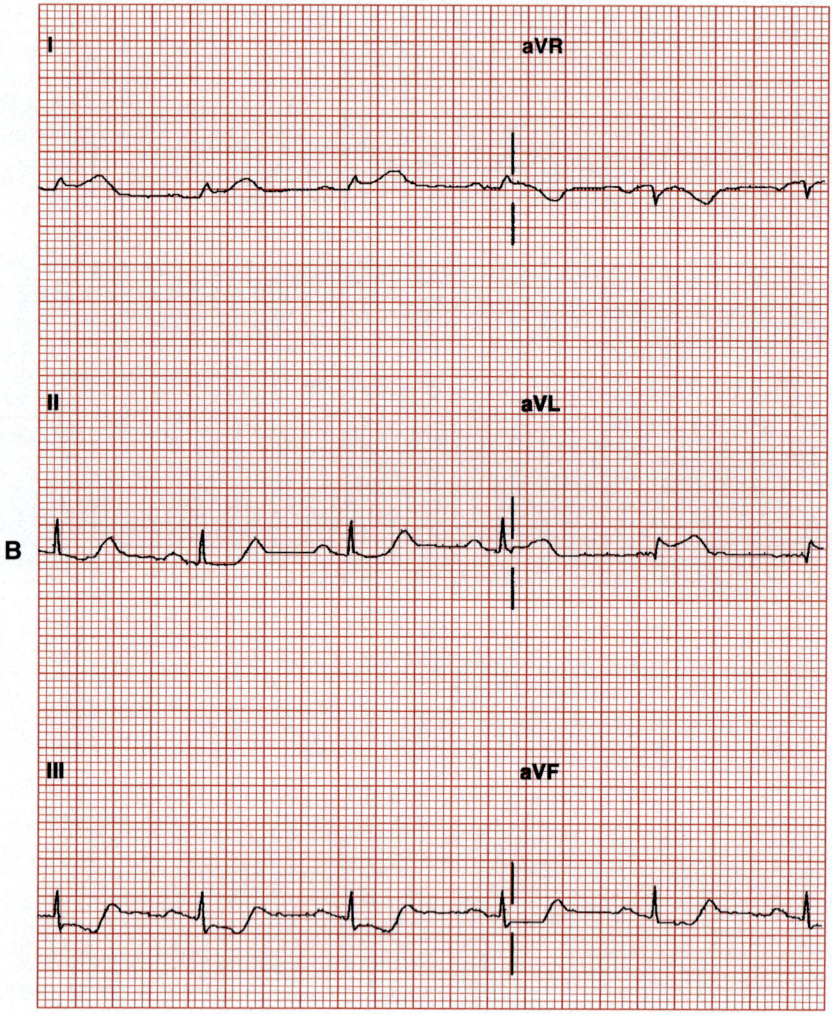

图 5-7 **B**

A

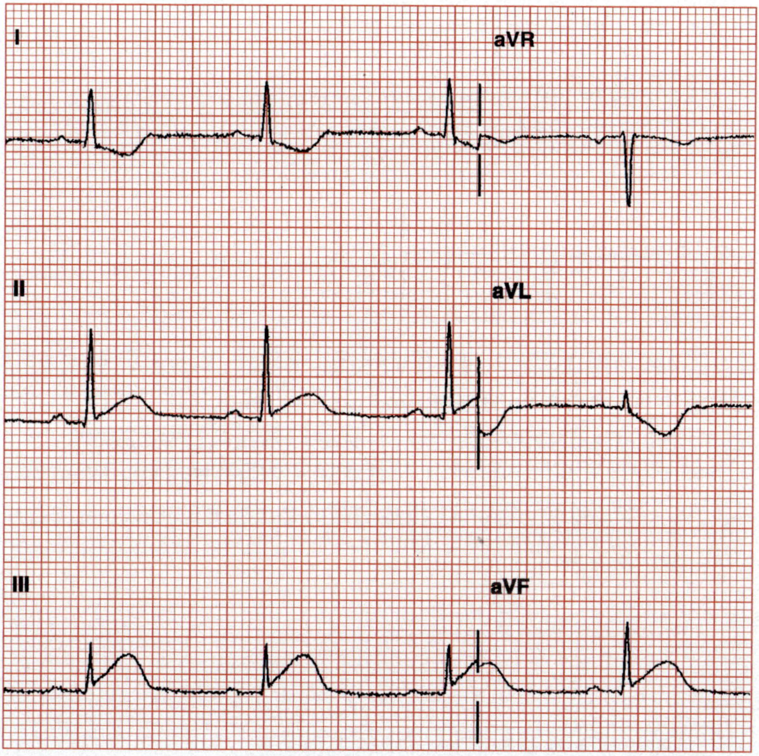

图5-8　A. Ⅱ、Ⅲ、aVF导联异常ST段抬高，提示近期下壁心肌梗死。

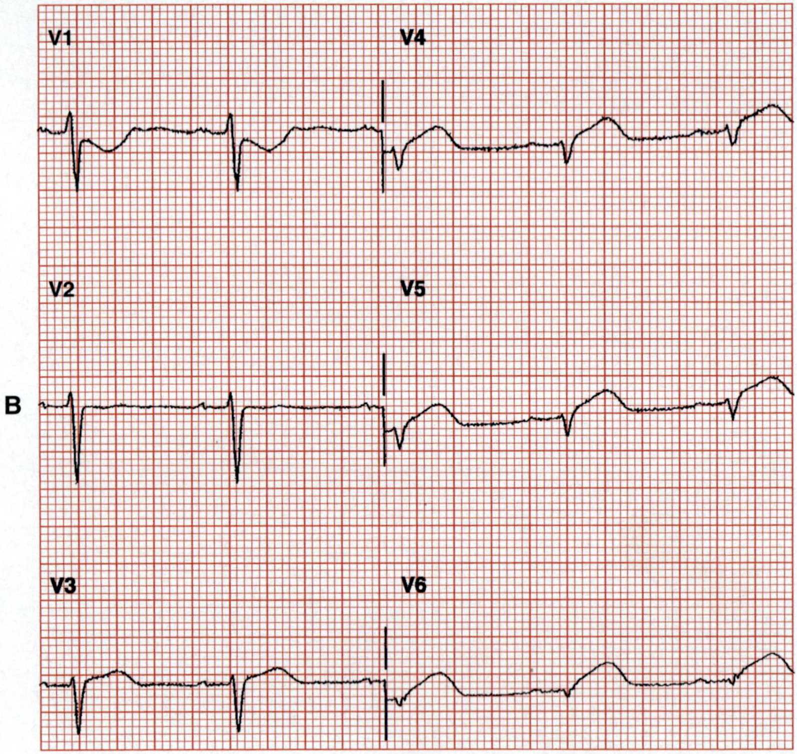

图 5-8 **B.** 与图 **A** 为同一患者的心电图。将 V_4 ~ V_6 导联分别放在右胸的对应位置：V_{4R} 和 V_{5R} 导联异常 ST 段抬高，提示急性下壁和右心室梗死。计算机和心脏科医生误判为“广泛性ST段抬高，考虑心包炎；V_4~V_6导联改变提示侧壁心肌梗死。”注意V_4~V_6为右胸导联，应标为V_{4R}、V_{5R}、V_{6R}。V_{3R} 和 V_{4R} 导联 ST 段抬高是右心室梗死的主要心电图特点，可能伴有下壁心肌梗死（图 6-18）。

其他强烈支持急性心肌梗死的表现包括：

- 同时出现对应导联ST段压低，有助于诊断。这一点有特殊的诊断意义，因为 ST 段抬高的正常变异不伴有对应性 ST 段压低。急性心包炎时，仅在 aVR 导联出现 ST 段压低，有时在 V_1 导联也可出现ST段压低（见图2-33、第10章及本章的进一步阐述）。

- Q 波演变。在症状出现后 2 ~ 24h 可形成 Q 波（图 5-9、5-10)。很多 ST 段抬高型急性心肌梗死患者,并没有形成 Q 波，尤其是经溶栓治疗者。再灌注与非再灌注患者相比，前者Q波可能更小或出现的导联较少，R 波振幅降低（R 波丢失）程度更小。然而急性前壁心肌梗死患者经溶栓治疗后Q波消退与左心室功能改善并不相关，似乎没有判断预后的意义。
- V_2 ~ V_4 导联 R 波逐渐降低（即 R 波递增不良），尤其是 V_1 或 V_2 导联存在 R 波而 V_3 或 V_4 导联 R 波消失或减小。
- 梗死症状发作后 10 ~ 30h 出现 ST-T 动态演变（图 5-10)。
- 在开始溶栓后 30min 内可见 ST 段抬高下降 2mm（0.2mV）或更多，可持续 6h。

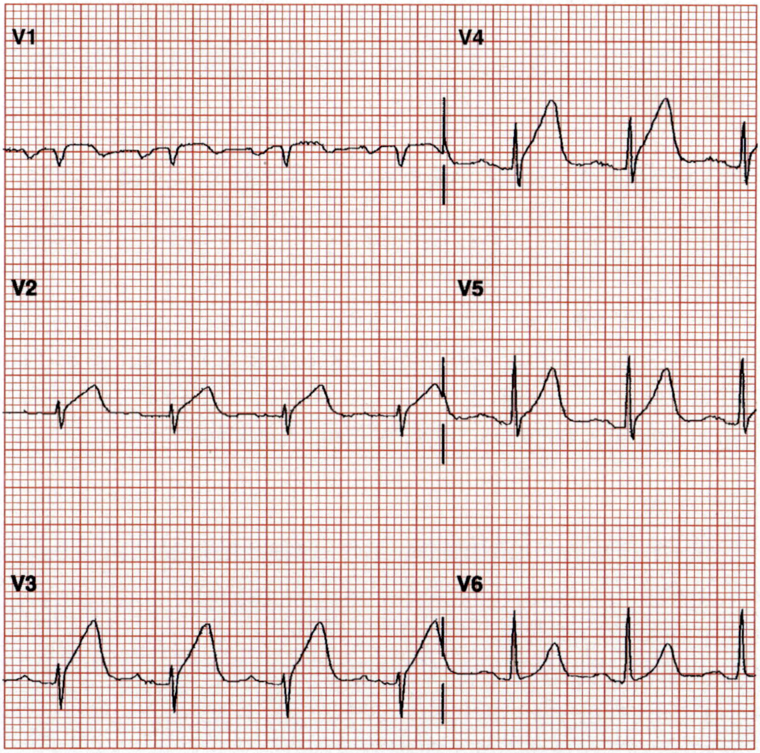

图 5-9　V_1 ~ V_4 导联 ST 段抬高提示急性前壁心肌梗死、心尖部心肌梗死或前壁心肌梗死。

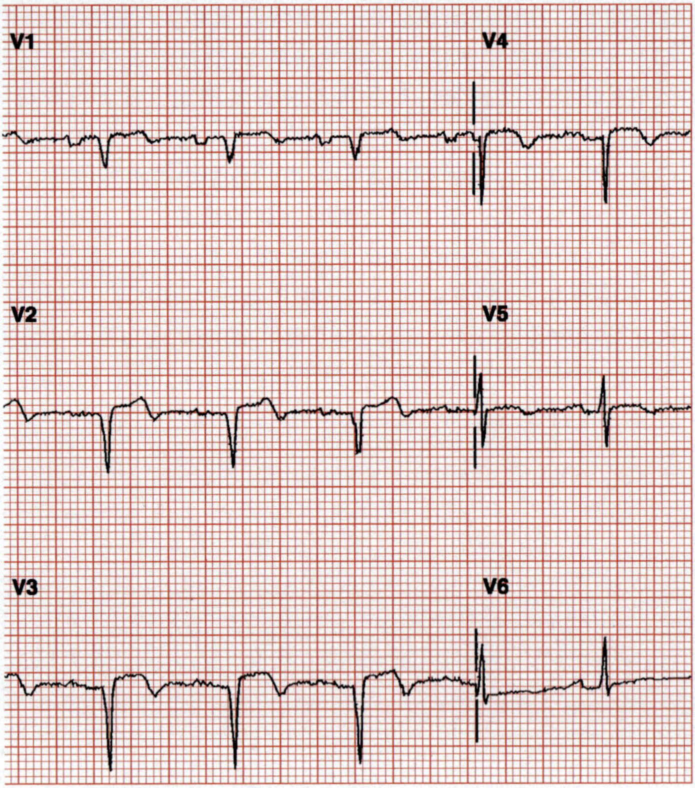

图5-10 与图5-9为同一患者的心电图。10h后描记的心电图显示动态演变：$V_1 \sim V_4$导联出现Q波，提示前壁心肌梗死;弓背向上的ST段抬高开始下降；出现T波倒置。(引自 Khan M Gabriel: Heart disease diagnosis and therapy, Baltimore, 1996, Williams & Wilkins.)

梗死范围

从ST段抬高的程度可粗略估计心肌梗死的范围：

- 小面积心肌梗死：2个或3个导联ST段抬高
- 中等面积心肌梗死：4个或5个导联
- 大面积心肌梗死：6个或7个导联
- 广泛性心肌梗死：8个或9个导联（图5-7）

aVR导联对诊断急性心肌梗死的价值

- aVR导联常被忽视，但最近研究表明其对冠脉左主干闭塞的诊断有重要价值。

- 图 5-11 和 5-12 显示 aVR 导联 ST 段抬高程度大于 V_1 导联，这是冠脉左主干闭塞的一个标志。该标准的特异度为80%，敏感度为81%。回旋支闭塞也可引起aVR导联ST段抬高，但 V_1 导

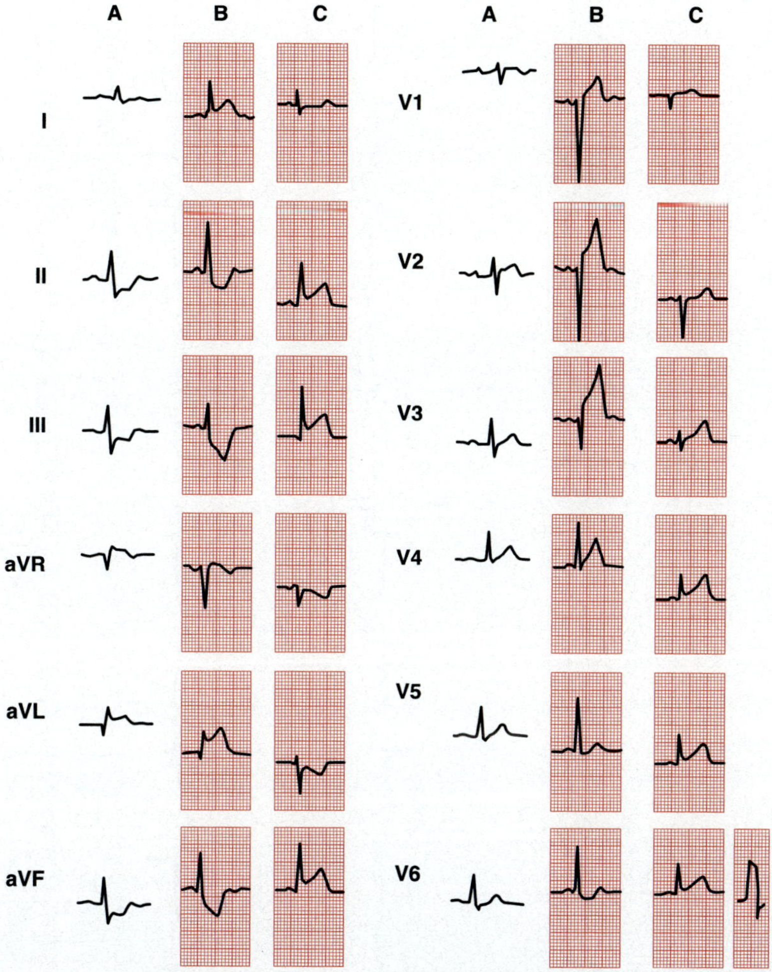

图5-11　冠脉左主干闭塞（A组）、左前降支闭塞（B组）、右冠脉闭塞（C组）患者入院时的12导联心电图。在A组中，aVR导联ST段明显抬高。在B组中，胸导联ST段明显抬高，而aVR导联ST段无明显偏移。在C组中，下壁导联ST段明显抬高。（引自 Yamaji H et al: J Am Coll Cardiol 38:1351, 2001）

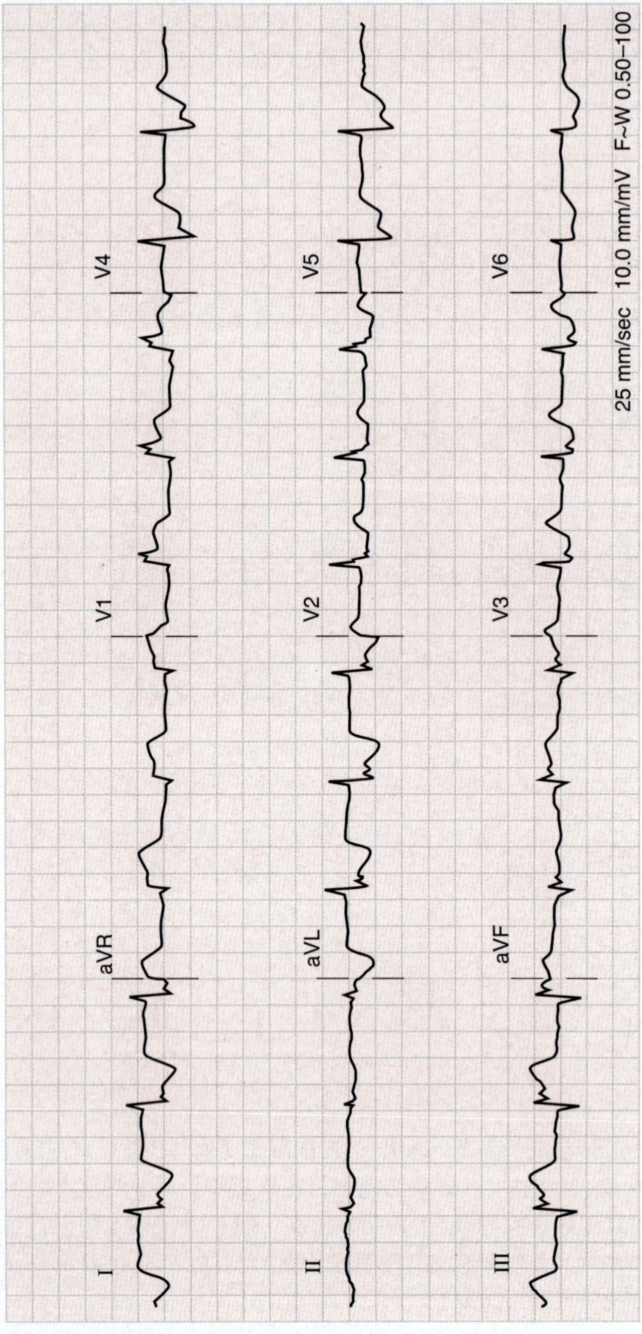

图 5-12 患者胸痛 3h。下壁心肌梗死，aVR 和 V_1 导联 ST 段抬高。左主干闭塞。

联无抬高。另外，右心室负荷过重时也可引起 aVR 导联 ST 段抬高，但临床表现可资鉴别。非冠脉 左主干闭塞引起的心内膜下心肌梗死伴 V_4 ~ V_6 导联 ST 段明显压低也可出现 aVR 导联 ST 段抬高，但抬高程度比 V_1 导联小。

- 由于冠脉左主干闭塞是极严重的病情，任何无创诊断性线索都具有诊断价值。
- aVR 导联在临床心脏病学中的价值见表 5-1。

表 5-1　aVR 导联在临床心脏病学中的价值

急性冠脉综合征
冠脉左主干闭塞
左前降支近端闭塞引起的急性前壁心肌梗死
三支病变引起的不稳定型心绞痛
急性肺栓塞
心律失常
识别有无 P 波及 P 波的形态
室速时的房室分离
诊断房室结折返性心动过速及经间隔旁路的房室折返性心动过速

引自：Gorgels APM et al: J Am Coll Cardiol 38: 1355, 2001.

除了表 5-1 中所列的情况，aVR 导联 ST 段对应性压低伴 PR 段抬高、其他导联 PR 段对应性压低是急性心包炎的一个特征（第 10 章）。

伪似 ST 段抬高型心肌梗死

- 正常变异：在健康美国黑人、西班牙人和其他一些人种，常可见到 ST 段抬高的正常变异。ST 段抬高常见于 V_2 ~ V_5 导联，常可见有切迹的 J 点，呈鱼钩状。这种正常变异被不恰当地称为早期复极改变。ST段抬高可见于Ⅱ、Ⅲ、aVF导联，但没有对应性压低。ST 段抬高的程度可有变化，常为 1 ~ 4mm；仍可有正常的凹面形状，但可终止于高尖的T波（图5-2、5-13、2-15）。偶尔在健康的运动员中在1个或2个胸导联上可见ST段抬高伴 T 波倒置（图 5-14）。
- *急性心包炎*：引起广泛性ST段抬高，而不限于某支冠脉的血液供应；因此ST段抬高可见于Ⅰ、Ⅱ、Ⅲ、aVF导联及多数胸导联。ST段仍呈正常的凹面形。在aVR导联可见ST段对应性压低，有时在V_1导联也可见对应性压低（图2-33及第10章心包炎的阐述）。

- *心肌梗死时间不肯定*（图2-18B）而没有左心室室壁瘤时可表现为轻度ST段抬高，与急性心肌梗死的鉴别需要结合临床并应与以往心电图相比较。

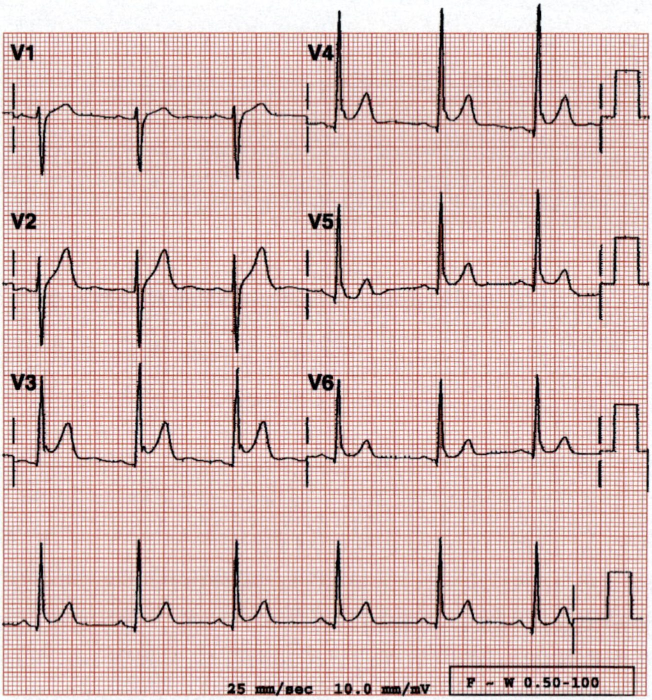

图5-13 25岁健康者的ST段抬高：正常变异。注意V_3导联J点切迹，呈鱼钩状。（引自Khan M Gabriel: On call cardiology, ed 2, Philadelphia, 2001, WB Saunders.）

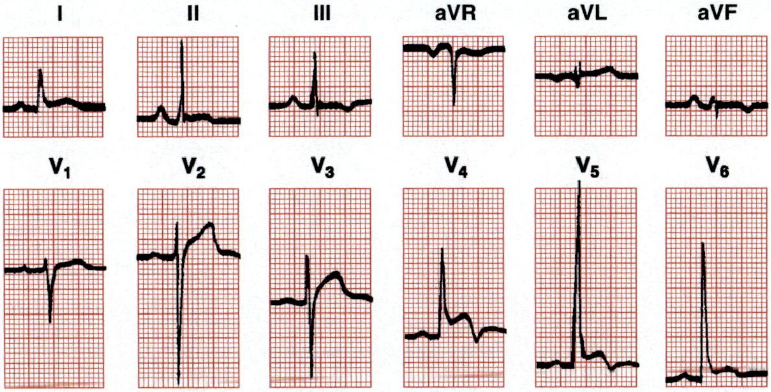

图5-14　24岁健康的职业运动员良性ST-T改变。这些改变，尤其在V_4和V_5导联，伪似心肌损伤和缺血，15个月后仍无变化。（引自Chou TC: Electrocardiography in clinical practice, ed 4, Philadephia, 1996, WB Saunders.）

- *冠脉痉挛*：又称Prinzmetal心绞痛（变异型心绞痛），短暂胸痛时可引起 ST 段抬高（图 5-15）。
- *左心室室壁瘤*：急性心肌梗死后 ST 段抬高可持续 3 天～ 4 周，持续 4 周以上提示左心室室壁瘤（图 5-16、5-17）。
- *左束支阻滞*：几乎总是在V_1～V_4导联引起异常ST段抬高，可伪似急性或陈旧性心肌梗死（图 4-13）。
- *左心室肥大*：可引起V_1～V_3导联R波递增不良，偶见ST段抬高（图 2-23、2-25）。
- *肥厚型心肌病*：可出现Q波，偶可引起持续性ST段抬高（第6章）。
- *急性心肌炎*：获得性免疫缺陷综合征患者并发急性心肌炎可产生非特异性 ST-T 改变；可出现 ST 段抬高和 Q 波（第 6 章）。
- *滥用可卡因*：可产生ST段抬高，在部分个体还可出现症状明显的心肌梗死（第 6 章）。
- *肺栓塞*：可引起 ST 段抬高，罕见（第 10 章和图 10-20）。

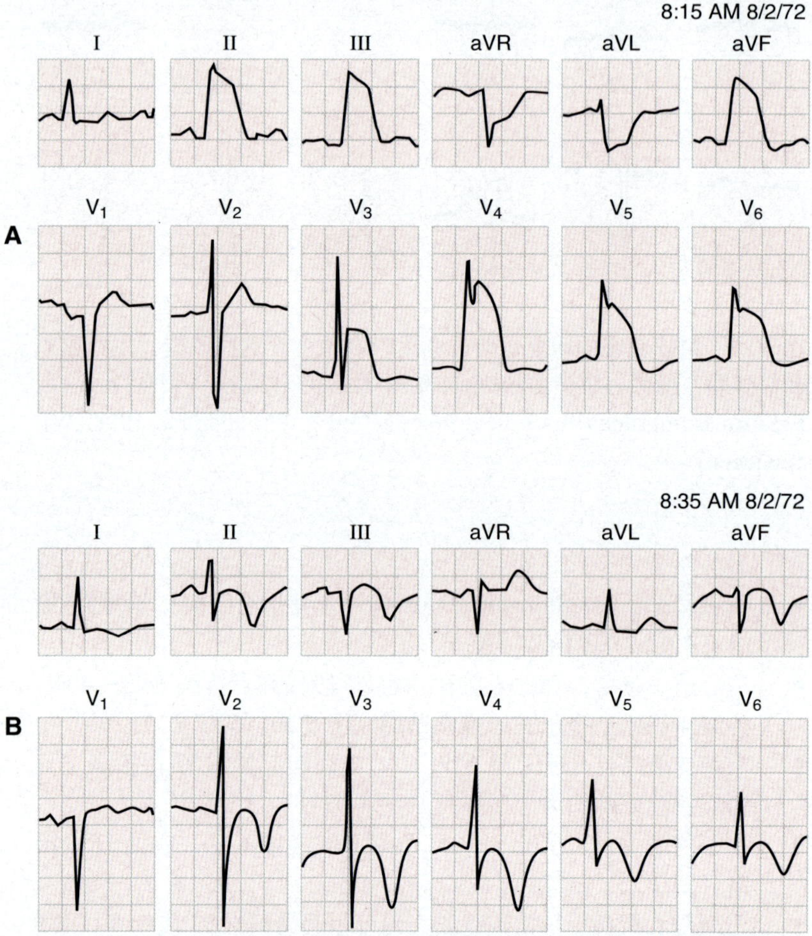

图 5-15 变异型心绞痛。患者有严重的冠心病，累及所有 3 支主要血管，特别是前降支，如冠状动脉造影所示。**A.** 静息心绞痛时记录的心电图。**B.** 疼痛缓解后 20min 记录的心电图。B 图代表患者的基础心电图。心绞痛时（**A**）Ⅱ、Ⅲ、aVF、$V_3 \sim V_6$ 导联 ST 段抬高显著，aVR 与 aVL 导联 ST 段对应性压低。还可见到Ⅱ、Ⅲ、aVF 导联 R 波振幅增高，在 ST 段显著抬高的导联上 S 波消失，导致 QRS 波群类似单相跨膜电位。在此例患者还见到许多相似的心电图片段。（引自 Chou TC: Electrocardiography in clinical practice, ed 4, Philadelphia, 1996, WB Saunders.）

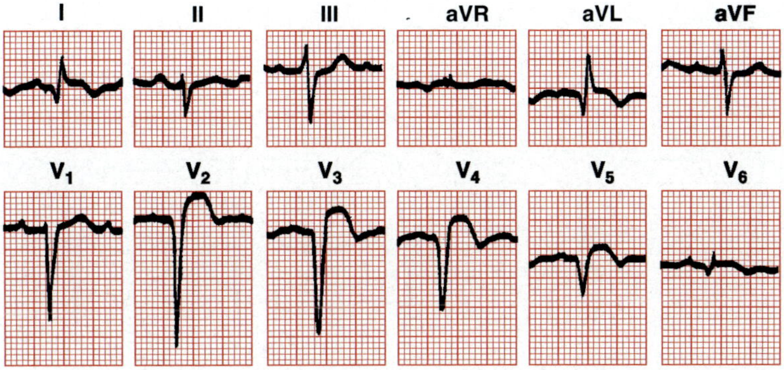

图 5-16　室壁瘤。患者男性，52 岁，5 个月前患急性广泛前壁心肌梗死。胸导联及I、aVL导联持续性ST段抬高。也存在左前分支阻滞。（引自 Chou TC: Electrocardiography in clinical practice, ed 4, Philadelphia, 1996, WB Saunders.）

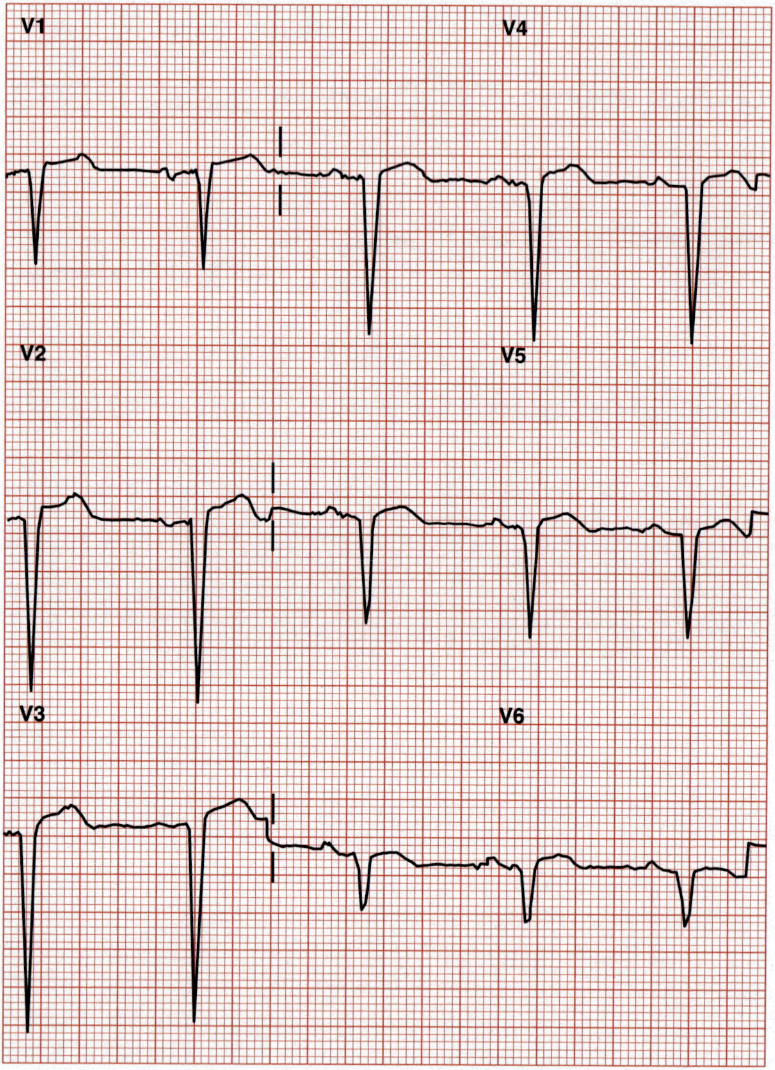

图 5-17　患者6个月前患前壁心肌梗死。胸导联心电图提示 V_1 ~ V_6 导联存在病理性 Q 波，V_1 ~ V_5 导联 ST 段抬高，符合陈旧性前壁心肌梗死合并左心室室壁瘤。

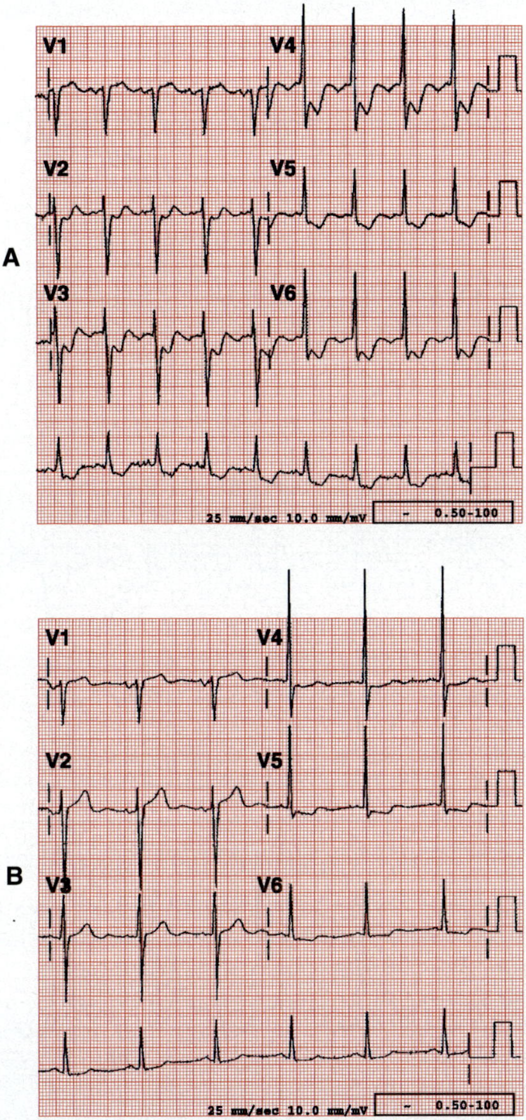

图 5-18　**A.** 非 Q 波心肌梗死（急性心内膜下心肌梗死），患者有心肌梗死的临床表现，CK-MB升高。注意胸导联广泛性ST-T压低，但无Q波形成。**B.** 同一患者在图 A 描记前 18h 描记的心电图。（引自 Khan M Gabriel: On call cardiology, ed 2, Philadelphia, 2001, WB Saunders.）

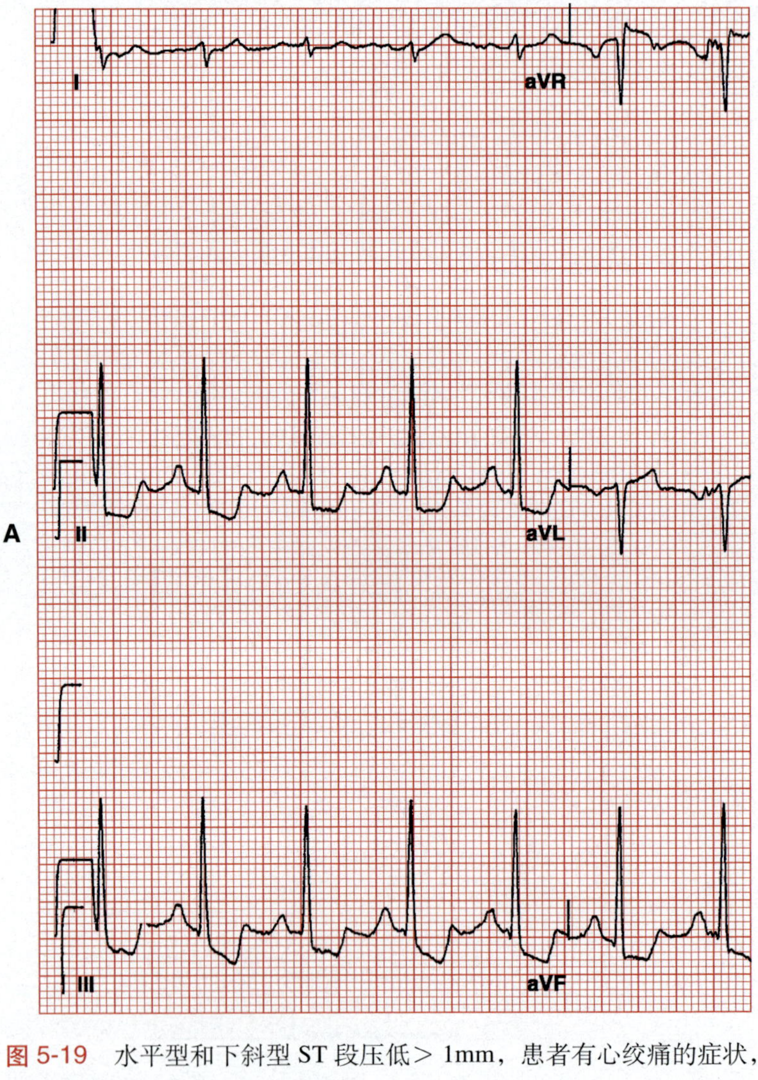

图 5-19　水平型和下斜型 ST 段压低＞ 1mm，患者有心绞痛的症状，冠脉有狭窄性病变。**A.** 肢体导联。

B

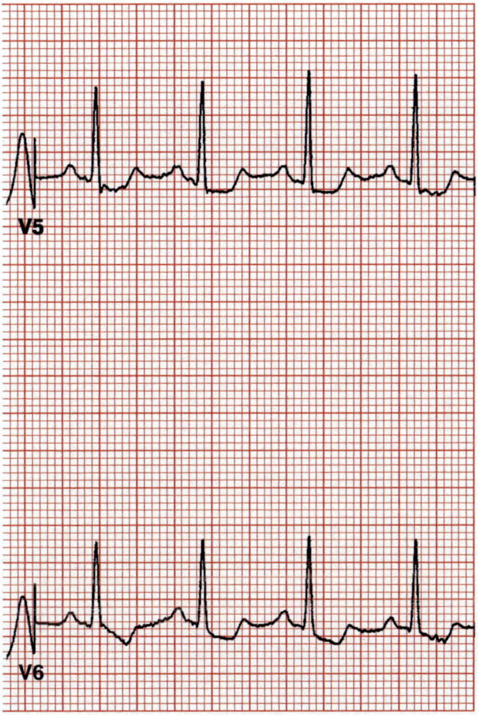

图 5-19 **B.** V_5 和 V_6 导联。

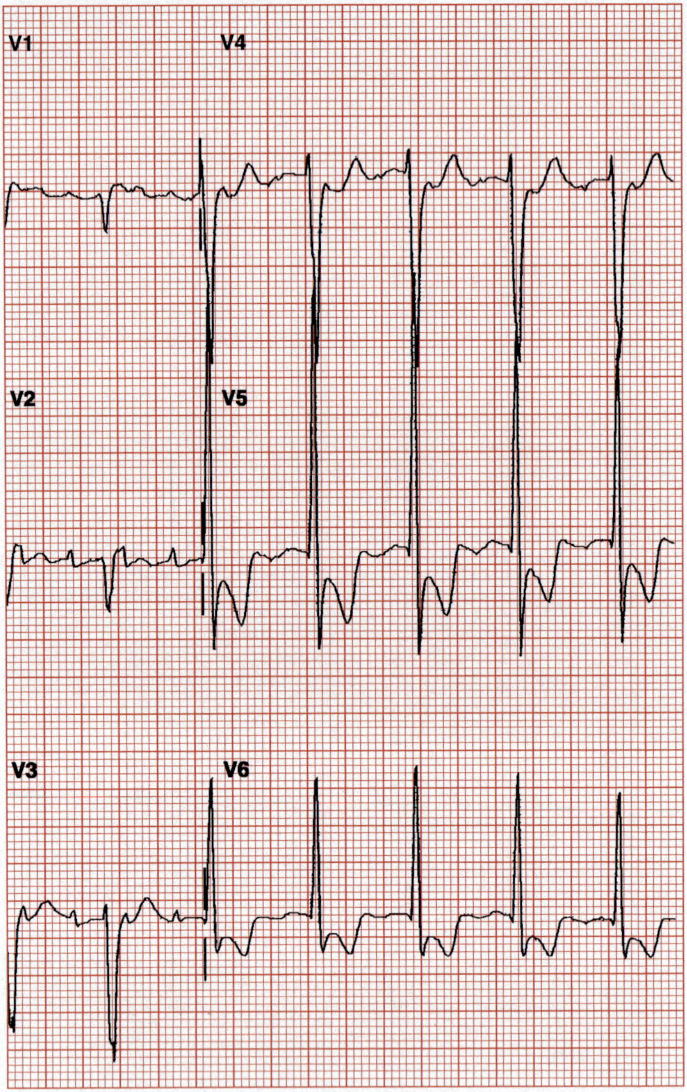

图5-20 患者有严重的心绞痛和左心室肥大。注意V_4～V_6导联电压增高，ST段明显压低。

非 ST 段抬高型心肌梗死

- 胸痛患者如 2 个或 2 个以上的导联 ST 段压低≥ 1mm，且肌钙蛋白或 CK-MB 异常，可诊断为非 ST 段抬高型心肌梗死（非 Q 波型心肌梗死）（图 5-18、2-14A）。
- 一过性 ST 段改变＞0.05mm（mV），伴静息心绞痛且肌钙蛋白或 CK-MB 阳性提示非 ST 段抬高型心肌梗死。疼痛 6h 内心肌酶阴性的患者，应在 6 ~ 12h 内再检测一次心肌酶。急性冠脉综合征患者，尤其是静息胸痛持续≥ 20min 伴有心电图改变者，可根据肌钙蛋白的水平做进一步危险分层：
  1. 高危：肌钙蛋白（TnT 或 TnI）＞0.1ng/ml（肌钙蛋白增高提示心肌坏死、心肌梗死）
  2. 中危：肌钙蛋白轻度升高＞ 0.01ng/ml 但＜ 0.1ng/ml
  3. 低危：肌钙蛋白正常

心肌缺血

肯定提示心肌缺血的 ST 段压低应符合下列标准：

- 压低＞ 1mm
- 出现于 2 个或 2 个以上的导联
- 出现于 2 个或更多的连续的 QRS 波群
- 水平型或下斜型 ST 段压低伴或不伴 T 波倒置（这些缺血图形见图 5-19、5-20、2-14B。）
- V_1 ~ V_3 导联或 V_2 ~ V_4 导联 ST 段异常弓背抬高，伴 T 波倒置。

异常的 ST 段终末部分可呈典型的悬吊状（图 5-21），这种图形常由左前降支动脉近端严重阻塞所致。

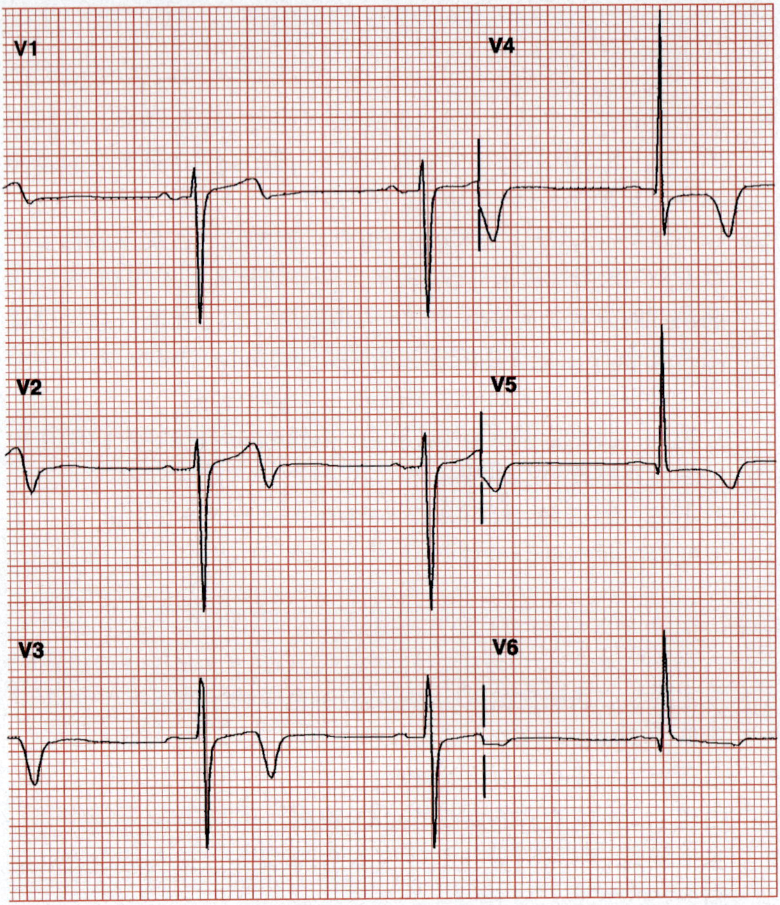

图 5-21 不稳定型心绞痛患者胸导联心电图。V_1 ~ V_4 导联可见 ST-T 改变。该图在患者无胸痛发作时记录。注意 V_2 和 V_3 导联 ST 段被“悬吊”，伴 T 波深倒：提示冠脉动脉左前降支近端严重狭窄。

非特异性 ST 段改变

在正常人中常可见到微小ST段压低≤1mm。如存在下列情况，应考虑非特异性 ST 段改变：

- ST 段压低≤ 1mm 且无典型的不稳定型心绞痛症状（包括静息时胸痛≥ 20min)(图 5-22)

- 伴基线漂移
- 伴或不伴 T 波倒置
- 常伴有 T 波低平或轻度倒置

正常情况下，I 和 II 导联 T 波高度应≥ 0.5mm（第 8 章 T 波）。图 5-23 显示非特异性 ST-T 改变。

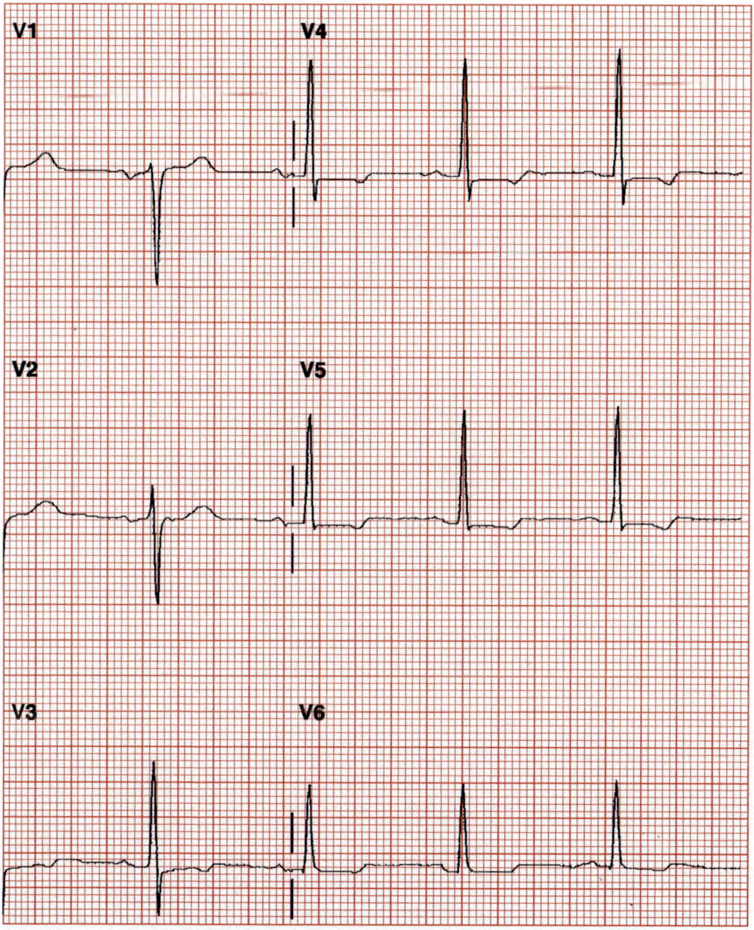

图 5-22 无心脏病史患者的胸导联心电图。V_4 ~ V_6 导联 ST 段平直，伴轻度 T 波倒置；I、aVL 导联也有相似的改变：前侧壁 ST-T 改变为非特异性；注意不能排除心肌缺血。异常心电图。

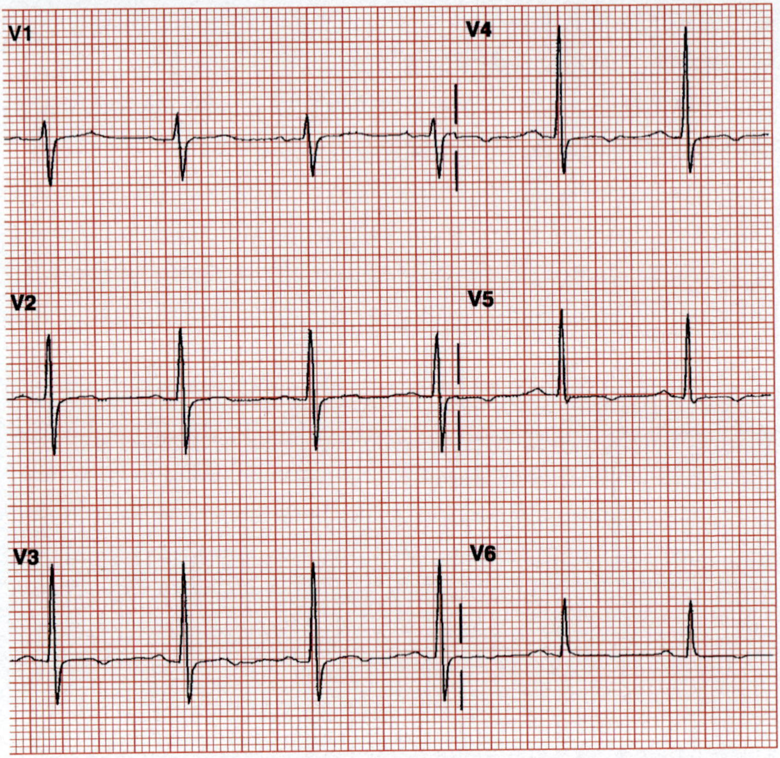

图 5-23 $V_3 \sim V_6$ 导联 ST 段临界性平坦但未压低，伴轻度 T 波倒置；Ⅰ、aVL 导联也有相似的改变：非特异性 ST-T 改变。临界心电图。

非特异性 ST-T 改变的原因

非特异性 ST-T 改变可由很多原因引起，如：

- 电极接触不良
- 心肌缺血（必须考虑；应结合临床）
- 电解质异常
- 心律失常
- 心肌炎
- 心包炎，限制型心包炎
- 室内阻滞
- 心肌病
- 肺栓塞
- 饮冷水
- 过度换气
- 药物滥用，包括酒精中毒
- 地高辛
- 蛛网膜下腔出血或脑出血（图 8-14）

（王焱　曾昭萍 译，洪江 校）

6

Q 波异常

正常和异常 Q 波的诊断标准

按照逐步法准确分析心电图第 5 步所述的方法，对 QRS 波群应分析有无正常或异常的 Q 波以及 R 波递增是否正常（图 6-1）。

分析病理性 Q 波或正常的 q 波应考虑下列因素：

- 宽度
- 深度
- 所在的导联
- 个体的年龄
- 相关的临床表现

正常参数

- 一般来说，Q 波宽度大于 0.03s 则认为是异常的，但Ⅲ、aVR、V_1 导联除外，在这些导联，一部分人的Q波可以宽而深（图6-2A，表 2-1）。
- 正常情况下，aVR 导联可呈负向为主的QRS、QS 及QR型（图 6-2 和 2-2）
- Ⅲ和 V_1 导联偶尔可见正常的 QS 波，V_2 导联罕见。
- Ⅲ导联窄q波可以是正常的；其时限应≤0.04s（1个小格），深度＜ 10mm，同时在Ⅱ和 aVF 导联不应有异常的 Q 波（图 6-2、2-2D）。Q 波的深度不及其宽度重要。
- aVL 导联的 Q 波可以＜ 0.04s，其深度在 30 岁以上的个体可达 7mm，在儿童可达 10mm。在正常垂位心者可出现负向 P 波后跟随 QS 波或 QR 波，且 T 波倒置。

第5步

a. 分析Ⅰ、Ⅱ、Ⅲ、aVL、aVF导联的Q波

正常Q波：宽度<0.04s (1mm小格=0.04s)、深度≤3mm (但Ⅲ导联正常可达0.04s，Ⅲ、aVL导联深度可达7mm)；Ⅰ导联深度≤1.5mm (表2-1)

如Q波异常 — Ⅱ、Ⅲ、aVF导联 — 考虑下壁 MI

- 确定梗死时间
  - 近期（图2-17A和6-12）
  - 陈旧性（图2-17B）
- 排除其他类似改变
  - 肥厚型心肌病（图6-23A和B）
  - WPW综合征（图6-24、6-25）
  - Ⅱ、Ⅲ、aVF导联临界性Q波（图6-13）

如Q波异常 — Ⅰ、aVL、V_5、V_6导联 — 前侧壁MI（图6-15）

b. 分析$V_1 \sim V_6$导联R波递增情况或有无病理性Q波

R 波应
- V_1导联0～6mm*
- V_2导联>0.2mm（正常0.3～12mm）
- V_3导联≥1mm（正常1～24mm）

若R波递增不良，考虑
- 移行晚（图6-7）
- 正常变异（图6-5）
- 前壁MI
- LVH（图2-25、6-27，第7章）
- LBBB（QRS ≥0.12s）（图2-8B、6-6，第4章）
- 肺气肿（图6-8、6-28）
- 除外其他类似MI改变（第5章）

$V_1 \sim V_4$，考虑 — 前壁MI

前壁MI
- 近期（图2-13B、2-18 A、6-10）
- 不确定†（图2-18B、6-15）
- 陈旧性（图 2-18C、6-9）

$V_5 \sim V_6$，考虑
- 侧壁MI（图2-19、6-15）
- 肥厚型心肌病（图6-23B）

* 年龄>30岁；见正文和表2-1的例外情况及正常参数

† 与既往心电图相比较

图 6-1 逐步法准确分析心电图。**第 5 步：分析 Q 波和 R 波递增情况。** MI：心肌梗死；LVH：左心室肥大；LBBB：左束支阻滞。

A

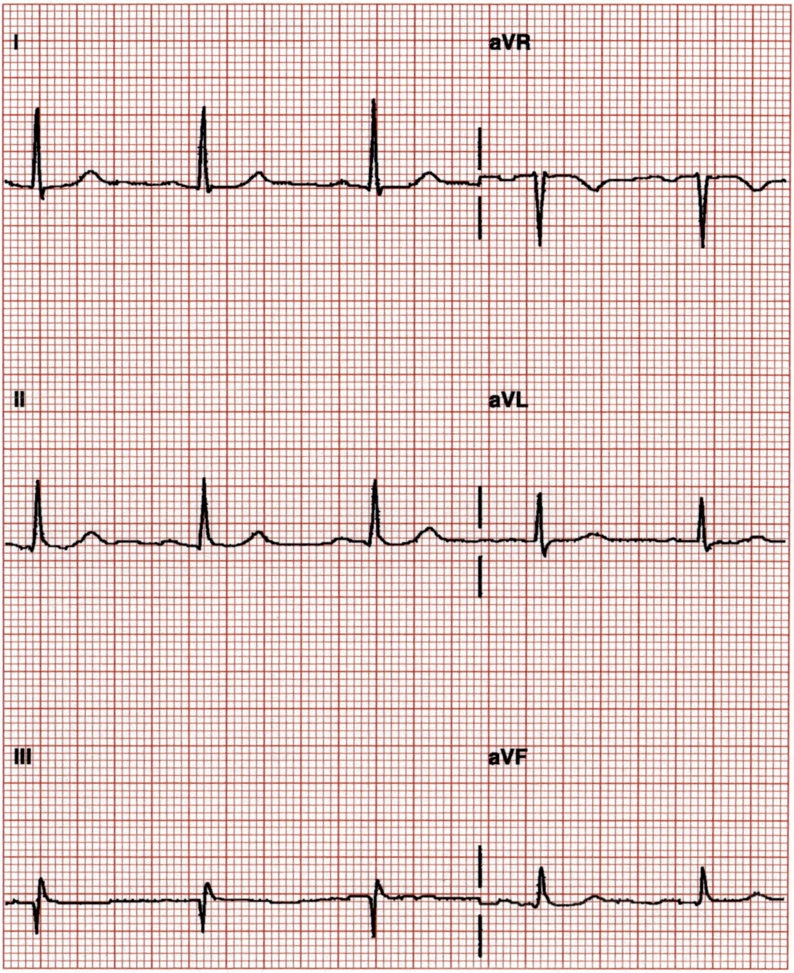

图 6-2　**A.** Ⅲ导联孤立、深、窄的 Q 波 ≤ 0.04s，属正常心电图。注意Ⅱ、aVF 导联无异常的 Q 波。

- 在Ⅱ和aVF导联，可出现小而窄的q波，但时限应≤0.03s，深度应＜4mm（图6-2）。偶尔，Ⅱ、Ⅲ、aVF导联的Q波宽度为临界状态，心电图可解释为：下壁导联可见Q波；需结合临床；临界心电图。
- 在30岁以上的成人，Ⅰ导联Q波的深度不应超过1.5mm（图6-2A）。

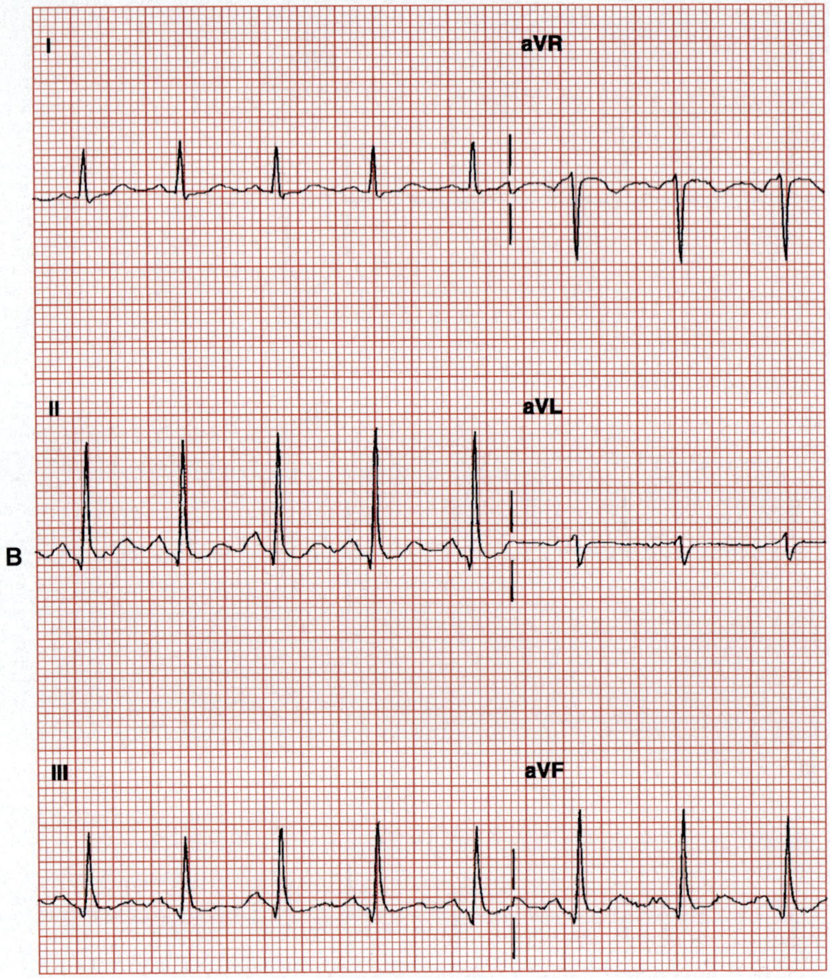

图 6-2 **B.** 注意Ⅱ、aVF 导联有小的、正常 q 波，时限＜0.04s、深度＜2mm。正常心电图。

- 在多于 75% 的正常个体中，V_6 导联可出现时限≤0.03s 的小 q 波。在 V_5 和 V_6 导联，偶尔在 V_4 导联，可出现时限≤0.03s、深度＜3mm 的正常小 q 波（图 6-3）。40 岁以上的成人正常 Q 波应＜3mm；30 岁以下者 Q 波深度不应超过 4mm。很少情况下，十几岁的健康青少年 Q 波振幅可＞4mm。
- 相反，图 6-23B 则显示 V_4 ~ V_6 导联的异常 Q 波；Q 波宽 0.04s、

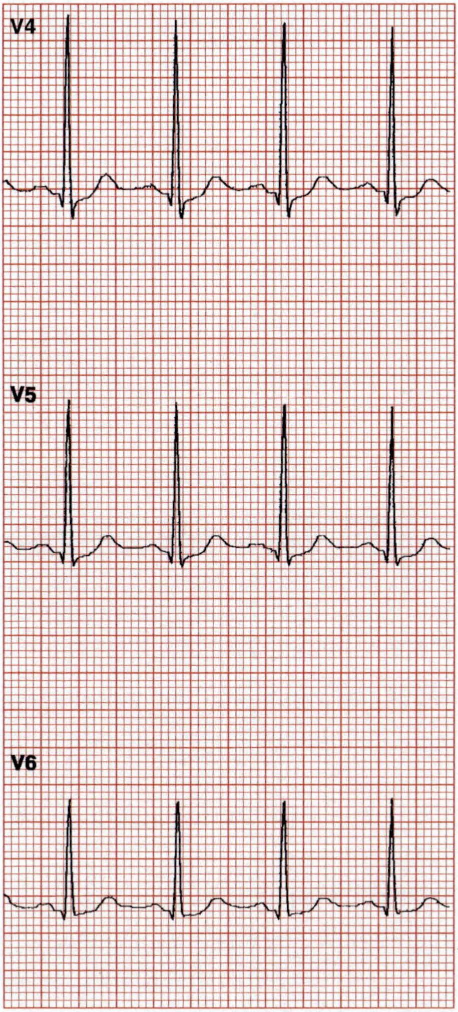

图 6-3　$V_4 \sim V_6$ 导联正常 q 波，时限≤ 0.03s，深度＜ 4mm。

深3mm，患者为52岁女性，有肥厚型心肌病。极度逆钟向转位时，$V_2 \sim V_6$ 导联可出现小 q 波（图 6-4）。

- 如果V_1导联有初始R波，而且移行区没有明显的向左或向右偏移，则 $V_2 \sim V_4$ 导联 Q 波时限＜ 0.03s、深度＞ 2mm 是异常的。
- R 波递增不良可伪似心肌梗死图形（假性梗死）。
- $V_2 \sim V_4$ 导联 R 波递增不良且 R 波小，可伪似 QS 波，训练有素

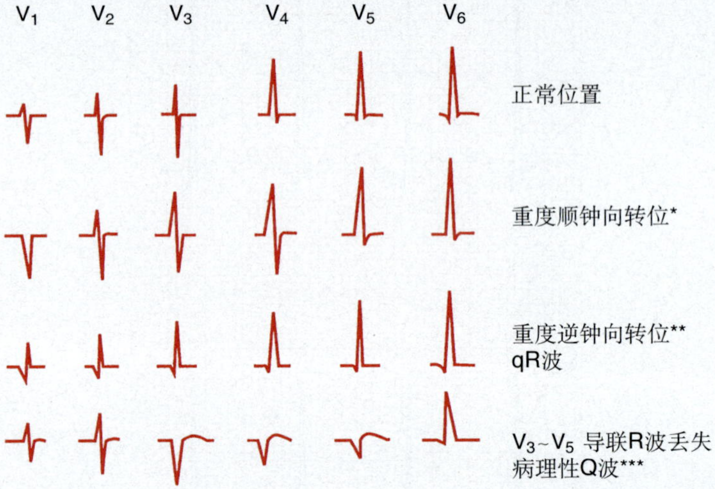

* 顺钟向转位时，V_1导联如同aVR导联一样朝向心腔，记录到QS波；V_6导联无初始的q波。

** qR型，q波宽度＜0.04s，深度＜3mm，因此无病理性Q波。

*** V_3 ~ V_5导联R波丢失，病理性Q波：提示前壁心肌梗死。

图 6-4　QRS 波群形态的正常变异及与异常 QRS 波群的关系。（引自 Khan M Gabriel: On call cardiology, ed 2, Philadelphia, 2001, WB Saunders.）

的心脏科医生、专业培训医生、家庭医生都可能诊断错误或难以诊断。

R 波递增不良的原因包括：

- 女性，偶尔在30岁以下的男性，V_1、V_2导联可出现小r波，在V_3导联偶见；这种R波递增不良并非少见，可能被错误诊断为前间壁心肌梗死（图 6-5）。
- V_2和V_3导联位置不当，尤其是女性，可引起R波振幅降低，常被误诊为前间壁心肌梗死。
- 陈旧性前间壁和前壁心肌梗死。
- 左束支阻滞（LBBB）（图 6-6）。
- 左心室肥大（LVH）（图 7-6）。
- 严重慢性阻塞性肺病（COPD），尤其是肺气肿（图 6-8）。
- 移行较晚（图 6-7）。
- 左前分支阻滞。

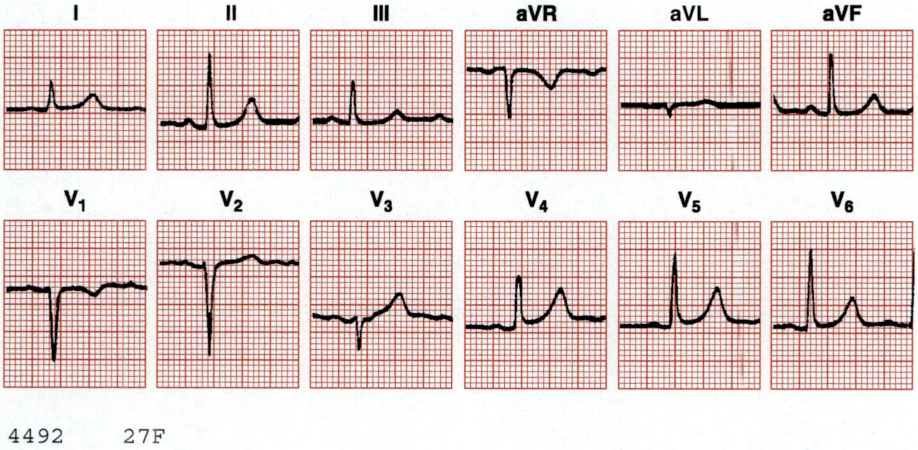

图 6-5　正常女性，27 岁，心电图示 $V_1 \sim V_3$ 导联 R 波递增不良。（引自 Chou TC: Electrocardiography in clinical practice, ed 4, Philadelphia, 1996, WB Saunders.）

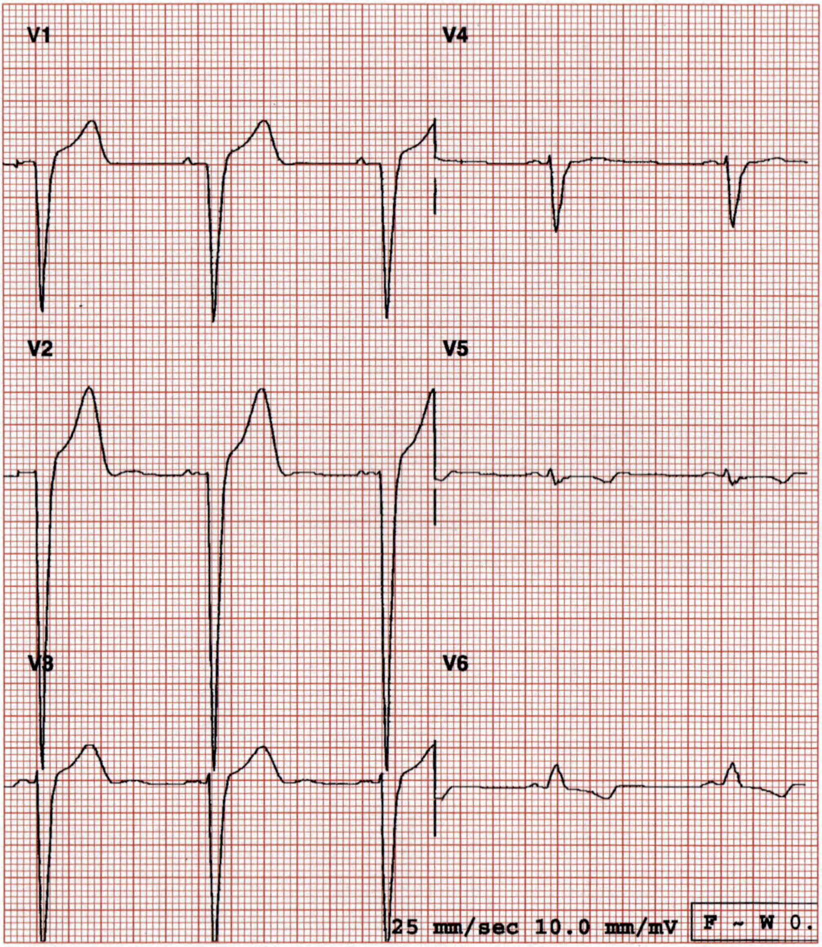

图 6-6 $V_1 \sim V_4$ 导联 R 波递增不良，QRS 波群时限＞0.12s，提示左束支阻滞。

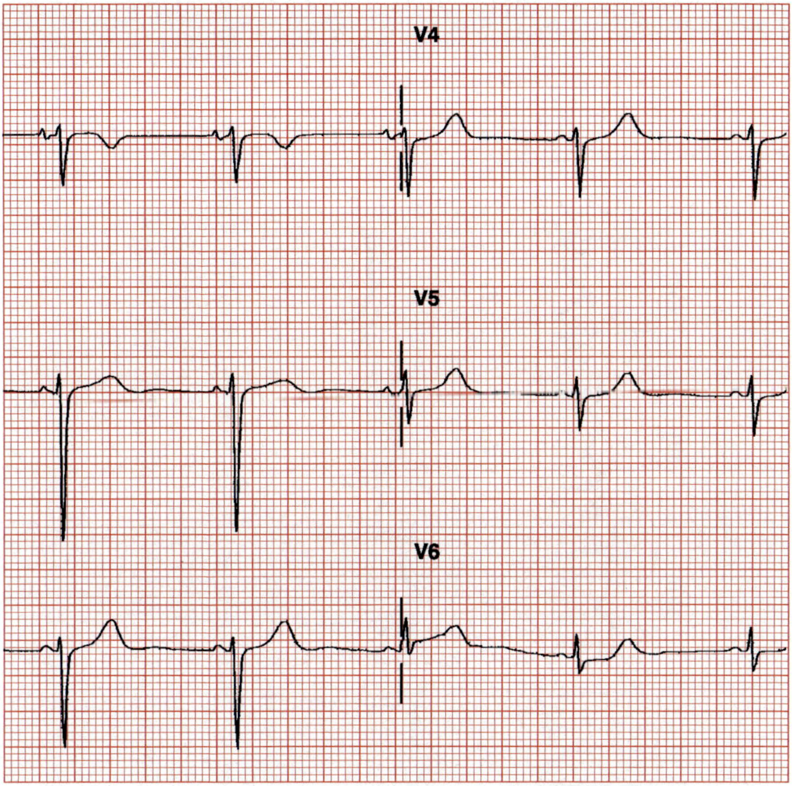

图 6-7　正常女性，48 岁。V_2 ~ V_4 导联 R 波递增不良，QRS 波群时限正常。注意移行在 V_5 导联（正常情况下在 V_3 导联），V_5 导联 QRS 波群主波向下。正常心电图。

在没有右心室肥大时，V_5 或 V_6 导联 QRS 波群以负向为主提示移行较晚（图 6-7）。在Ⅱ、Ⅲ、aVF 中任一导联 P 波振幅 > 2.5mm，应考虑严重的 COPD（图 6-8）。当患有严重的 COPD 时，尤其是肺气肿所致者，可出现 V_1 ~ V_4 导联 R 波递增不良或提示假性梗死的 Q 波（图 6-8）。注意右心房肥大时的 P 波，呈肺型 P 波，更支持 COPD 假性梗死的诊断。

- 注意若无移行晚、右心室肥大、COPD 等情况时，V_2 ~ V_4 导联 R 波递增不良提示前壁心肌梗死（图 6-9），但要考虑到导联误置，而且要结合临床。

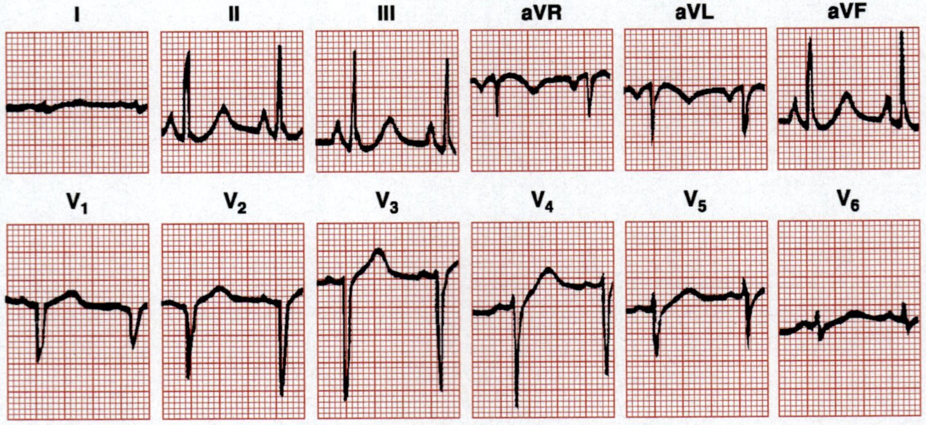

图 6-8　慢性阻塞性肺病伴肺动脉高压。患者男性，58 岁，静息时肺动脉压为 42/25mmHg。心电图显示肺型 P 波，P 波电轴垂直向下。I 导联 QRS 波群较小，额面 QRS 波群电轴 +90°。胸导联 R 波递增不良，V_5 和 V_6 导联 R/S < 1。V_6 导联 QRS 波群振幅较小。（引自 Chou TC: Electrocardiography in clinical practice, ed 4, Philadelphia, 1996, WB Saunders.）

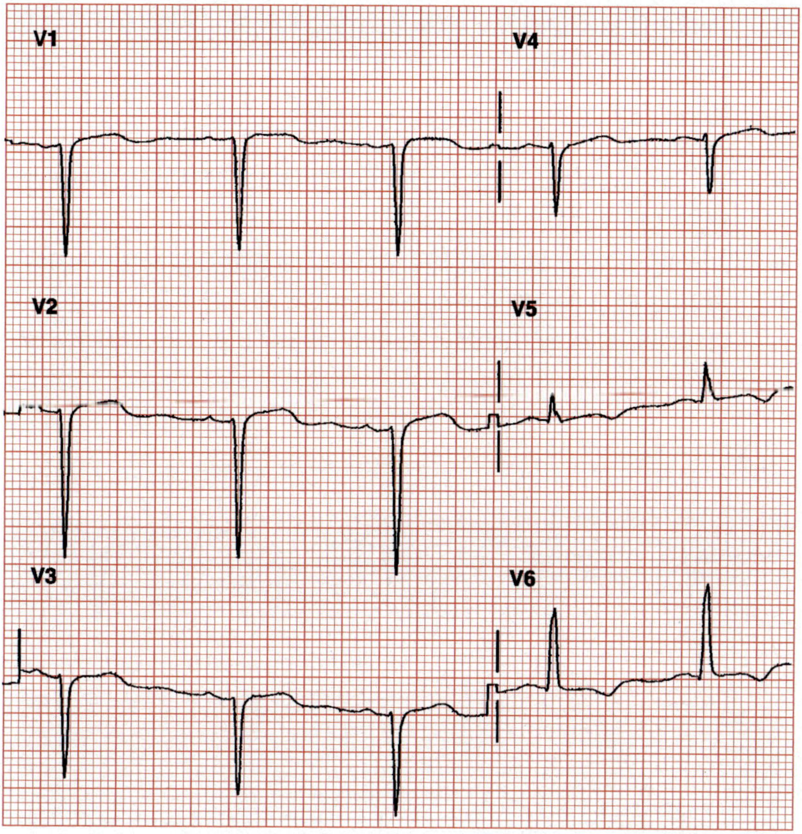

图6-9 $V_2 \sim V_4$导联R波递增不良，伴ST段异常：考虑陈旧性前间壁心肌梗死。注意移行区并不晚，因为V_5或V_6导联QRS波群不为负向。需要同既往心电图相比较，并结合临床。异常心电图。

Q波型心肌梗死

在急性心肌梗死出现临床症状后2h、晚至24h，心肌可以发生坏死，引起异常Q波。急性心肌梗死的Q波总是伴随异常的ST段抬高。

诊断标准

- 急性胸痛患者在2个或2个以上的相关导联出现ST段抬高≥

1mm，伴或不伴Q波，诊断为急性心肌梗死，可能为Q波型心肌梗死（图 6-10A 和 B、2-13B）。

- 症状发作 6 ~ 12h，ST 段抬高开始恢复，但 Q 波变得更加明显（图 6-11）。
- Ⅱ、Ⅲ、aVF 导联出现病理性 Q 波及 ST 段抬高提示下壁心肌梗死（图 6-12）。
- Ⅱ、Ⅲ、aVF 导联 Q 波时限 > 0.03s；Ⅲ导联 Q 波时限 > 0.04s。图 6-13 显示急性下壁心肌梗死伴 ST-T 异常及其动态演变。Ⅲ导联异常 Q 波（时限 ≤ 0.04s）不伴有Ⅱ或 aVF 导联的病理

A

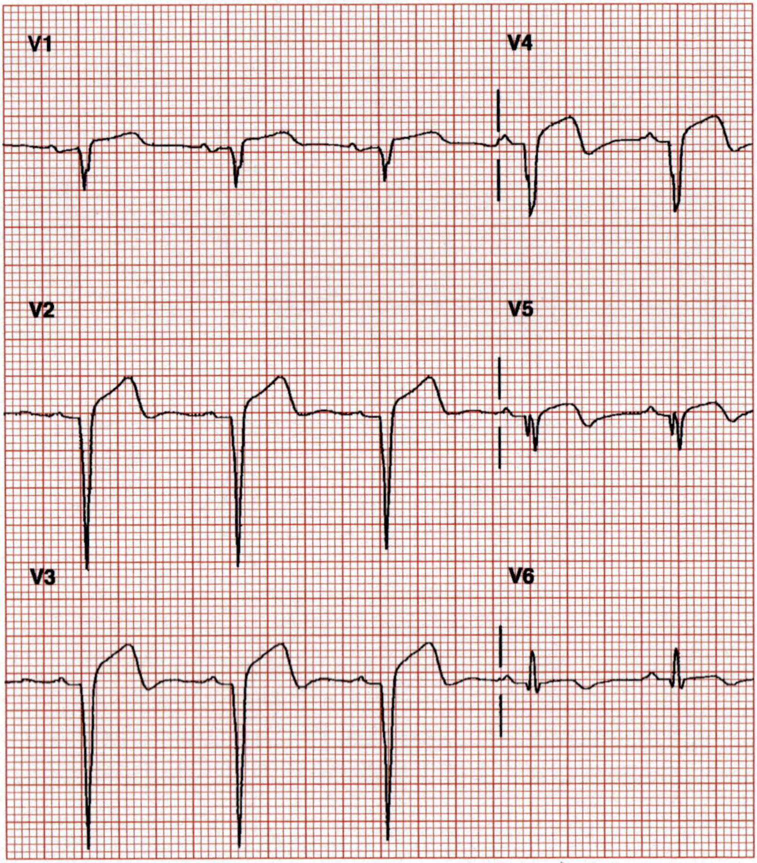

图 6-10　**A.** V_1 和 V_2 导联 Q 波伴 V_1 ~ V_4 导联 ST 段明显异常抬高，提示急性前壁心肌梗死。

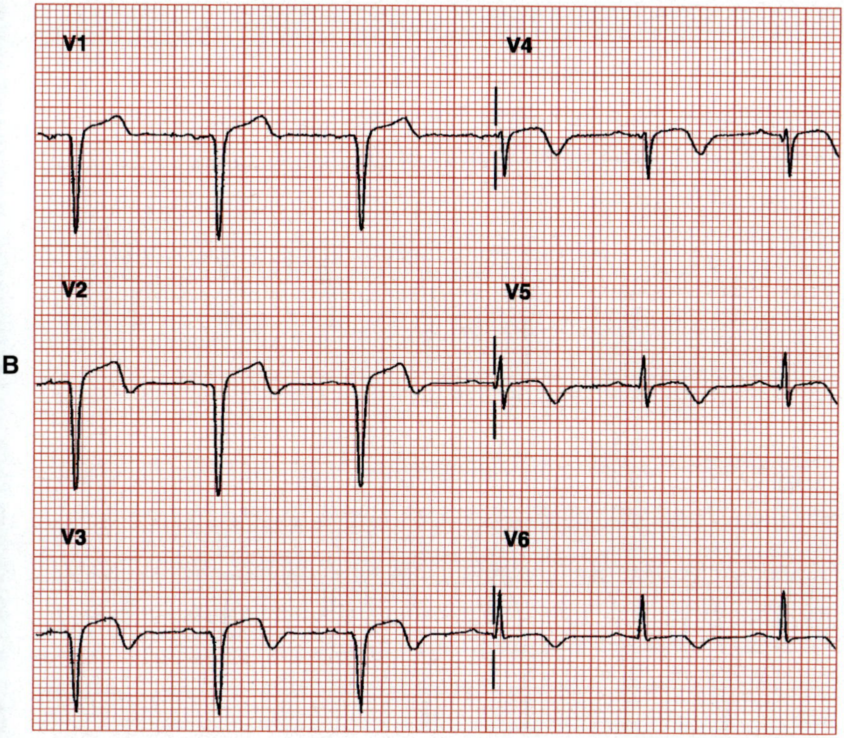

图6-10 **B.** $V_1 \sim V_5$导联病理性Q波，且ST段异常抬高，提示大面积的急性前壁心肌梗死。

性Q波应考虑为正常变异。大多数心肌梗死的错误诊断是根据Ⅲ和aVF导联做出的（图6-14）。

- 图6-10显示了急性前壁心肌梗死的心电图特点。
- 急性心肌梗死数年后，病理性Q波的时限及振幅可逐渐减小或消失。多于80%的患者在急性心肌梗死4～5年后仍存在病理性Q波。部分患者异常的ST段弓背形和T波倒置可持续存在数年，可能难以与近期心肌梗死相鉴别。这种心电图常常解读为：心肌梗死，时间不确定（图6-15、2-18B）。在10%的患者，Q波消失。在大约5%的Q波型心肌梗死患者中，心电图恢复正常。

C
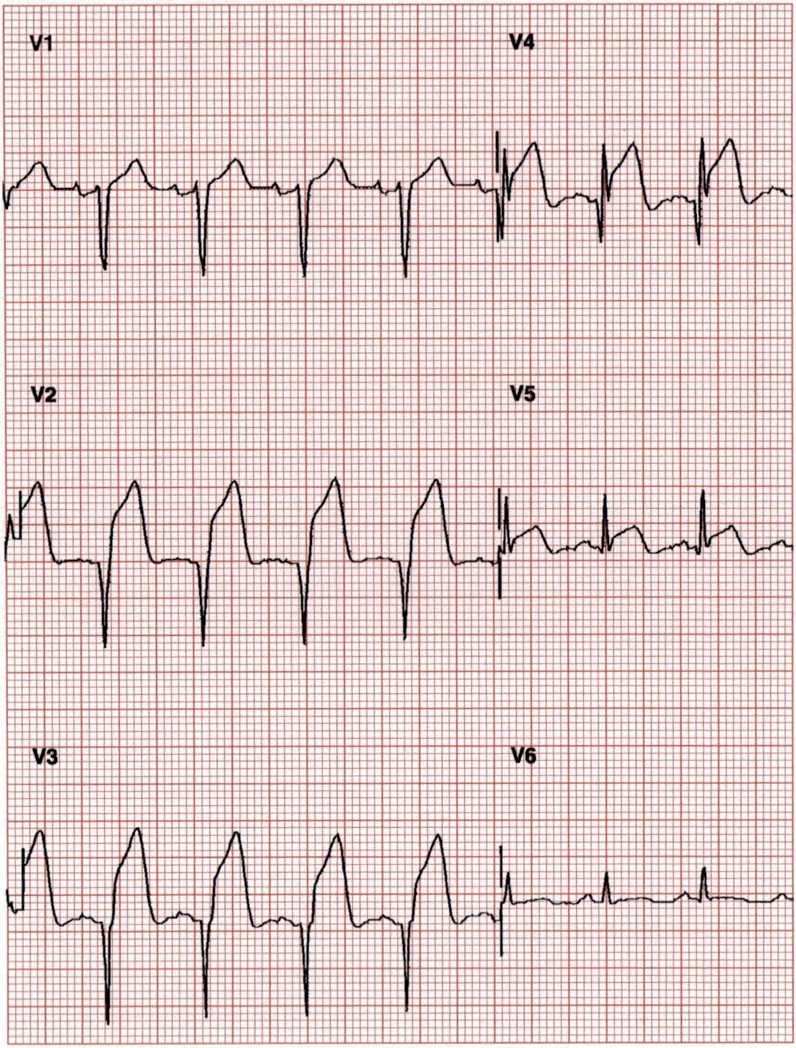

图 6-10　**C.** 急性前壁心肌梗死。

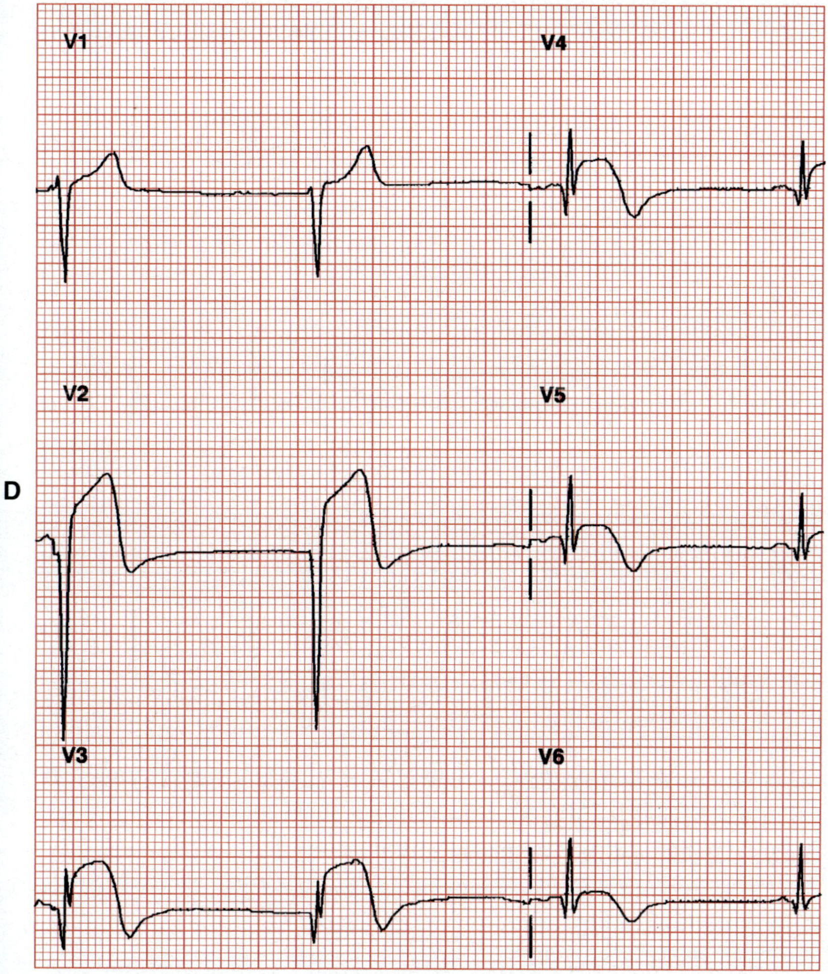

图 6-10　**D.** 与 C 图为同一患者的心电图，1h 后记录。

非动脉硬化性心肌梗死的原因

罕见情况下，未患冠状动脉粥样硬化性疾病时也可出现心肌梗死，其可由下列原因所致：

- 严重的冠状动脉痉挛。
- 可卡因滥用（图 6-16）。
- 川崎病可引起冠状动脉瘤和心肌梗死（图6-17）。有胸痛症状的

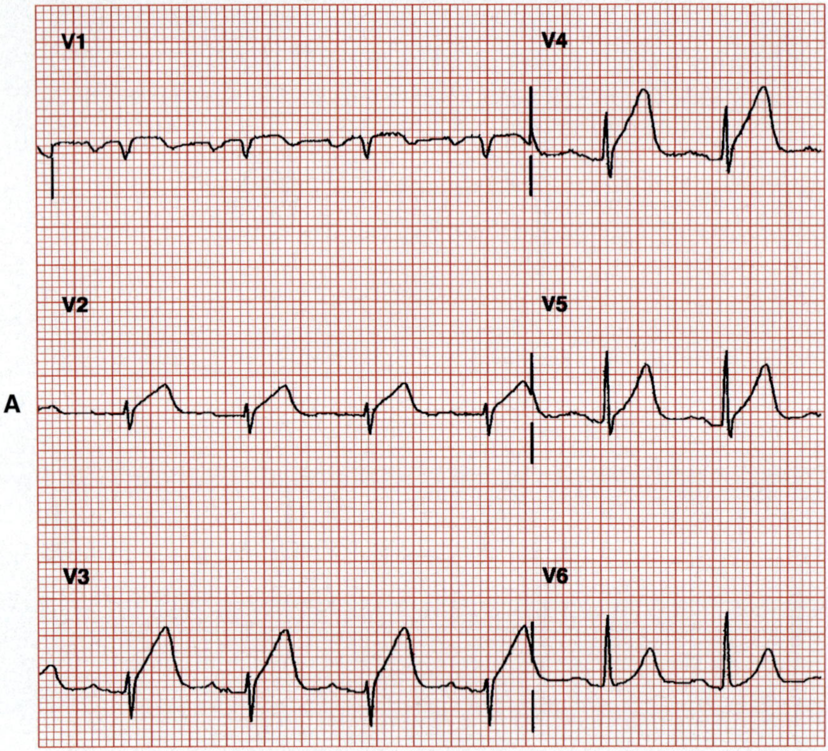

图 6-11　**A.** 患者有胸痛症状，心电图 $V_1 \sim V_4$ 导联 ST 段抬高，提示急性前壁心肌梗死。（引自 Khan M Gabriel: Heart disease diagnosis and therapy, Baltimore, 1996, Williams & Wilkins.）

儿童如 Q 波时限＞ 0.03s、深度＞ 4mm，则可能为川崎病或左冠状动脉异常起源于肺动脉所致。

心肌梗死的定位

必须强调根据心电图来进行心肌梗死区域的定位是非常不精确的，尤其是前侧壁、前间壁、后壁的梗死。

下壁梗死

- Ⅱ、Ⅲ、aVF 导联病理性 Q 波
- *急性梗死*：Ⅱ、Ⅲ、aVF导联ST段抬高；如果在梗死后前几个

B

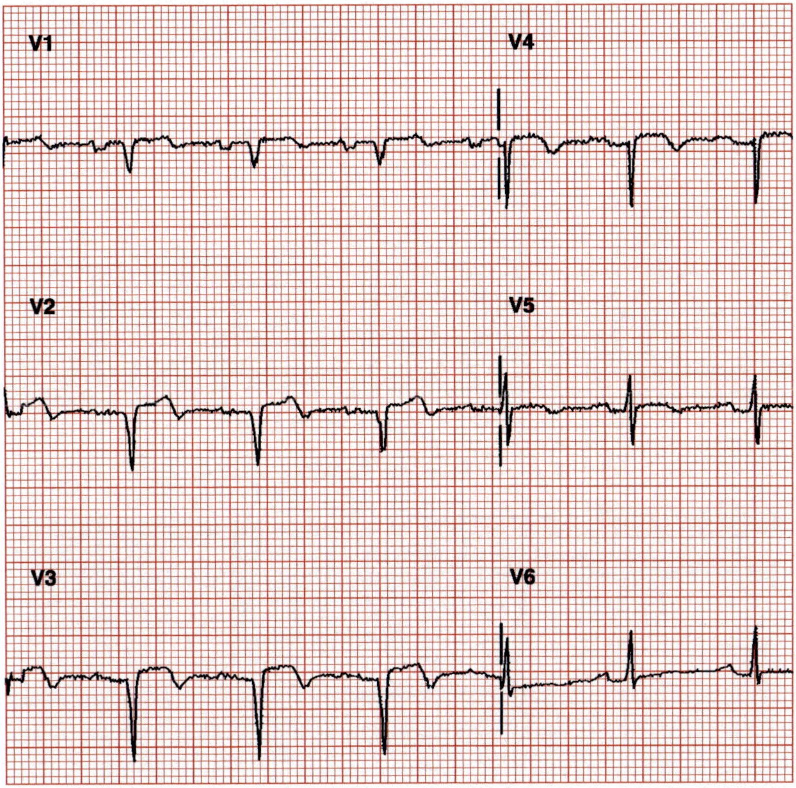

图 6-11 **B.** 与 **A** 图为同一患者的心电图。10h 后记录，提示心肌梗死动态演变：V_1 ~ V_4 导联出现 Q 波，T 波开始倒置。证实为急性前壁心肌梗死。（引自 Khan M Gabriel: Heart disease diagnosis and therapy, Baltimore, 1996, Williams & Wilkins.）

小时 Ⅰ、aVL、V_1、V_2导联存在ST段对应性压低，则诊断的特异性增加（图 2-13A、5-3、5-4、5-8、6-12、6-13）。有时也可见到仅有损伤电流引起的 ST 段抬高而没有 Q 波，或仅有非常小的 q 波。

- *陈旧性梗死*：Ⅱ、Ⅲ、aVF 导联有病理性 Q 波伴非特异性 ST-T 改变（图 1-17B），但这些改变可以很小，且仅存在于其中两个导联；Ⅲ导联的改变最不可靠。ST段可以正常；急性梗死的T波倒置可长期持续存在，但ST段和T波也均可正常化。Ⅱ和 aVF 导联 Q 波时限 > 0.03s 时特异度为 96%，敏感度约为 50%。

图 6-12 A. Ⅱ、Ⅲ、aVF 导联较深的病理性 Q 波，伴明显的 ST 段抬高，提示急性下壁心肌梗死。

A

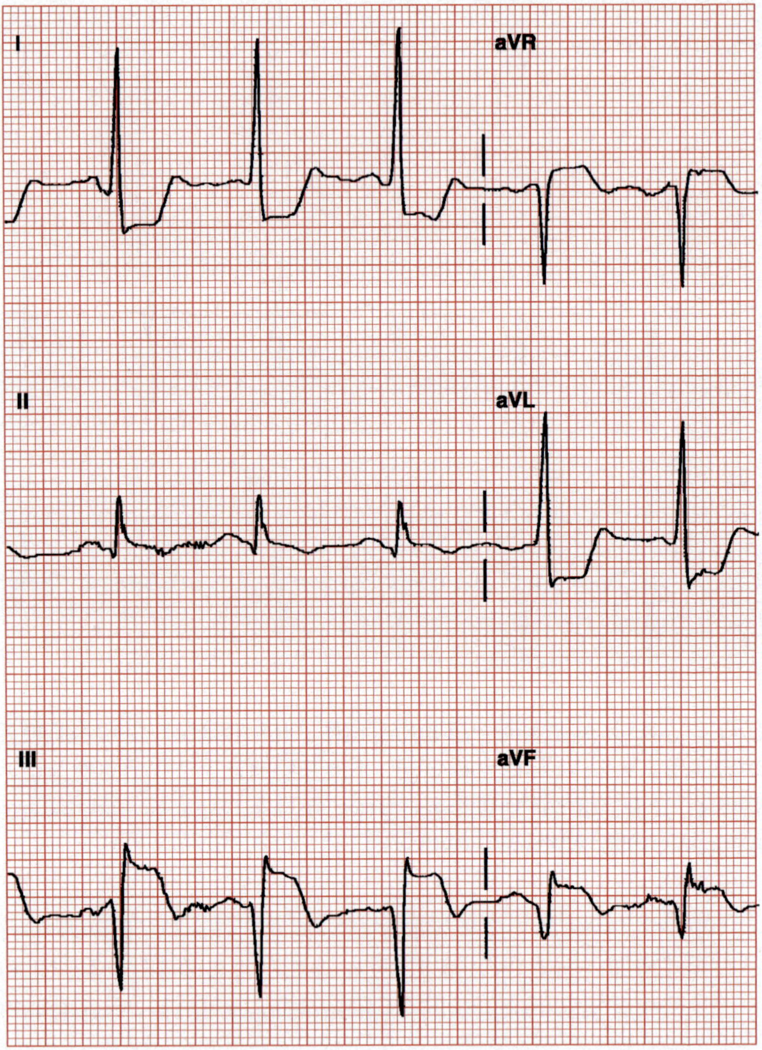

B

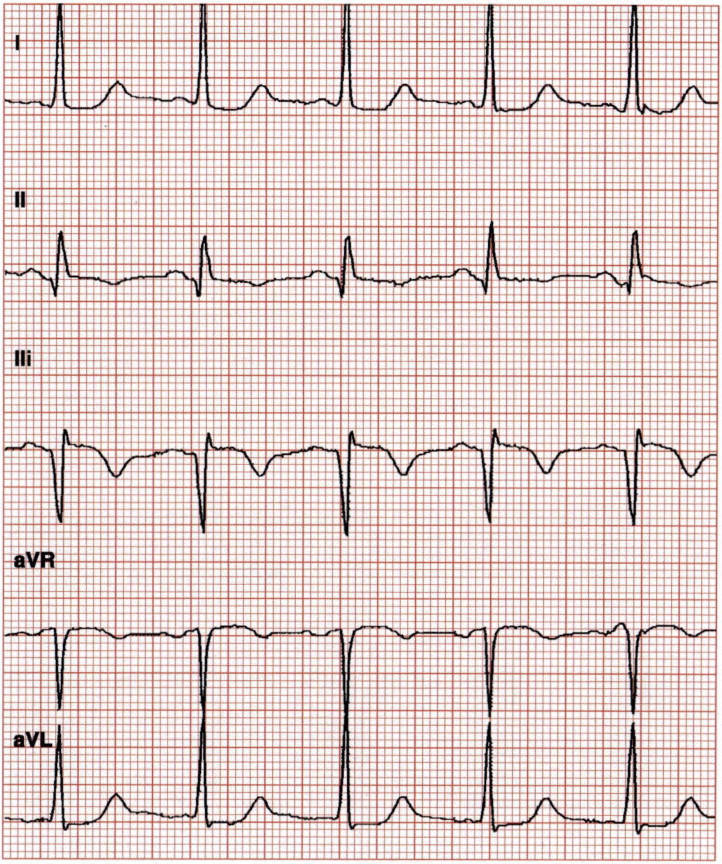

图6-12　**B.** 与 **A** 图为同一患者的心电图。1h 后心电图显示在溶栓后 ST 段下降；ST-T 改变符合急性心肌梗死的动态演变。

前壁心肌梗死

- V_2 ~ V_4 或 V_2 ~ V_5 导联，或 V_1 ~ V_6 导联出现病理性 Q 波、QS 波或 QR 波，提示广泛前壁心肌梗死。
- *急性梗死*：V_2 ~ V_4 或 V_2 ~ V_5 导联 ST 段抬高（图 5-6、5-9、6-10、6-11）。V_1 ~ V_6 导联也可表现为 ST 段抬高，提示广泛前壁心肌梗死（图 5-7）。在梗死后前几个小时 Ⅱ、Ⅲ、aVF 导联可出现 ST 段对应性压低。也可见到仅有损伤电流引起的 ST 段抬高而没有 Q 波或仅有小 q 波。

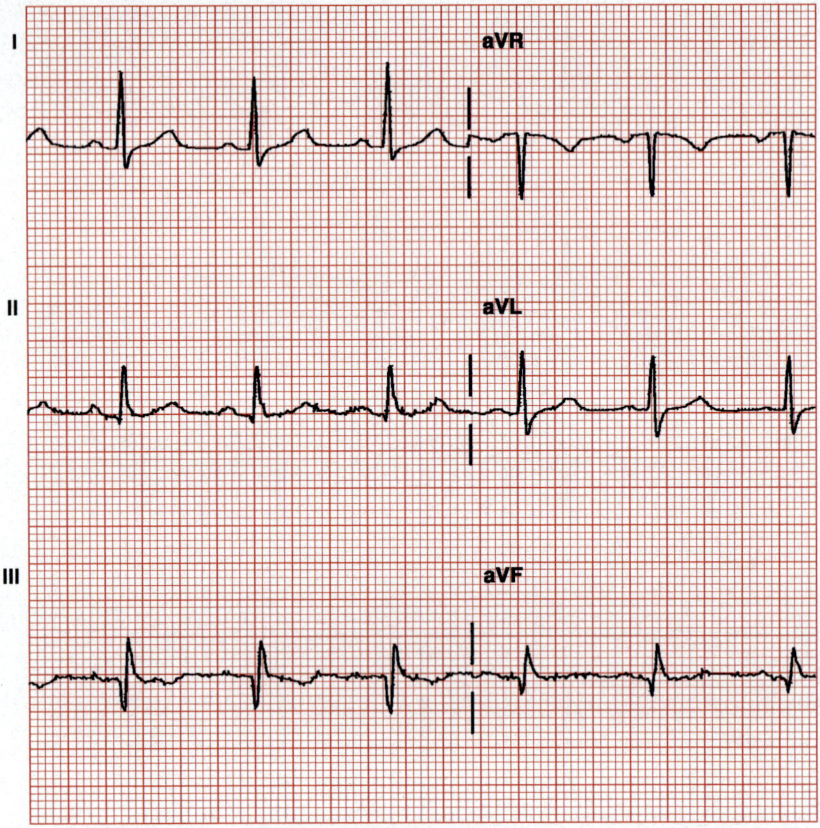

图 6-13 男性，49 岁，无心脏病的证据。Ⅱ、Ⅲ、aVF 导联出现小而窄的 q 波＜ 0.04s。诊断：注意下壁导联 Q 波，需结合临床；临界心电图。

- *陈旧性梗死*：V_2 ~ V_4 或 V_2 ~ V_5 导联病理性 Q 波或 QS 波；ST 段通常在等电位线上，但有时ST段形态畸形常常提示可疑陈旧性梗死（图2-18B ~ D、6-9、6-15）。多数患者ST段并不抬高，但若梗死 1 月后仍持续抬高，且出现于 1 个或多个导联抬高＞ 1mm，则提示存在左心室室壁瘤（图5-17）。T波倒置可以部分正常化，但也可持续存在（图 2-19、2-18B 和 D、6-15）。

前间壁或心尖部梗死

- V_1 ~ V_3 导联病理性 Q 波、QS 波，除外导联误置、某些疾病引起的心脏转位（包括严重的肺气肿）（图 6-8、6-9、6-14）。

- *急性梗死*：胸痛急性发作患者 $V_1 \sim V_3$ 导联ST段抬高（图5-5）。这种异常长期以来被认为是前间壁梗死，最近对考虑急性前间壁心肌梗死的患者进行心电图和冠状动脉造影研究表明，$V_1 \sim V_3$ 导联 ST 段抬高的患者中，92% 为心尖部梗死，而室间隔正常。
- *陈旧性梗死*：$V_1 \sim V_3$ 导联呈 QS 形，伴 ST 段形态改变，ST 段可以在等电位线上，T 波可以正常或异常（图 6-9）。

前侧壁梗死

- V_5、V_6、Ⅰ、aVL 导联病理性 Q 波可能反映前侧壁梗死，但特异性低。有很多疾病可产生这种心电图改变。其常常反映心尖

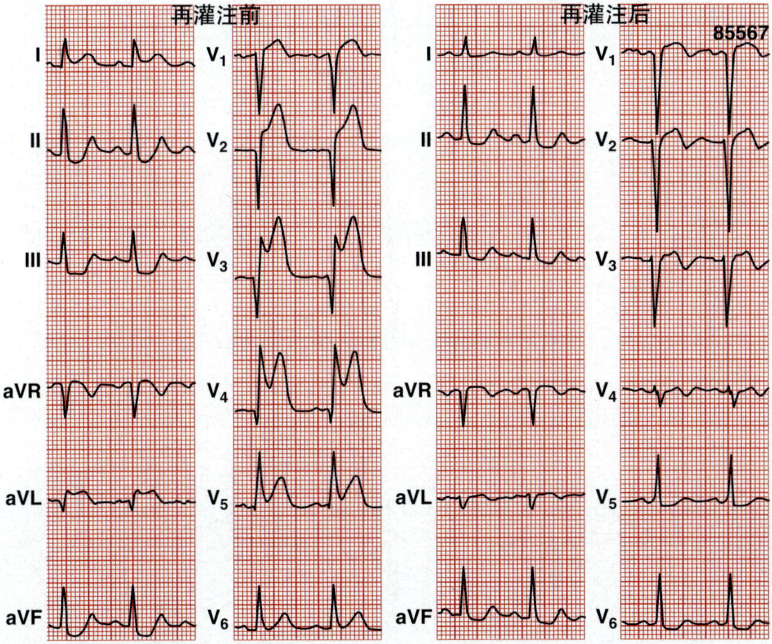

图 6-14 患者胸痛发作 2h 后来医院就诊，诊断为急性前间壁心肌梗死。注意 $V_2 \sim V_4$ 导联有 Q 波（左侧）。在溶栓治疗成功后，Q 波消失（右侧），提示心肌组织得到挽救。（引自 Wellens JJ, Conover MB: The ECG in emergency decision making. Philadelphia, 1992, WB Saunders.）

部梗死；也可见于室间隔纤维化和肥厚型心肌病（图 6-23）。

- 急性梗死：Ⅰ、aVL、V_5、V_6 导联 ST 段抬高。
- 陈旧性梗死：病理性 Q 波伴 ST 段异常。ST 段可以在等电位线上，伴或不伴 T 波倒置。
- V_4 导联 QS 波可增加诊断特异性（图 2-19、6-15）。

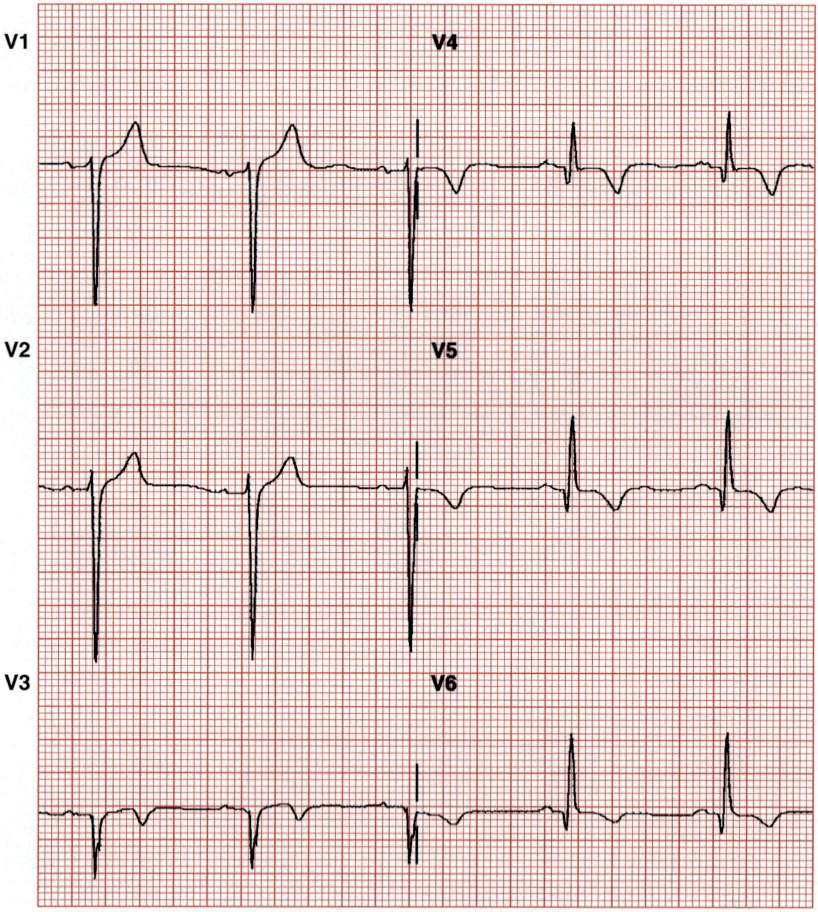

图 6-15　V_3 ~ V_6 导联 R 波丢失提示前侧壁心肌梗死；注意 ST 段在等电位线上。但 ST 段形态异常，伴 T 波深倒，且局限于Ⅰ、aVL、V_3 ~ V_6导联，提示前侧壁心肌梗死时间不确定。需要同既往心电图比较并结合临床以确定梗死时间。

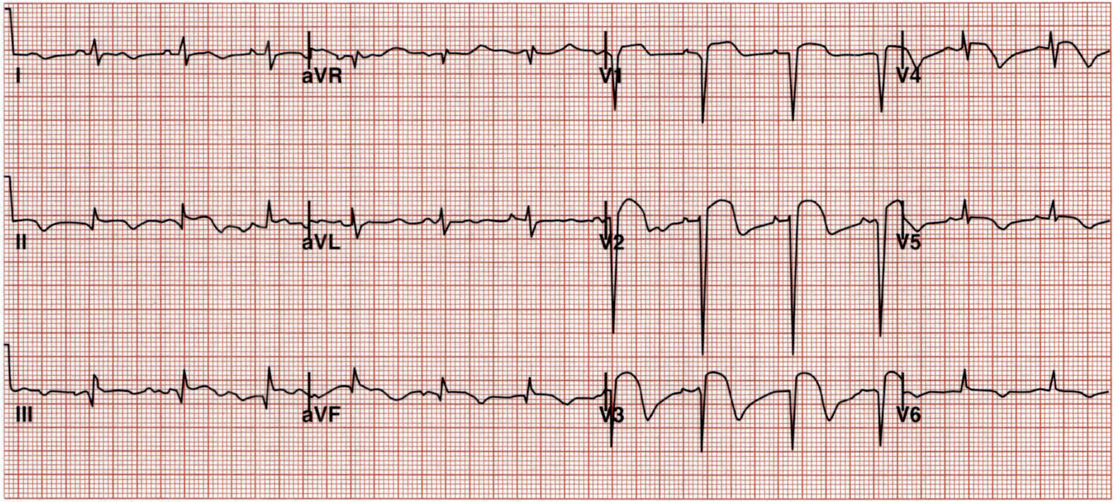

图6-16 可卡因中毒引起的急性前间壁和下壁心肌梗死。患者女性，30岁，可卡因成瘾。临床表现有严重的胸痛，在胸痛发作后90min记录了心电图，表现有前间壁和下壁导联的ST段抬高（图未显示）。冠状动脉造影证实冠状动脉左前降支近端完全血栓性闭塞，经皮腔内血管成形术取得了满意效果。此支冠状动脉较长，绕过心尖部供应下壁的大部分血液。梗死后第2天记录了该心电图，呈急性前间壁和下壁心肌梗死的特征，V_1导联呈QS形，V_2、V_3导联的R波较小，V_1～V_3导联的ST段抬高，全部胸导联和I导联的T波倒置，下壁导联有Q波、ST段抬高及T波倒置。（引自Chou TC: Electrocardiography in clinical practice, ed 4, Philadelphia, 1996, WB Saunders.）

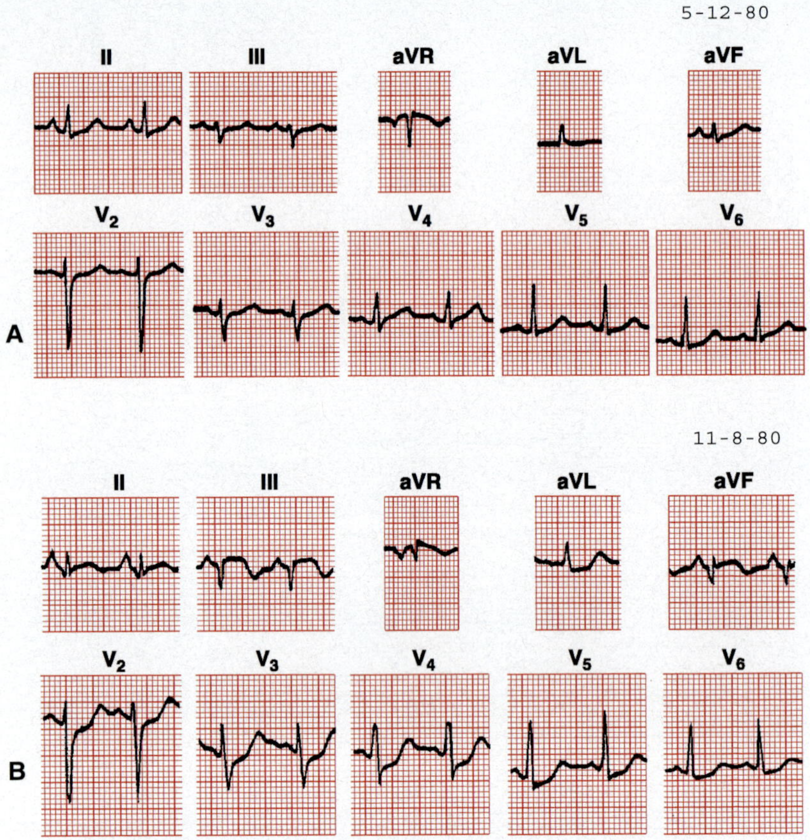

图6-17　急性下壁心肌梗死的心电图。患者女性，16岁，患有川崎病及冠状动脉瘤。冠状动脉瘤在心肌梗死发生前经冠状动脉造影证实。**A.** 心肌梗死前记录的心电图（1980年5月12日）。**B.** 心肌梗死后记录的心电图（1980年11月8日）。注意：下壁导联上出现Q波、ST段抬高及T波倒置（1980年11月8日记录的心电图）。(引自Chou TC: Electrocardiography in clinical practice, ed 4, Philadelphia, 1996, WB Saunders.)

右心室梗死

- 右心室梗死通常伴有下壁梗死。其心电图典型特征是V_{4R}和V_{3R}导联ST段抬高，伴Ⅱ、Ⅲ、aVF导联ST段抬高及出现Q波（图6-18、6-19）。在症状发作8h内V_{4R}导联抬高的ST段开始恢复（图6-18、5-8B）。

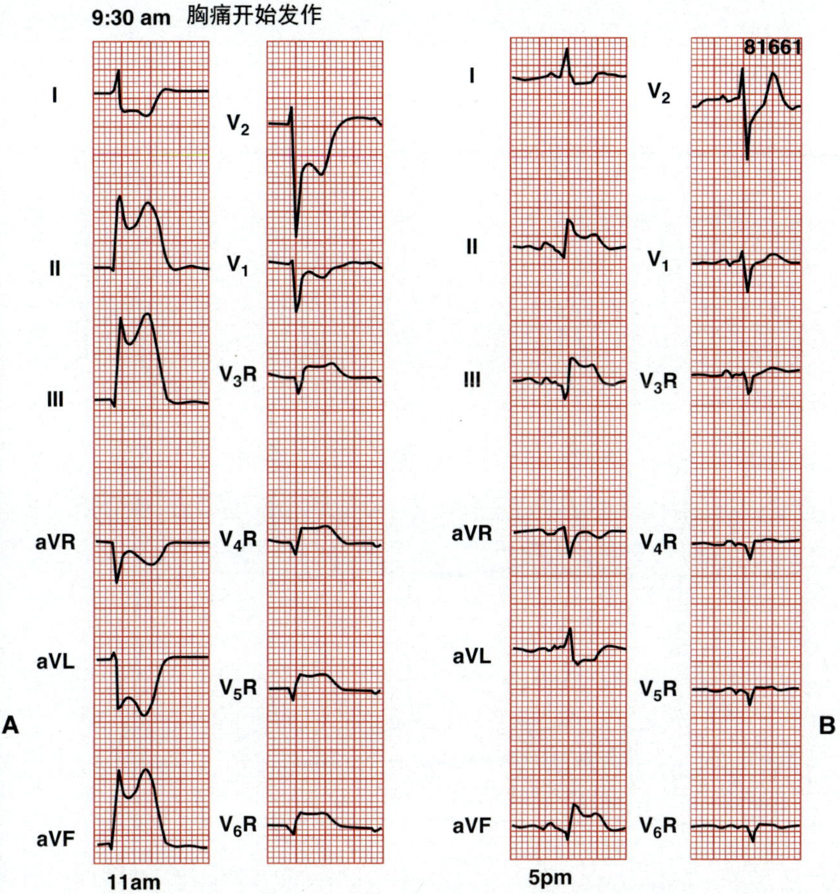

图 6-18 **A.** 急性下壁和右心室心肌梗死患者的系列心电图。**B.** 注意 V_{4R} 导联上提示右心室梗死的典型改变于胸痛发作后 7.5h 消失。（引自 Wellens JJH, Conover MB: The ECG in emergency decision making. Philadelphia, 1992, WB Saunders.）

后壁梗死

- 正后壁心肌梗死常常伴有下壁心肌梗死，两者同时出现会增加诊断的特异性，使引起 V_1 和 V_2 导联高大 R 波的其他可能性更小，但必须分析其他可能性（表 2-3）。
- 在 V_1 导联，R 波 > S 波，即 R/S > 1。通常倒置的 T 波变得直

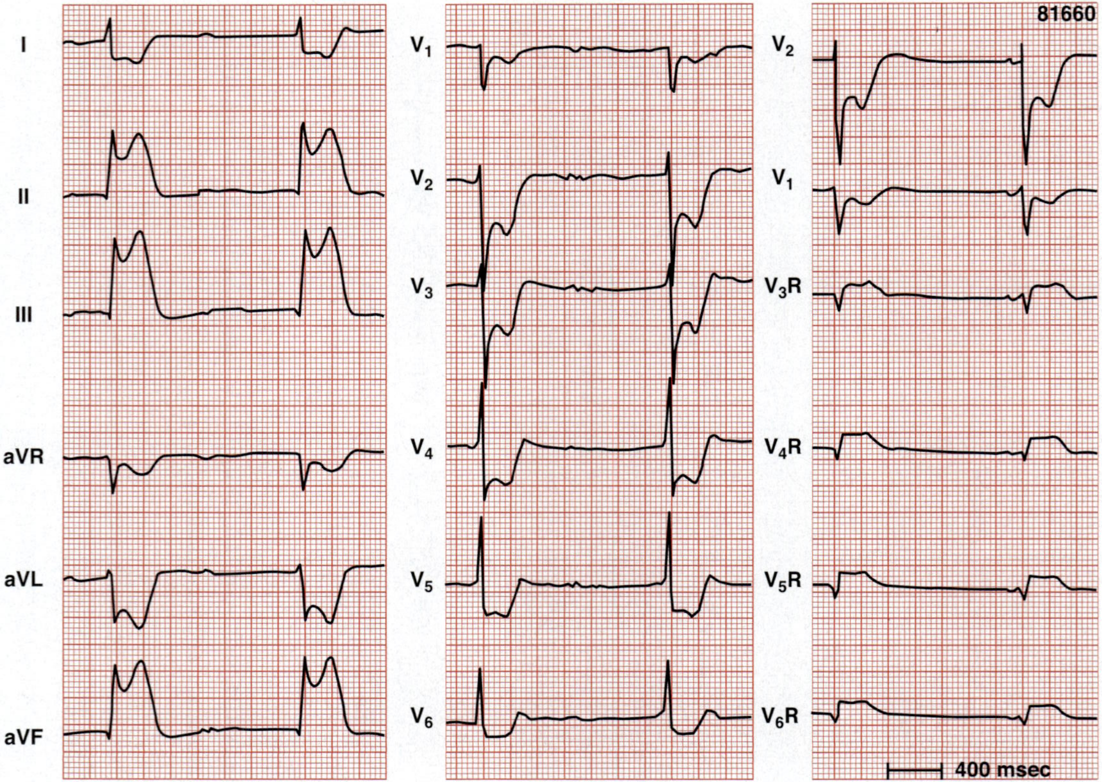

图6-19 急性下壁和右心室心肌梗死患者出现完全性房室阻滞。(引自 Wellens JJH, Conover MB: The ECG in emergency decision making. Philadelphia, 1992, WB Saunders.)

立、高尖（图 6-20）；R 波时限应 > 0.04s。

- 在 V_2 导联，R 波高大，通常正向的 T 波可能高尖。
- 在出现急性下壁心肌梗死典型图形时，若 $V_7 \sim V_9$ 导联 ST 段抬高则增加诊断的特异性。必须考虑以下因素：
- 在 V_2 导联，偶尔在 V_1 导联，高大的 R 波是常见的正常变异，

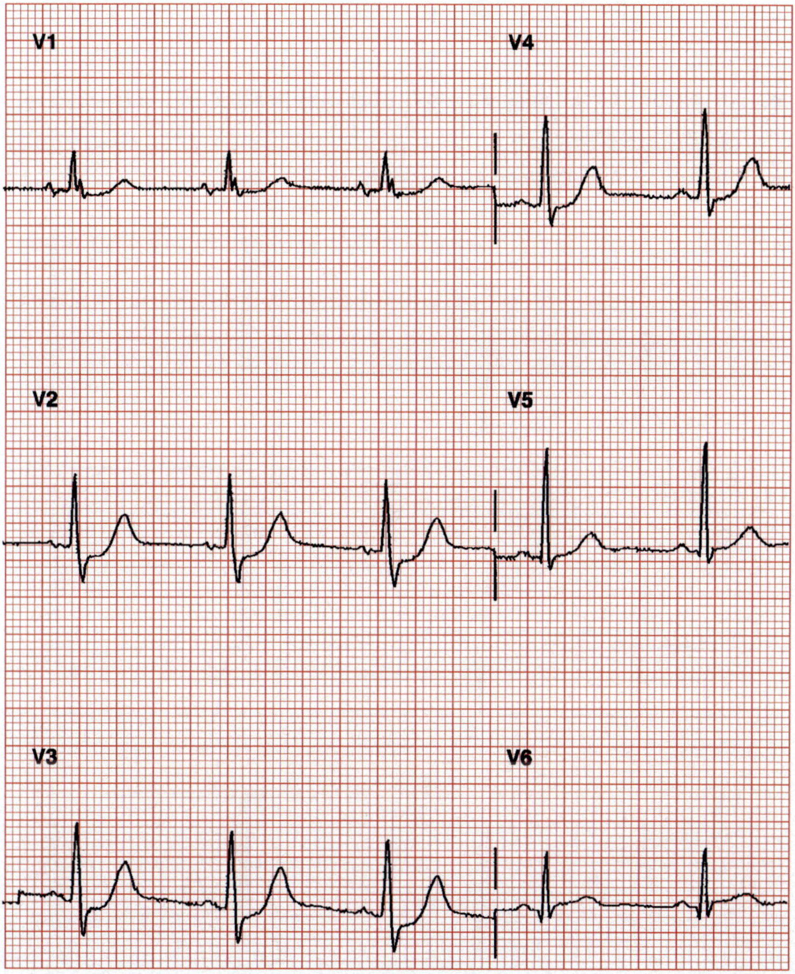

图 6-20　注意 V_1 和 V_2 导联 R 波高大，但没有右心室肥大、WPW 综合征和右束支阻滞，符合后壁心肌梗死。注意 V_1 和 V_2 导联 T 波直立；肢体导联提示下壁心肌梗死。（引自 Khan M Gabriel: Heart disease diagnosis and therapy, Baltimore, 1996, Williams &Wilkins.）

尤其是移行较早时（图 2-2、6-21）。

- 必须排除右心室肥大、WPW 综合征和其他原因引起的 V_1、V_2 导联 R 波高大（表 2-3）。
- 前述的 V_{3R} 和 V_{4R} 导联存在右心室梗死的诊断性改变，可增加诊断的特异性。

伪似 Q 波型心肌梗死

- 心肌炎，包括 Chagas 病和获得性免疫缺陷综合征（图 6-22），可引起病理性 Q 波。
- 肥厚型心肌病患者可出现病理性 Q 波（图 6-23）。

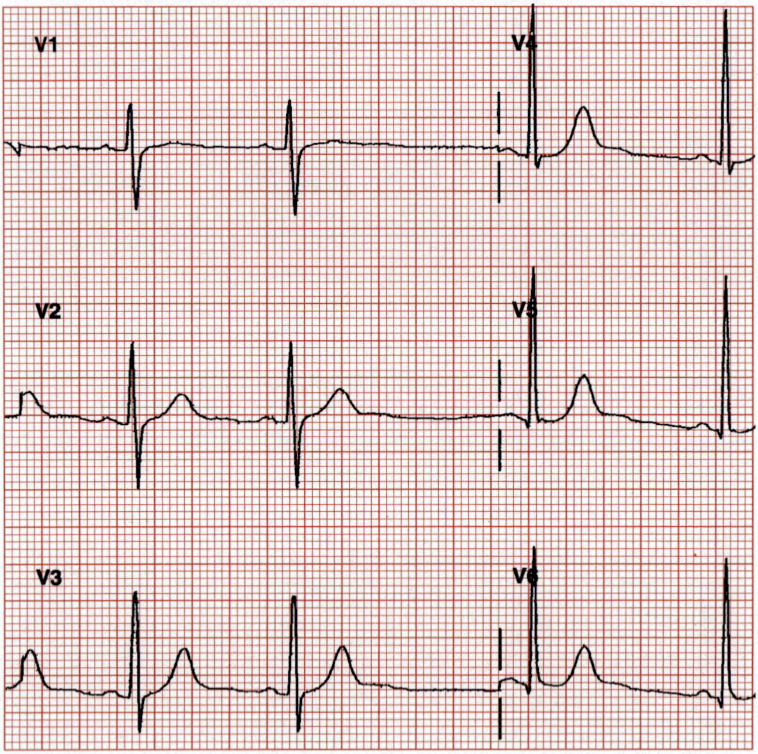

图 6-21　26 岁正常女性胸导联心电图。注意 V_1 导联 R 波较高；V_2 导联 QRS 波群正向为主，提示移行较早；无后壁梗死；V_1 导联 R/S < 1；肢体导联中 Ⅱ、Ⅲ、aVF 导联无病理性 Q 波；无下壁或右心室心肌梗死的表现。正常心电图。

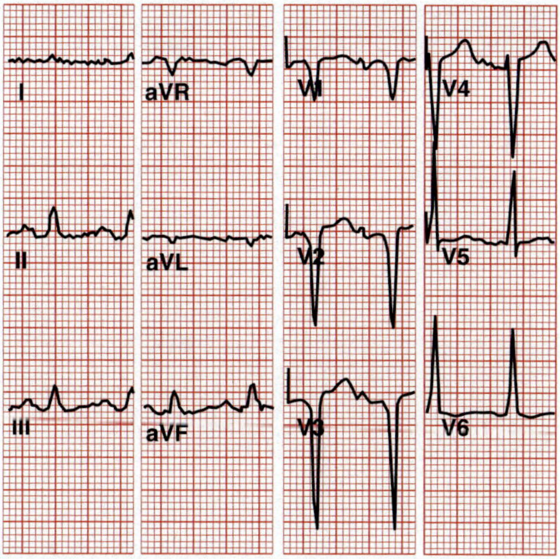

图6-22　获得性免疫缺陷综合征性心肌炎，伪似前间壁心肌梗死。(引自Braunwald E: Heart disease: a textbook of cardiovascular medicine, ed 5, Philadelphia, 2001, WB Saunders.)

- WPW 综合征在Ⅱ、Ⅲ、aVF 导联的假性 Q 波可伪似下壁心肌梗死（图 6-24 ~ 6-26）。
- 左心室肥大时，V_1、V_2 或 V_3 导联可出现 Q 波，伪似心肌梗死（图 6-27）。
- 左束支阻滞时，V_1 ~ V_3 导联 R 波可以消失或很小。左束支阻滞可以伪似前间壁梗死（图 2-8B、6-6）。另外Ⅱ、Ⅲ、aVF 导联可出现 Q 波而没有心肌梗死。
- 一些肺气肿患者，V_1 ~ V_4 导联可出现 QS 波，伪似前壁心肌梗死。此时应将胸导联按常规位置的低一肋间放置（图 6-28）。
- 左侧气胸可使 V_1 ~ V_4 导联出现 QS 波。
- 大面积肺栓塞时，V_1 ~ V_4 导联可出现 QS 波（第 10 章）。
- 胸部非贯通伤可引起 Q 波，伪似心肌梗死。

引起假性梗死图形的原因见表 6-1。

左束支阻滞合并心肌梗死

左束支阻滞时诊断心肌梗死较为困难，但常常仍可做出诊断。左束支阻滞常见的表现是 V_1 ~ V_3 导联 QS 波，或 V_1 ~ V_3 导联 R 波

A

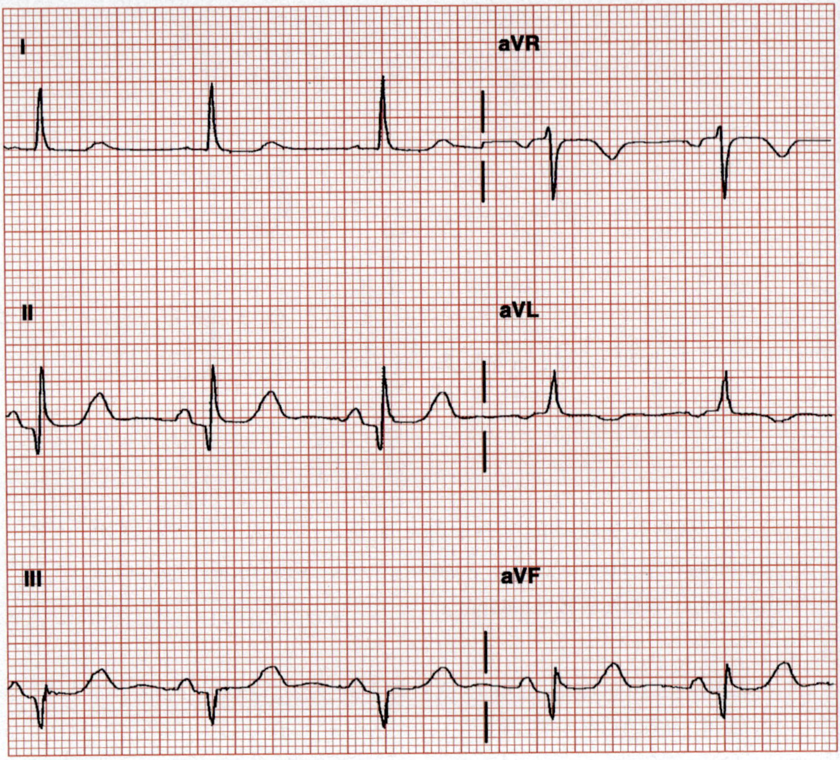

图 6-23 **A.** 患者女性，52 岁，肥厚型心肌病。Ⅱ、Ⅲ、aVF 导联出现深而宽的病理性 Q 波。

很小，伪似心肌梗死或左心室肥大。

提示左束支阻滞合并心肌梗死的心电图特点

- 图 6-29 显示左束支阻滞时 V_5、V_6 导联持续存在的 R 波消失，代之以前间壁梗死形成的Q波。图6-30显示左束支阻滞伴下壁心肌梗死。
- Ⅰ、aVL、V_5、V_6 导联Q波提示前壁（前侧壁或前间壁）梗死（图 6-31、6-32），但假阳性率较高。在无心肌梗死时也常出现这些改变，严重左心室肥大或非特异性纤维化时也可出现。
- 右胸和中胸导联出现逆向 R 波递增（V_1 和 V_2 导联存在 R 波，而在 V_3 和 V_4 导联 R 波振幅降低）可能是提示前壁心肌梗死，

B

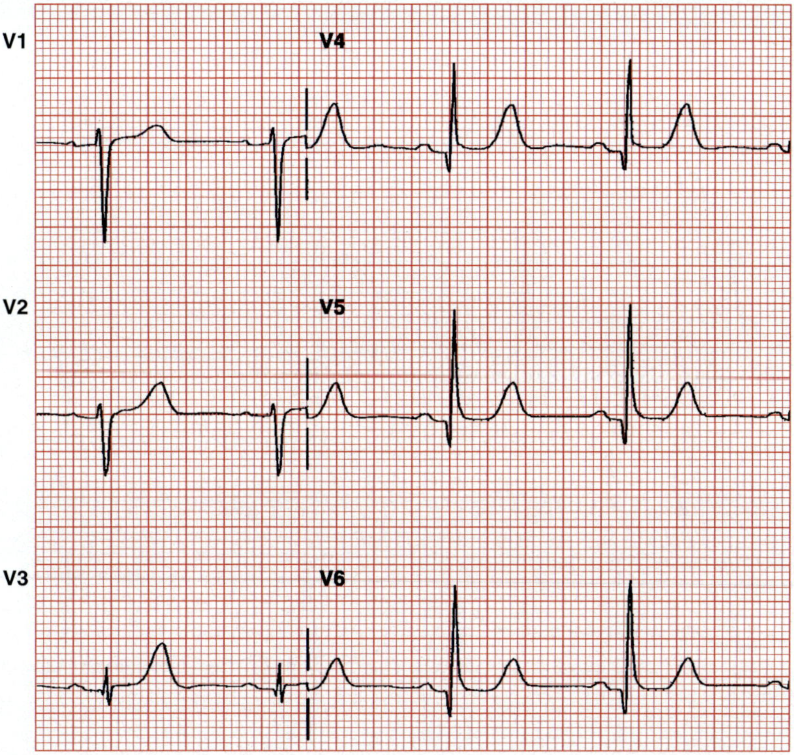

图 6-23　**B.** 与 **A** 图为同一患者的心电图。V_4 ~ V_6 导联深而宽的病理性 Q 波。

但假阳性率较高。

新的诊断线索

左束支阻滞患者发生心肌梗死和缺血时可能出现异常的ST段偏移，在左束支阻滞患者进行 PTCA 时已证实了这些偏移。

- 非一致性 ST 段偏移是指 ST 段向与 QRS 主波相反的方向偏移，即在左束支阻滞合并心肌梗死时，在以 S 波为主的 V_1 ~ V_4 导联，通常抬高的ST段抬高得更加明显。图6-33和6-34显示V_2、V_3、V_4 导联 ST 段均明显抬高，表现为非一致性 ST 段抬高，其等于或超过V_2~V_4导联的QRS波群振幅，提示急性心肌损伤图形。
- 左束支阻滞伴胸痛急性发作的患者，下壁心肌梗死的心电图特

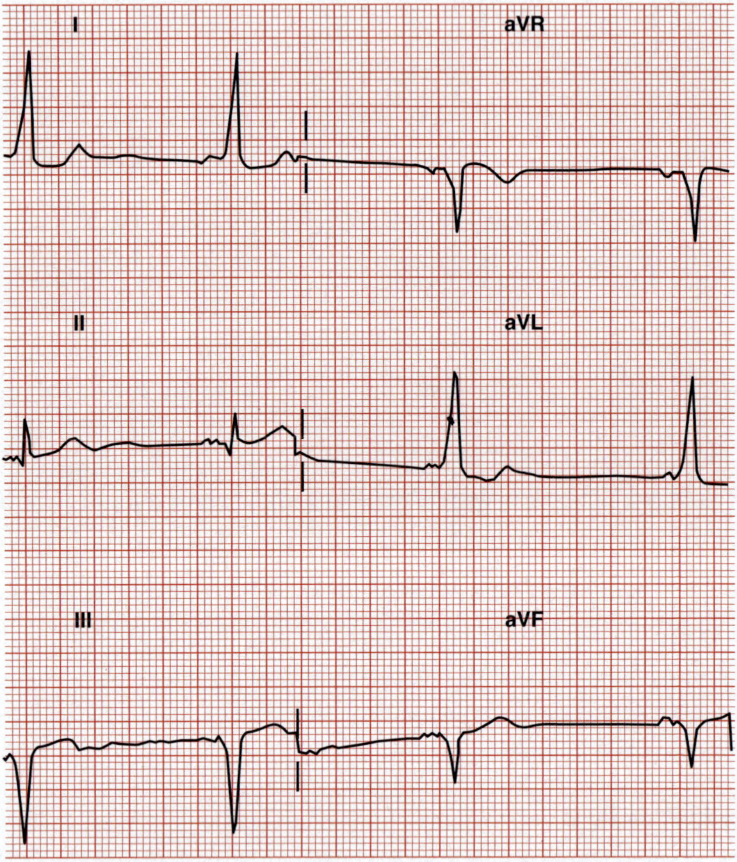

图6-24　患者女性，42岁，WPW综合征。注意Ⅱ、Ⅲ、aVF导联假性Q波，伪似下壁心肌梗死。

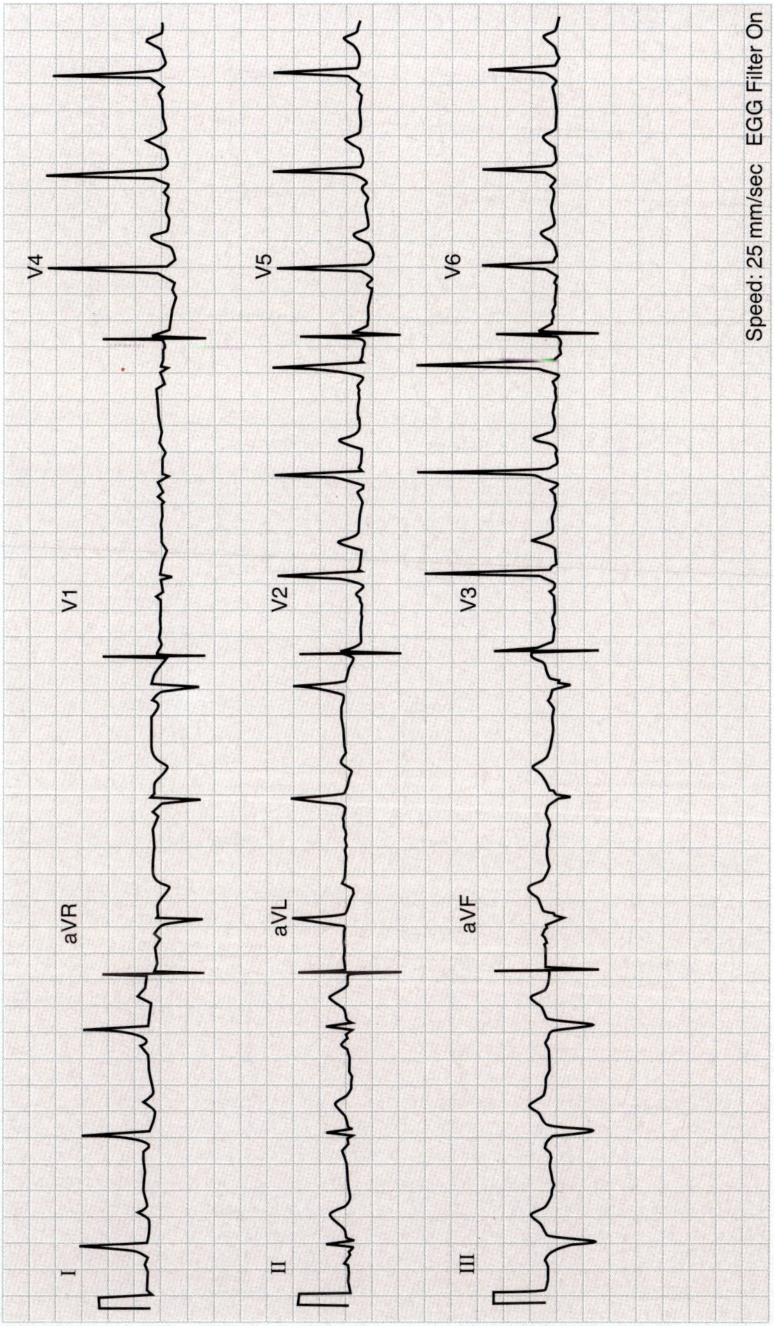

图 6-25　WPW 综合征伪似下壁心肌梗死。

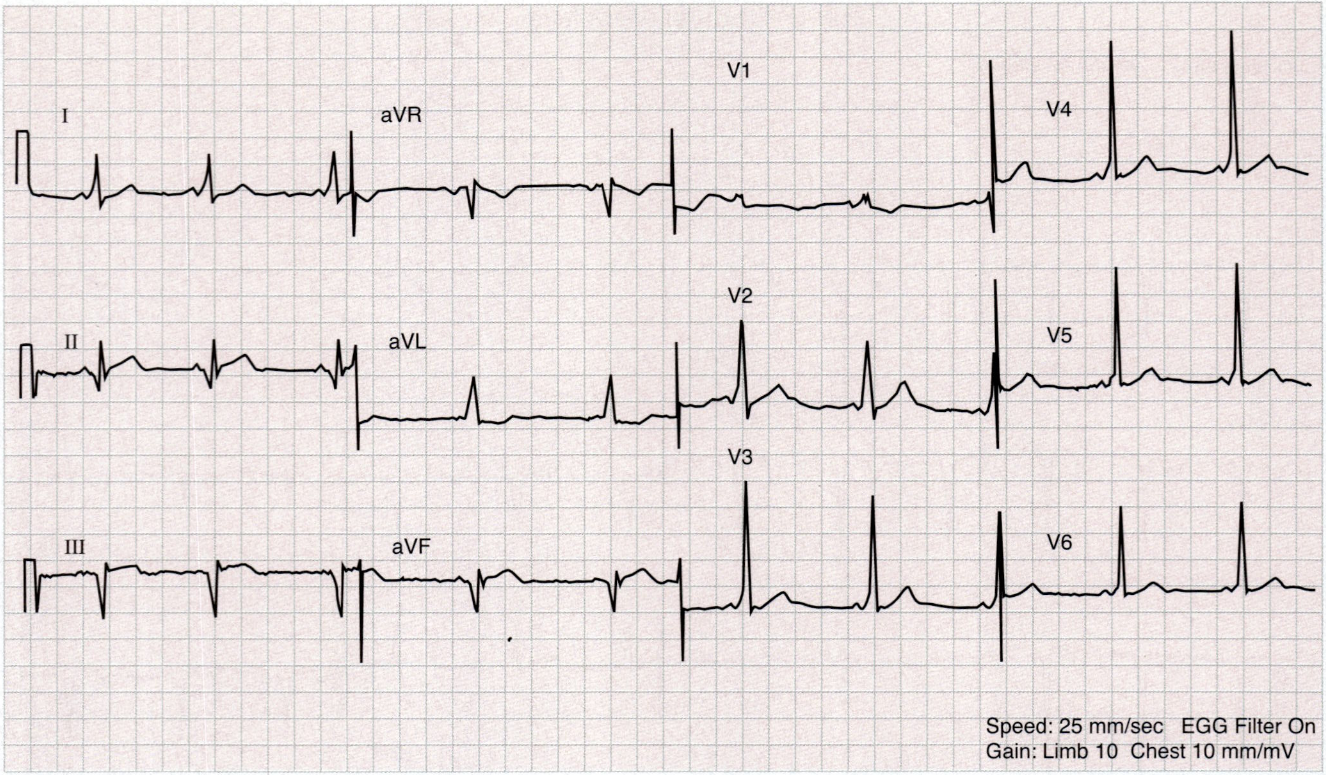

图 6-26 WPW 综合征。Ⅱ、Ⅲ、aVF 导联深的 Q 波，伪似下壁心肌梗死。参见逐步法准确分析心电图的第 3 步。也可参见第 2 章关于及早讨论 WPW 综合征的必要性，在分析传导阻滞的同时对其进行分析。

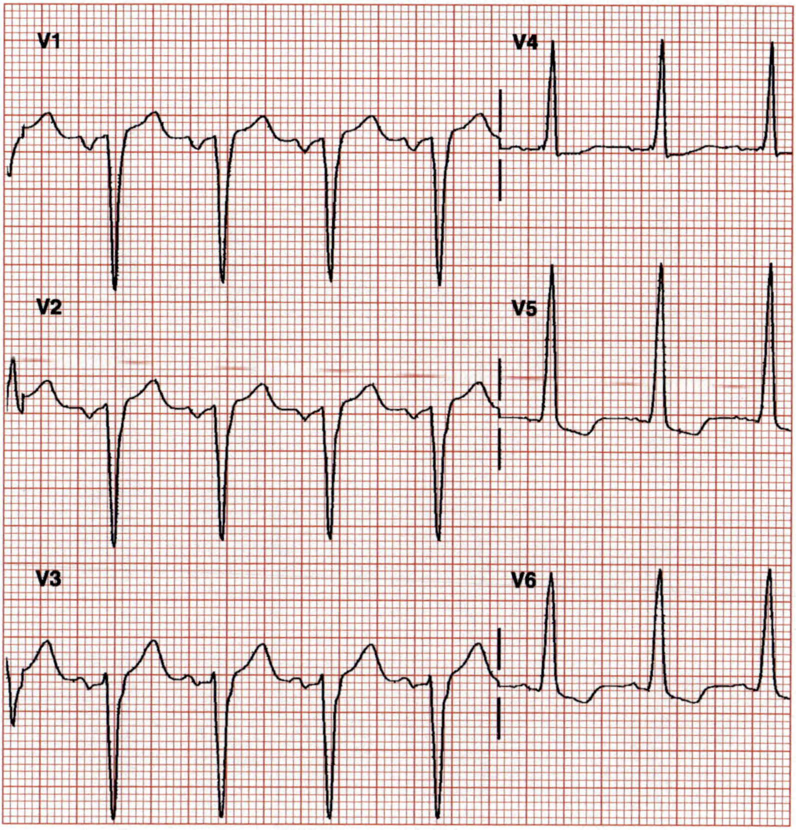

图 6-27　左心室肥大：V_1 和 V_2 导联 QS 波，V_3 导联小 r 波。该心电图伪似陈旧性前间壁心肌梗死，是常见的错误分析。

点常表现为下壁导联 ST 段抬高伴 $V_1 \sim V_4$ 导联一致性、对应性 ST 段压低。一致性 ST 段偏移是指 ST 段向与 QRS 主波相同的方向偏移，即一致性、对应性ST段压低的方向与左束支阻滞患者 $V_1 \sim V_4$ 导联通常的继发性 ST 段抬高的方向相反。这些非一致性与一致性的 ST 段改变特异性为 92% ~ 96%，但敏感性较低。

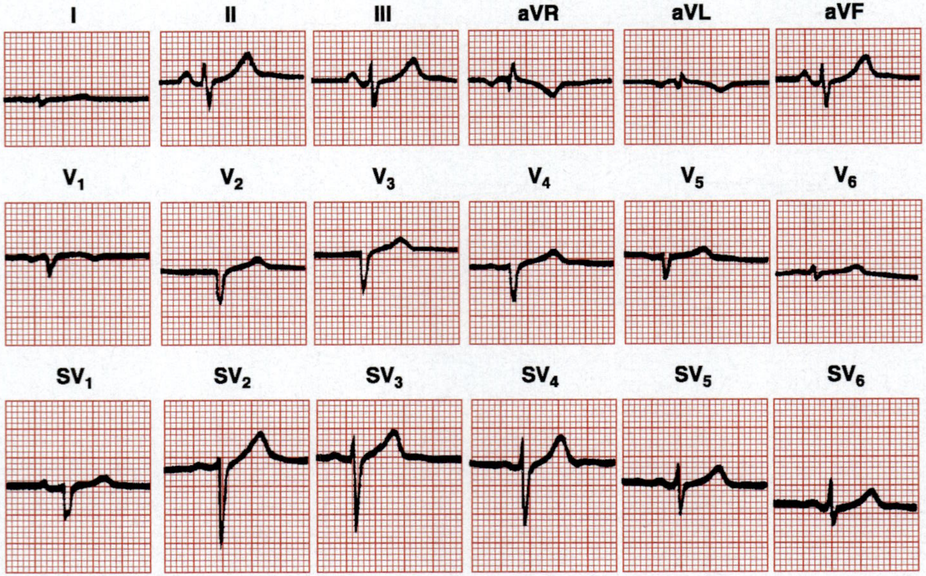

图 6-28 V_1 ~ V_4 导联 QS 波伪似前壁心肌梗死。在常规胸导联位置的低一肋间水平处做胸导心电图（sV_1 ~ sV_6）。患者男性，58 岁，严重肺气肿。QRS 波群部分正常化。（引自 Chou TC: Cardiovasc Clin 5: 199, 1973.）

表 6-1 引起假性梗死的原因

心脏肿瘤（原发性和继发性）
心肌病，尤其是肥厚型（图 6-23）和扩张型
Chagas 病
胸廓畸形
慢性阻塞性肺病，尤其是肺气肿（图 6-8、6-28）
HIV 感染（图 6-22）
高钾血症
左前分支阻滞
左束支阻滞（图 2-9、6-6）
左心室肥大（图 6-27）
心肌炎和心包炎
正常变异（图 5-13、5-14、6-5）
气胸
R 波递增不良、心脏转位（图 6-7）、导联误置
肺栓塞（图 10-24）
胸部外伤（非贯通伤）
WPW 综合征（图 6-25、6-26、11-27、11-29）
其他原因（虽罕见），包括急性胰腺炎、淀粉样变、肉瘤样变、硬皮病

右束支阻滞合并心肌梗死

- 大约 15% 的急性心肌梗死患者出现右束支阻滞。
- 单纯右束支阻滞而无心肌梗死时，在Ⅲ、aVF 导联可以出现深 Q 波。只有在Ⅱ导联也出现 Q 波时才可能存在心肌梗死。
- 右束支阻滞而合并心肌梗死常常伴随左前分支阻滞（图 9-8）。
- 右束支阻滞而无心肌梗死时，在V_1、V_2导联可出现Q波。如V_3导联甚至更多导联也出现Q波则提示心肌梗死。图4-10显示向量改变；图 6-35 显示右束支阻滞合并急性前壁心肌梗死。

QRS 波群低电压

一般情况下，记录心电图的纸速为25mm/s。在此速度时，在水平方向 1mm 的小格等于 0.04s。P 波、QRS 波群、T 波的电压应参照校准电压或标准电压按垂直方向测量，标准电压应为1mV=10mm。按此统一标准，纵向 1mm 小格等于 0.1mV。

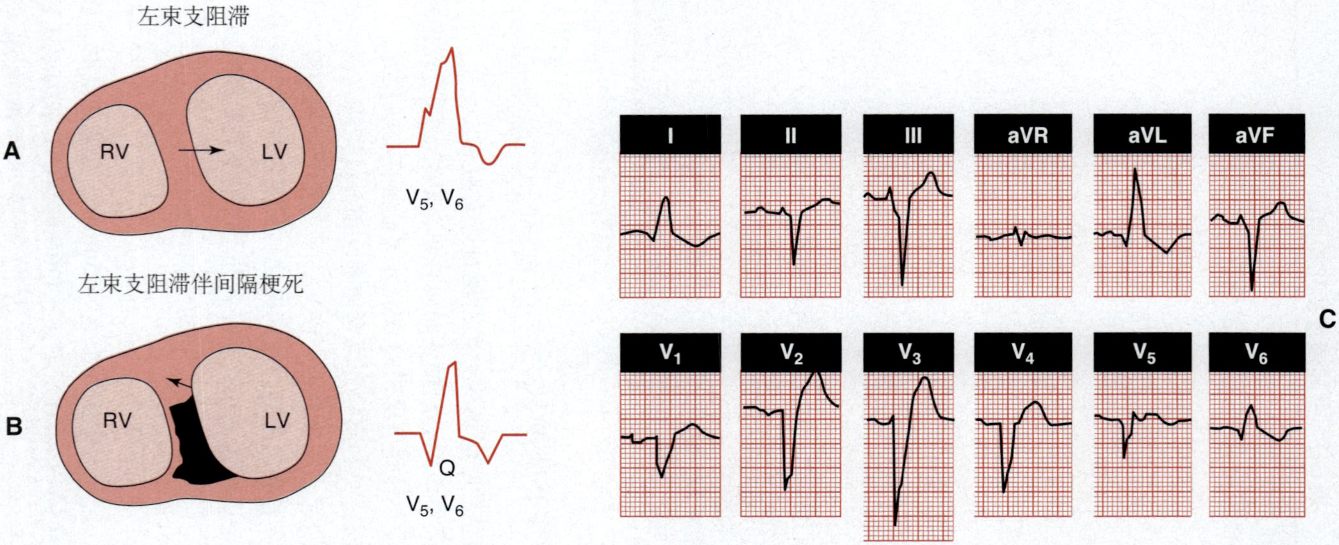

图 6-29 **A.** 单纯左束支阻滞，早期间隔向量指向左侧。因此 V_5 和 V_6 导联无 Q 波（右侧图）。**B.** 左束支阻滞伴前间壁心肌梗死，早期间隔向量可能指向后、右方（左侧图）。因此，V_5和V_6导联可能出现明显的Q波，是间隔梗死的一个标志（右侧图）。（摘自Dunn MI, Lipman BS: Lipman-Massie clinical electrocardiography, ed 8, Chicago, 1989, Year Book.）**C.** 前壁心肌梗死（累及间隔）伴左束支阻滞。注意 I 、aVL、V_5 和 V_6 导联出现 QR 波。

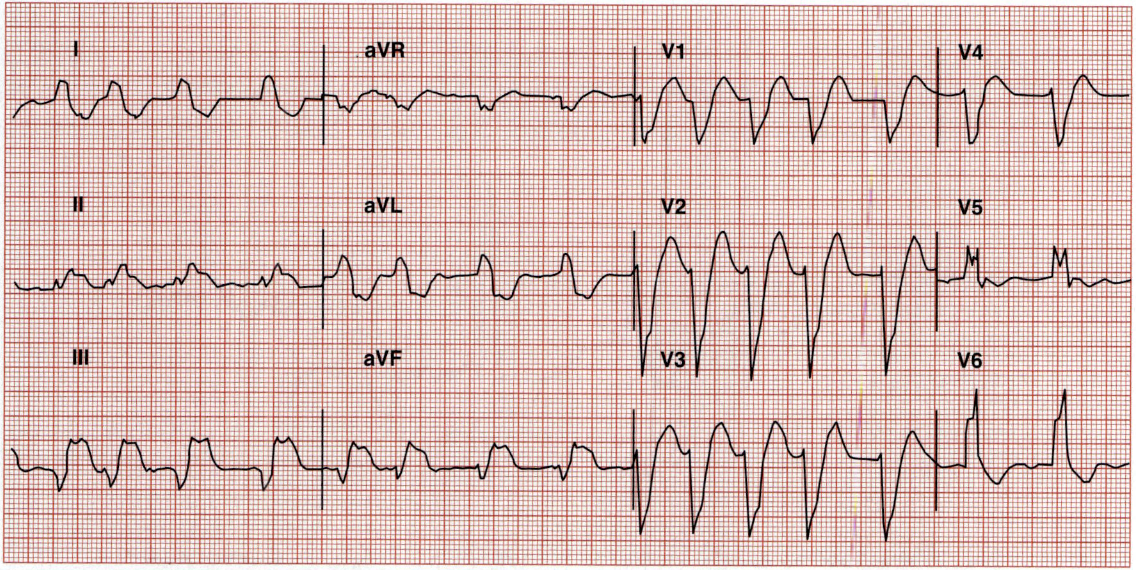

图6-30 完全性左束支阻滞伴急性下壁心肌梗死。注意Ⅱ、Ⅲ、aVF导联ST段明显抬高，伴Ⅰ、aVL导联在继发性ST-T改变的基础上ST段对应性压低。基础心律是心房颤动。(引自Braunwald E: Heart disease: a textbook of cardiovascular medicine, ed 6, Philadelphia, 2001, WB Saunders.)

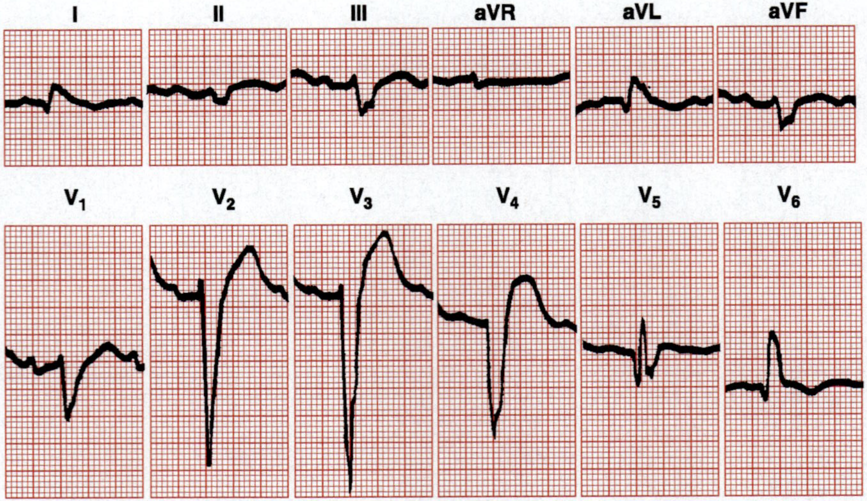

图 6-31 完全性左束支阻滞合并心肌梗死（尸检证实）。心肌梗死的心电图诊断主要是根据 I 、aVL、V_5、V_6 导联的 Q 波。10天后尸检证实广泛性严重动脉粥样硬化，左旋支冠状动脉完全闭塞。侧壁除陈旧性心肌梗死外，还有近期广泛性梗死。患者还患有左心室肥大。（引自 Chou TC: Electrocardiography in clinical practice, ed 4, Philadelphia, 1996, WB Saunders.）

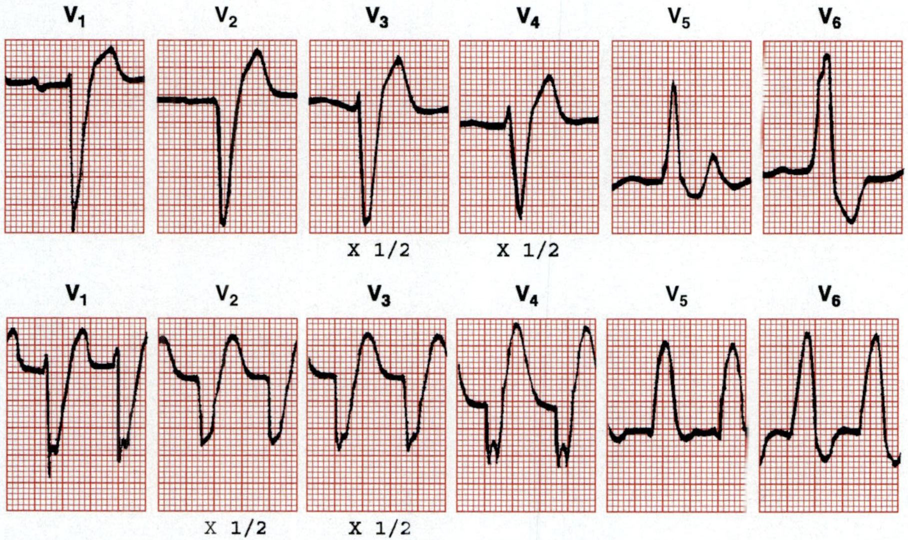

图6-32 左束支阻滞合并心肌梗死。患者男性，57岁，有高血压和冠心病史。上图是在发生充血性心衰、频繁发作心绞痛后记录的。心电图显示一度房室阻滞，完全性左束支阻滞，QRS波群时限0.18s，有洋地黄效应。6周后，其发生严重的胸骨后疼痛，并出现几次室性心动过速。下图显示 V_3 和 V_4 导联R波丢失，V_5 导联出现小q波。5天后患者死亡。尸检发现心脏重1200g，明显的双心室肥大。有严重的冠心病，大面积的急性前壁心肌梗死，并可见陈旧性下壁心肌梗死，室间隔脂肪变性和浸润。

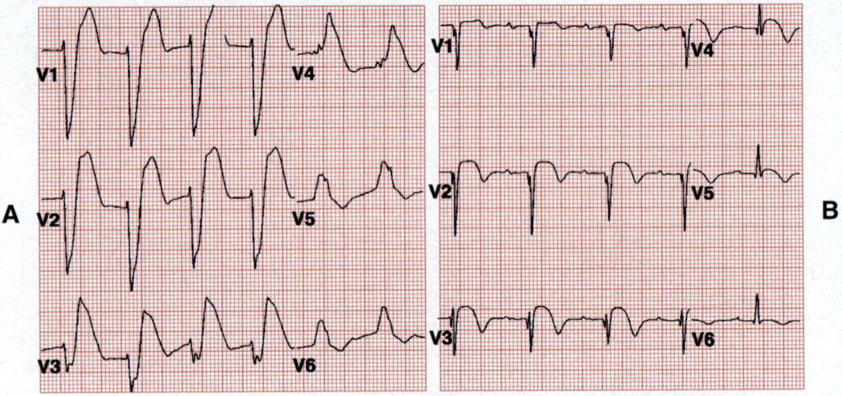

图 6-33 患者男性，84 岁，急性前壁心肌梗死，图为胸导联心电图。**A.** 左束支阻滞伴急性损伤图形引起非一致性ST段抬高，其在V_2、V_3导联超过 1mV。**B.** 1 天后演变为梗死图形，无左束支阻滞。心导管检查提示严重的三支冠状动脉病变，心尖部无运动，左室射血分数30%。（引自 Chou TC: Electrocardiography in clinical practice, ed 5, Philadelphia, 2001, WB Saunders.）

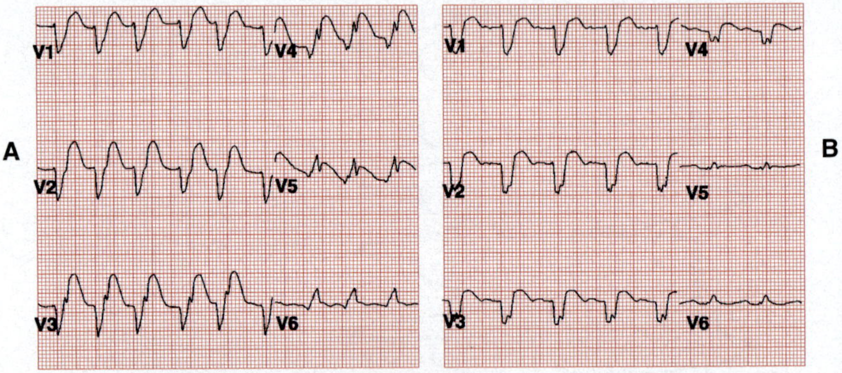

图 6-34 患者男性，45 岁，左束支阻滞合并急性前壁心肌梗死。图为胸导联心电图。**A.** 急性损伤图形，表现为非一致性 ST 段抬高，其在 V_2 ~ V_4 导联等于或超过 QRS 波群振幅。**B.** 1 天后演变为急性心肌梗死图形，抬高的 ST 段开始下降，V_2 ~ V_4 导联 T 波终末部开始倒置。注意 Cabrera 征（V_2 ~ V_4 导联 S 波升支上的切迹）。冠状动脉造影提示左前降支近端严重狭窄。心尖部无运动，左室射血分数约为40%。（引自 Chou TC: Electrocardiography in clinical practice, ed 5, Philadelphia, 2001, WB Saunders.）

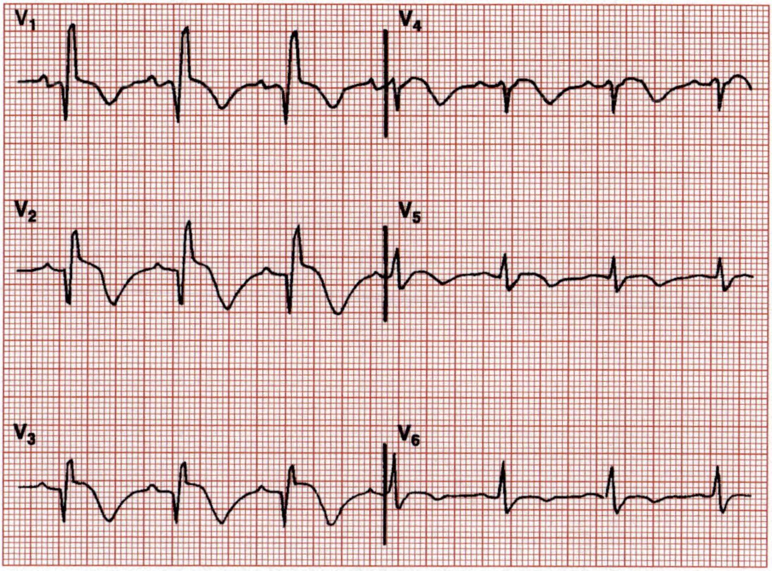

图6-35　右束支阻滞合并急性前壁心肌梗死。前壁除极向量的丢失导致右胸导联和中胸导联呈 QR 型，伴 ST 段抬高及 T 波倒置（V_1 ~ V_6）。（引自Braunwald E: Heart disease: a textbook of cardiovascular medicine, ed 6, Philadelphia, 2001, WB Saunders.）

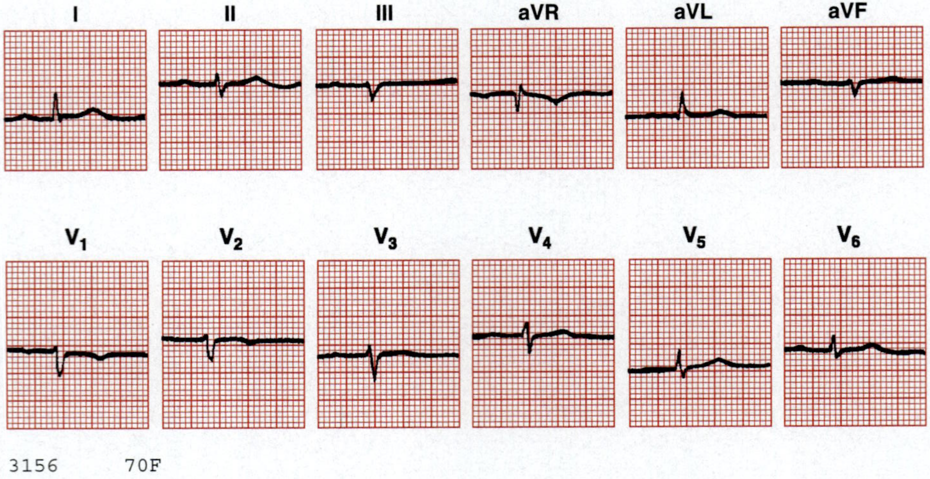

图 6-36 心脏粘液瘤。患者女性，70 岁，有粘液瘤史 15 年。在停药 1 年后粘液瘤的症状和体征复发。无冠心病的症状。X 线显示心脏不大。心电图显示一度房室阻滞。P 波和 QRS 波群低电压，伴电轴异常左偏。$V_1 \sim V_3$ 导联 T 波倒置。（引自 Chou TC: Electrocardiography in clinical practice, ed 4, Philadelphia, 1996, WB Saunders.）

QRS 波群低电压的标准

- 在所有的肢体导联，整个的 QRS 波群振幅（R+S）＜ 5mm。
- 在每个胸导联，整个的 QRS 波群振幅（R+S）＜ 10mm。

QRS 波群低电压的原因

- 肥胖
- 心包积液
- 限制性心包炎
- 粘液瘤（图 6-36）
- 淀粉样变和其他限制性心肌病及心肌弥漫性病变
- 胸腔积液
- COPD

（王焱 陈超 译，巩燕 校）

7

心房肥大和心室肥大

心房肥大

左心房肥大

诊断标准

- Ⅱ、Ⅲ、aVF 导联 P 波时限≥ 0.12s（3 个小格）。P 波宽大并有切迹。这些特点在Ⅱ导联最明显。
- V_1 导联 P 波的终末部分向下，时限延长≥ 0.04s（图 7-1）。
- V_1 导联 P 波终末负向部分的深度≥ 1mm。
- V_1导联P波终末负向部分的深度（mm）和时限（s）的乘积（称为 P 波终末向量）≥ −0.04mm·s。
- 通过观察 V_1 导联的 P 波可以快速确定 P 波终末向量（PTF-V_1）。P 波终末负向部分的时限为 1 个小格（0.04s）、深度为 1 个小格（1mm）时，P 波终末向量等于 −0.04mm·s（图 7-1 和 7-2）

诊断标准的可靠性

左心房增大或肥厚而无显著增大的患者以及左心房压力增高和容量增大的患者，其心电图可见具有诊断意义的一些变化：

- PTF-V_1 ≥ −0.04mm·s 与Ⅱ、Ⅲ、aVF 导联 P 波时限＞ 0.10s（100ms）两项联合标准预测左心房增大的敏感性为 82%。
- PTF-V_1 ＞ −0.06mm·s 预测左心房增大的敏感性为 80%。
- P 波时限＞ 0.10s 预测左心房增大的特异性为 85%，但敏感性低＜ 33%。

更重要的是，这些改变与超声心动图左心房增大＞ 4cm 相关；

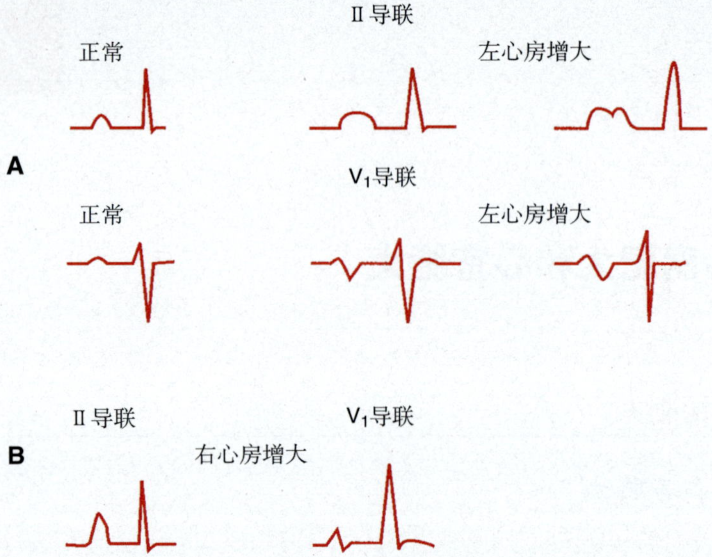

图7-1 **A.** 左心房增大：Ⅱ导联P波时限≥3mm（0.12s）。在V_1导联，P波的负向部分至少占1个小格，P波终末向量≥−0.04mm·s（图7-2）。**B.** 右心房增大：Ⅱ导联P波振幅≥3mm。在V_1导联，P波的前半部为正向，且宽度＞1mm。（引自 Khan M Gabriel: On call cardiology, ed 2, Philadelphia, 2001, WB Saunders.）

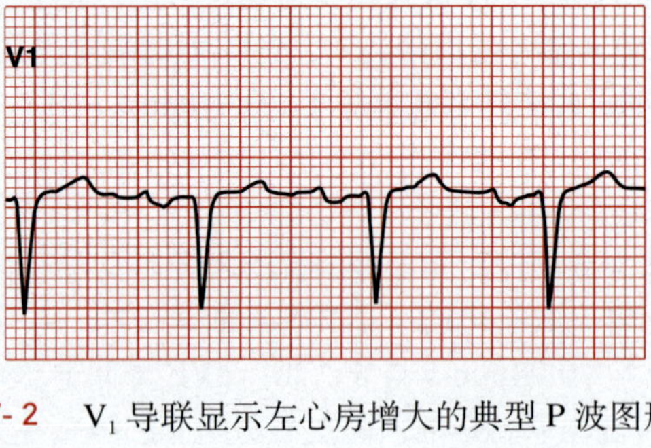

图 7-2 V_1 导联显示左心房增大的典型 P 波图形。

偶尔心电图提示左心房肥大，而超声心动图无明显增大，心电图改变是高血压或其他心脏病引起左心室病变的唯一表现。因此最好用*左心房异常*来涵盖左心房增大、肥厚、心房容量或压力的增加。

原因

分析左心房肥大的心电图特点十分重要，因为其可能是多种心脏病患者心电图的惟一异常表现。其也可能是诊断潜在的左心室肥大、心瓣膜病、先天性心脏病、缺血性心脏病引起的心衰、左室功能不全、各种心肌病或限制性心包炎的唯一线索。左心房肥大是常见的心电图改变。左心房异常的原因包括：

- 二尖瓣狭窄
- 二尖瓣反流
- 左心室衰竭，尤其是急性肺水肿，在成功治疗大约 1 周后，其异常心电图改变可以减轻或消失
- 左心室肥大（左心室顺应性改变后引起心房肥大）
- 主动脉瓣疾病

右心房肥大

诊断标准

- Ⅱ、Ⅲ、aVF 导联 P 波高尖，振幅≥ 2.5mm，时限正常（图 7-3）
- V_1、V_2、V_3 导联 P 波的正向部分高尖，振幅≥ 1.5mm。
- 额面 P 波电轴＞ 75°。

有益线索

- V_1、V_2导联（有时V_3导联）P波异常高大≥1.5mm，也提示右心房肥大，其特异性要比根据Ⅱ、Ⅲ、aVF 导联 P 波高尖（肺型 P 波）的常规诊断标准更高。
- V_1 或 V_2 导联 P 波初始正向部分≥ 0.04s，提示右心房肥大，但在肺心病患者右胸导联这些变化并不常见，而多见于儿童先心病患者及成人右心室肥大者。
- Ⅱ、Ⅲ、aVF 导联典型肺型 P 波诊断右心房肥大的特异性要比右胸导联低，但由于肺心病和一些其他疾病在 V_1 ~ V_3 导联可能无此异常，故必须注意Ⅱ、Ⅲ、aVF 导联的 P 波改变。
- 右心房肥大并非常见疾病，但仔细分析心电图以寻找有无右心房肥大的表现很重要，因为其可以帮助发现重要的潜在先天性

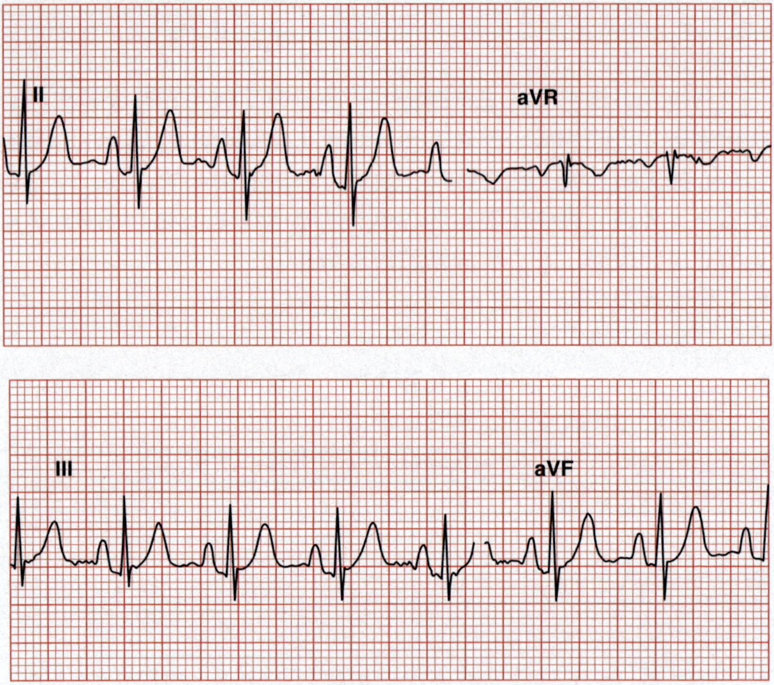

图 7-3 Ⅱ、Ⅲ、aVF 导联 P 波高尖＞ 2.5mm，提示右心房肥大。

心脏病，而且也是提示右心室肥大的重要线索。

原因

右心房肥大的原因有：

- 先天性心脏病（某些类型）
- 肺心病
- 肺动脉瓣狭窄
- 肺动脉高压
- 三尖瓣狭窄
- 三尖瓣反流
- 右心室肥大（RVH）

双心房肥大

下列表现提示双心房肥大：

- V_1 导联较大的双向P波，初始正向部分＞1.5mm，终末负向部分深度达 1mm，时限达 0.04s（图 7-1、7-2、7-4、7-9、3-3）
- V_1、V_2、V_3 导联 P 波高尖≥ 1.5mm
- V_4 ~ V_6 导联 P 波有切迹
- 肢体导联 P 波振幅≥ 2.5mm，时限≥ 0.12s

心室肥大

左心室肥大

第 1 章阐述了正常 QRS 波群的形成机制，图 7-5 显示了左心室肥大时QRS波群的形成机制。左心室肥大时，左心房也变得肥大以代偿左心室的顺应性下降，因而左心房肥大是左心室肥大的早期心电图表现。

35 岁以上患者的诊断标准

诊断左心室肥大的心电图电压标准既不精确也不可靠，其敏感性仅为 50%，特异度约为 94%。

辅助诊断标准

V_5和V_6导联非对称性ST段压低和T波倒置：左心室劳损图形；倒置T波的近端降支下降平缓，而升支陡直。这些改变应在V_5和V_6导联最大，V_4 导联最小（图 7-6、2-25、6-27）。注意如 V_3 和 V_4 导联 ST-T 变化最明显，很可能提示心肌缺血。V_5 和 V_6 导联有改变而V_3和V_4导联无改变，可能是左心室肥大、心肌缺血或两者共同引起（图 8-12 A 和 B）。

QRS 波群时限应＜ 0.12s。

1. Sokolow-Lyon 电压标准
    - I 导联 R 波 + Ⅲ导联 S 波＞ 25mm（2.5mV）
    - aVL 导联 R 波＞ 11mm（1.1mm）
    - V_6 导联 R 波＞ 26mm（2.6mV）
    - V_6 导联 R 波 +V_1 导联 S 波＞ 35mm（3.5mV）（图 7-6、2-25）

据报告该标准敏感性为 49%，特异性约为 90%。

－电轴左偏支持左心室肥大，但不是诊断的必要条件

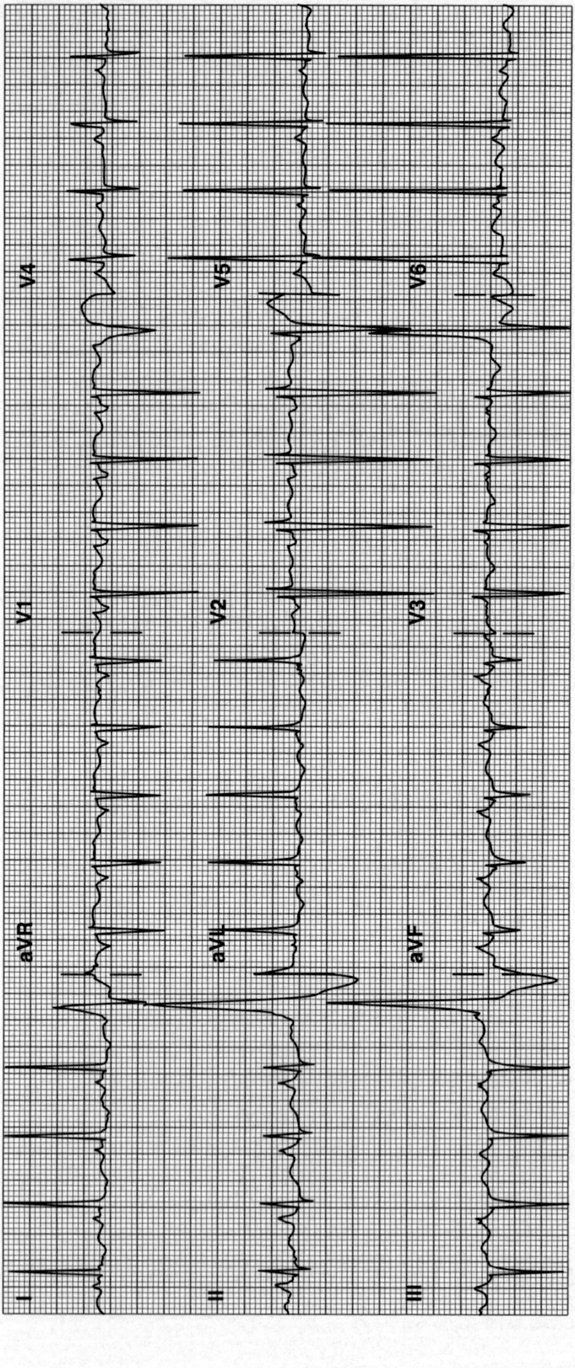

图 7-4 窦性心动过速 120 次 / 分，室性早搏，V_1、V_2 导联呈 RSR' 型。V_1 导联显示左、右心房肥大的特点。胸导联电压增大符合左心室肥大的特点；V_4 和 V_5 导联 ST-T 改变可能为左心室肥大或心肌缺血引起。

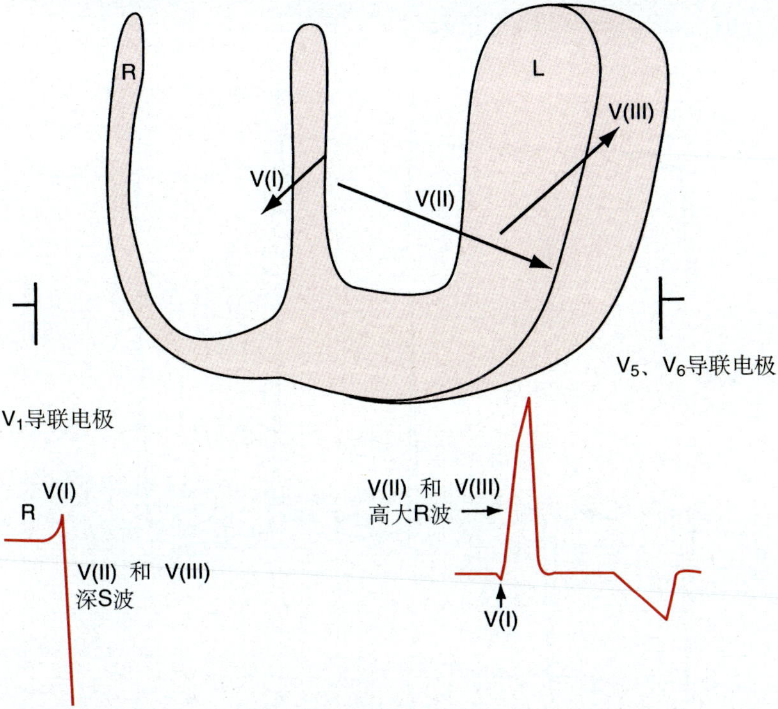

图7-5　向量Ⅱ对左心室肥大心电图的影响。左室心肌越厚，向量Ⅱ就越大；因此在 V_1 导联产生深 S 波，在 V_5 和 V_6 导联产生高大 R 波。注意T波呈降支平缓、升支陡直的“心肌劳损图形”。（引自Khan M Gabriel: On call cardiology, ed 2, Philadelphia, 2001, WB Saunders.）

– V_5 或 V_6 导联类本位曲折起始＞ 0.05s。

2. **Cornell 电压标准**
   - V_3 导联 S 波 +aVL 导联 R 波男性＞ 28mm（2.8mV）或女性＞ 20mm（2.0mV）；其敏感性约为 49%，特异性约为 90%。
3. **作者的标准**（年龄＞ 35 岁）： 3 分 = 可能为左心室肥大；4 分 = 明显左心室肥大
   - V_1 导联 S 波 +V_6 导联 R 波≥ 35mm（2 分）
   - aVL 导联 R 波 +V_3 导联 S 波男性＞ 28mm 或女性＞ 20mm（3 分）

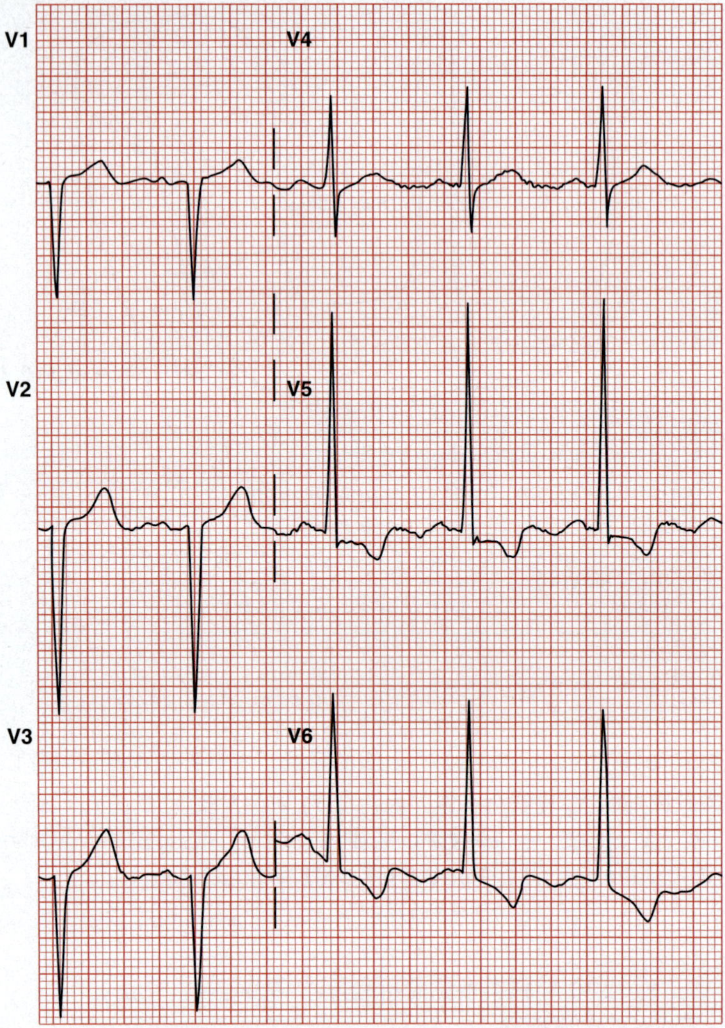

图 7-6 V_5 或 V_6 导联的 R 波与 V_1 或 V_2 导联的 S 波电压之和明显增加，＞35mm。V_5 和 V_6 导联非对称性 ST 段压低和 T 波倒置，是典型的左心室肥大的特点；注意 V_4 导联无 ST-T 改变。

- 左心房增大，P 波终末向量≥ − 0.04mm·s 或 Ⅱ、Ⅲ、aVF 导联 P 波时限≥ 0.12s（2 分）
- V_5 和 V_6 导联 ST 段非对称性压低（2 分）

4. Romhilt-Estes 计分系统
   - 肢体导联 R 波 ≥ 20mm，V_1 或 V_2 导联 S 波 ≥ 30mm，或 V_5 或 V_6 导联 R 波 ≥ 30mm（3 分）
   - V_1 导联 P 波负向部分深度 > 1mm、时限 > 0.03s（3 分）
   - ST-T段改变（患者未服地高辛时，3分；服用地高辛时，1分）
   - 电轴左偏（2 分）

   －总分为 4 分提示可能为左心室肥大，总分为 5 分或 5 分以上提示左心室肥大。敏感性约为 30%，特异性约为 90%。

诊断左心室肥大的误区

上述诊断标准并不适用于35岁以下者，因为健康年轻人QRS波群电压可以显著增加（图 7-7，表 2-1）。

- 左前分支阻滞时 QRS 波群电压可能增加。
- 美国黑人比白种人 QRS 波群电压高。
- 使 QRS 波群电压降低并掩盖左心室肥大心电图体征的疾病包括：严重的慢性阻塞性肺疾病、心包积液、大面积陈旧性心肌梗死、粘液瘤（图6-34）、心肌病变（如扩张型心肌病、淀粉样变、硬皮病）等。

右心室肥大

QRS 波群时限必须 < 0.12s，因为当存在右束支阻滞、WPW 综合征、后壁心肌梗死、右位心时，就不能准确诊断右心室肥大。

30 岁以上患者的诊断标准

诊断右心室肥大必须符合下列 2 条以上的标准：

- 电轴右偏 > +110°
- V_1 导联 R 波高大 ≥ 7mm（也可能是正常变异），V_1 导联 S 波 ≤ 2mm，V_1 导联 R/S > 1，V_5 或 V_6 导联 R/S ≤ 1（图 7-8），患者年龄 30 岁以上（表 2-1）
- V_5 或 V_6 导联 S 波 > 2mm
- V_1 导联呈 qR 型（不常见，但特异性增加）（图 7-9、7-10）
- 最重要的是仔细观察有无右心房肥大：P 波高尖，V_1、V_2 或 V_3 导联 P 波振幅 ≥ 1.5mm（图 7-9）或 Ⅱ、Ⅲ、aVF 导波 P 波振幅 ≥ 2.5mm（使特异性增加）

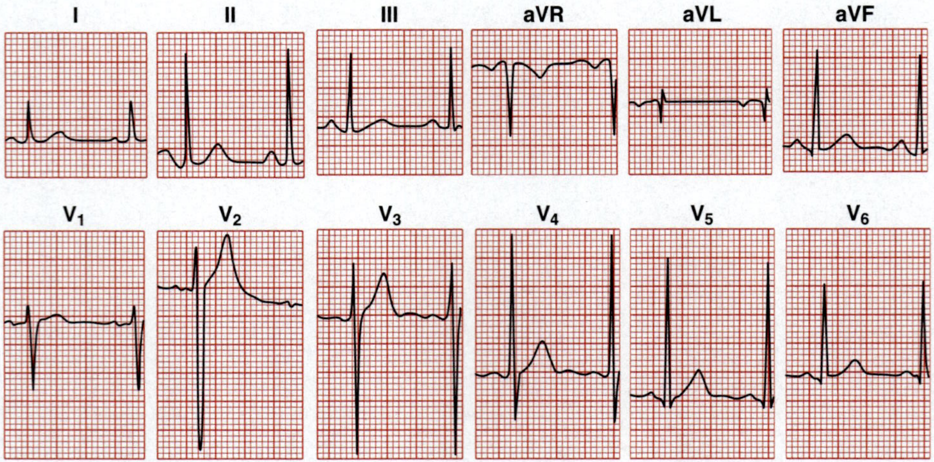

图 7-7　正常年轻成人的 QRS 波群高电压。该图为 22 岁健康男性医学生的心电图。RV_5+SV_1 =46mm，RV_5+SV_2 =49.5mm。（引自 Chou TC: Electrocardiography in clinical practice, ed 4, Philadelphia, 1996, WB Saunders.）

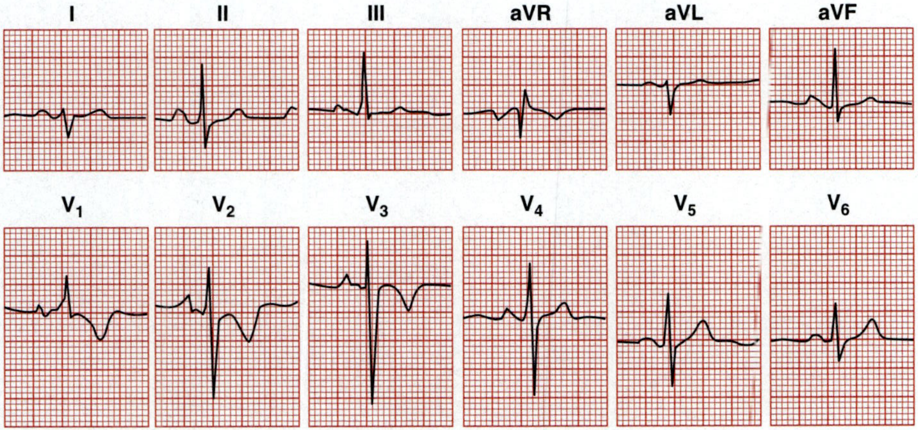

图 7-8 严重二尖瓣狭窄。患者男性，47 岁，手术证实严重二尖瓣狭窄。心电图中，P 波符合双心房增大的特点。电轴异常右偏，V_1 导联 R/S > 1，右胸导联 T 波倒置，符合右心室肥大。（引自 Chou TC: Electrocardiography in clinical practice, ed 4, Philadelphia, 1996, WB Saunders.）

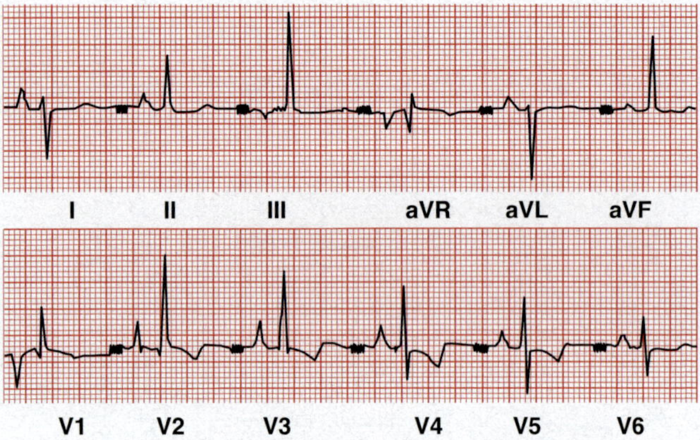

图 7-9 右心室肥大。V_1 导联 R 波提示右心室压力超过左心室压力。P 波电轴向左，V_1 导联负向 P 波较深，明显异常，很可能是右心房向左、向后增大引起。V_2 和 V_3 导联高大 P 波可诊断右心房增大。（引自 Braunwald E: Heart disease: a textbook of cardiovascular medicine, ed 5, Philadelphia, 2001, WB Saunders.）

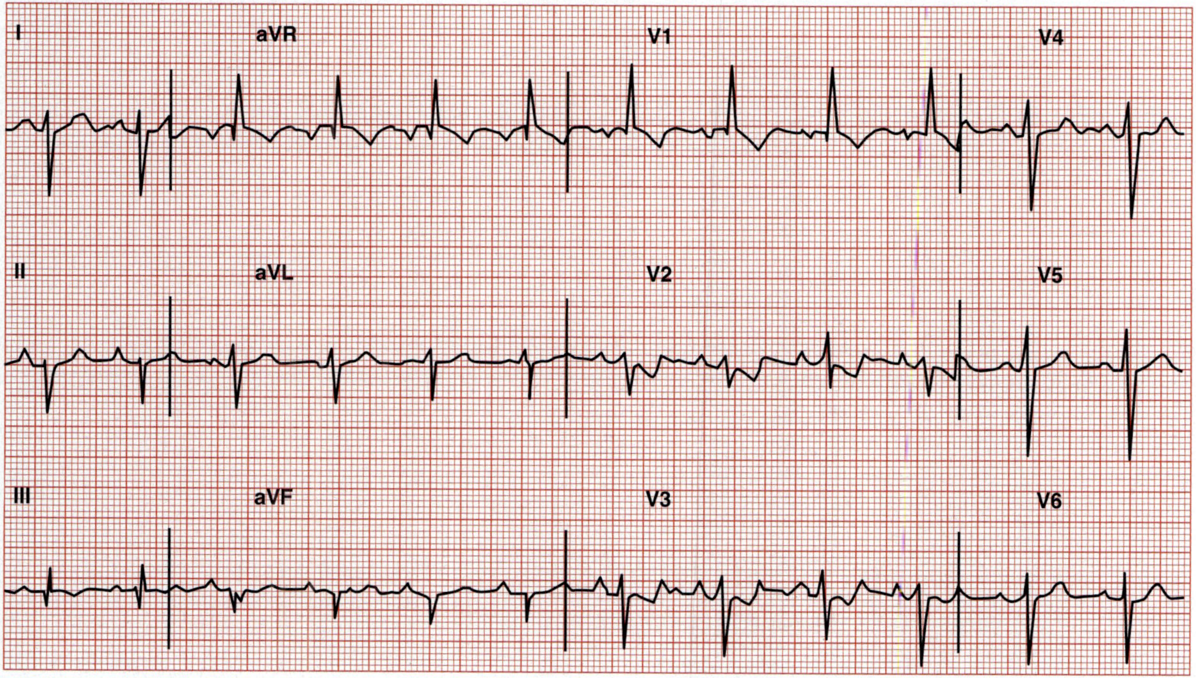

图7-10 右心室肥大图形，符合压力负荷过重。注意以下表现：1）V_1导联R波高大（作为qR波的一部分）；2）电轴右偏；3）V_1 ~ V_3导联T波倒置；4）胸导联移行晚（V_6导联呈rS型）；5）右心房异常。也存在S_IQ_{III}型，其可见于急性或慢性右心室负荷过重综合征。（引自 Braunwald E: Heart disease: a textbook of cardiovascular medicine, ed 5, Philadelphia, 2001, WB Saunders.）

辅助诊断标准

- V_1 导联类本位曲折起始 = 0.035 ～ 0.055s
- V_1 ～ V_3 导联 ST-T 劳损样改变（图 7-9）
- 右心房增大

右心室肥大的诊断误区

右心室肥大合并右心房增大的心电图诊断并不常见；在下列情况下不应轻易做出右心室肥大的心电图诊断。

- 右束支阻滞（RBBB）
- WPW 综合征
- 正后壁心肌梗死
- 儿童（前述的心电图表现可能是正常变异）
- 移行早（V_1 和 V_2 导联 R 波增加，但 V_5 或 V_6 导联 R/S ＞ 1）
- 右位心（表 2-3）
- 肥厚型心肌病（可能见到 V_1 导联 R 波高大且 R/S ＞ 1）

（黄卫斌　吴岳平 译，巩燕 校）

T 波

T 波代表心室复极，即心室恢复期。正如第 5 章所强调的，有经验的心电图分析人员着重分析ST段，而不是试图根据T波做出诊断。T波改变常常是非特异性的，应该结合ST段和临床表现进行分析。图 8-1 显示了分析 T 波改变的流程图。

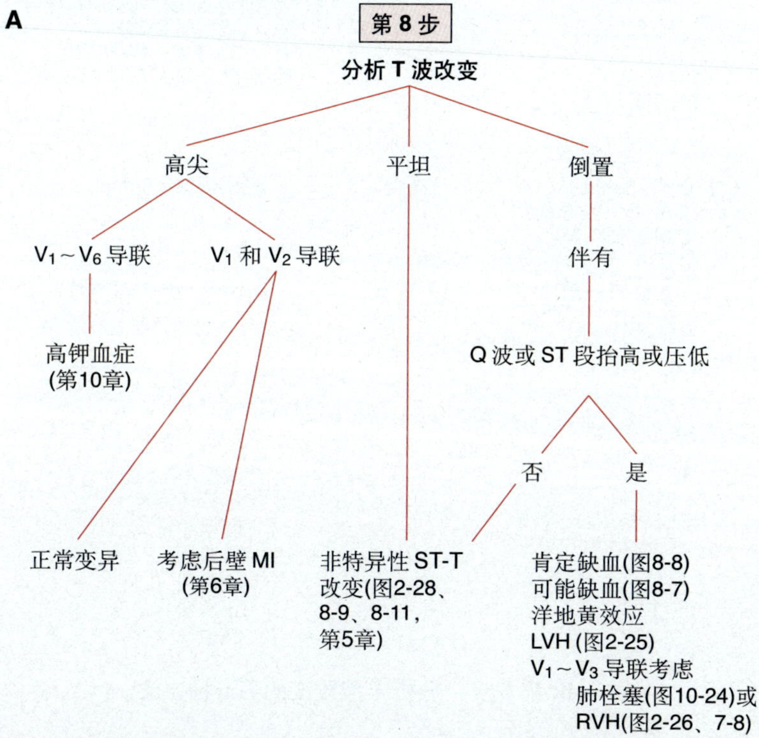

图 8-1 逐步法准确分析心电图。**A. 第 8 步：分析 T 波改变**。LVH：左心室肥大；MI：心肌梗死；RVH：右心室肥大。

第 8 步 续

B 分析 T 波改变

正常

- 直立：I、II、V_3～V_6 导联
- 倒置：aVR 导联
- 可变：III、aVL、aVF、V_1、V_2

否

如异常，分析是否伴有 ST 段压低≥1 mm、ST 段抬高或 ST 段形态异常

是
- 肯定缺血（图 8-8）

否
- 非对称性 T 波倒置（心肌劳损图形）
  - a. V_5 和 V_6 导联，偶在 V_4导联：LVH (图 2-25)
  - b. V_1 ～ V_3导联：RVH 或肺栓塞(图 2-26、7-8、10-24)
- T 波深倒＞5 mm
  - a. 仅在 V_2～V_5导联：可能缺血或 MI后
  - b. 仅在 II、III、aVF导联：可能缺血或 MI后
  - c. 广泛性：心肌病或其他非特异性
- 高尖
  - 高钾血症(第10章)
  - 正常变异
- 轻度倒置＜5 mm
  - 非特异性 ST-T 改变(图 8-9、8-11、2-28)
  - 考虑
    - 缺血 (第 5 章)
    - 电解质紊乱
    - 酒精中毒
    - 心肌病
    - 心肌炎
    - 正常变异
    - 其他

图 8-1 **B.** 第 8 步：分析 T 波改变的另一种方法。

正常 T 波的方向

- Ⅰ、Ⅱ、V_4 ~ V_6 导联 T 波通常直立（正向）（图 8-2 和 8-3）。
- aVF 导联如果 QRS 波群振幅＞ 5mm，则正常情况下 T 波直立，但 T 波也可平坦或倒置。
- Ⅲ、aVL 导联 T 波变化大。
- aVF 导联 T 波总是倒置（图 8-2）。
- 大约 50% 的女性和＜ 33% 的男性 V_1 导联 T 波倒置（图 8-2）。
- 女性持续性幼稚型 T 波，在 V_1 和 V_2 导联，有时在 V_3 导联 T 波倒置（图 8-4）。这种表现常见于美国黑人女性。
- 仅根据 T 波形态异常而作出诊断是错误的。图 8-4 ~ 8-6 显示分析 T 波或 ST-T 改变可能出现的错误。

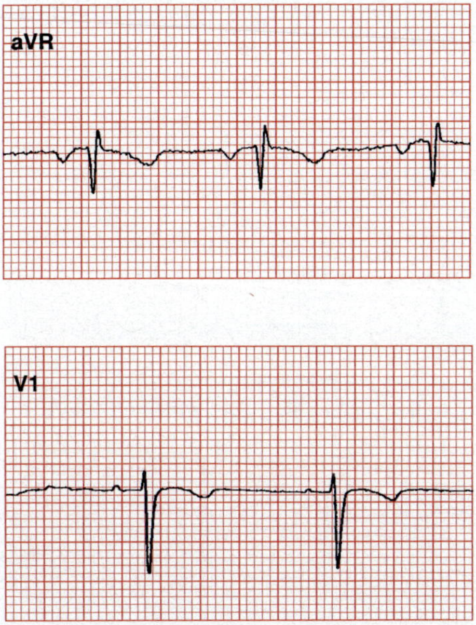

图 8-2　aVR 和 V_1 导联出现正常的负向 T 波。

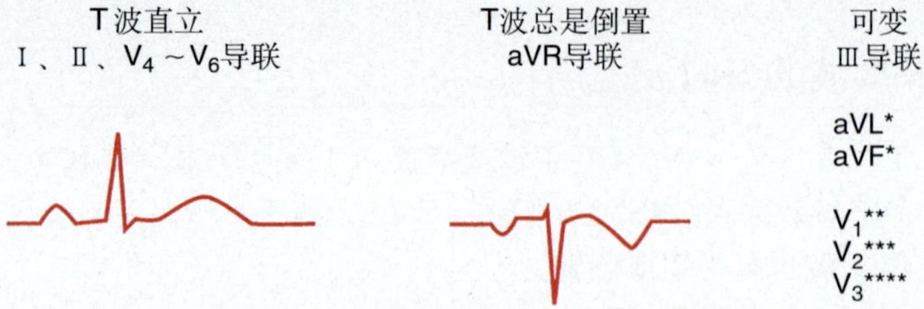

* 通常直立；如 R 波< 5mm，T 波可倒置。

** ＞50% 的女性和< 20% 的男性（均> 30 岁）T 波倒置。

*** 通常直立；成年幼稚型可倒置。

**** 通常直立；女性或成年幼稚型罕见平坦或双向。

图 8-3 T 波的正常变化。（引自 Khan M Gabriel: On call cardiology, ed 2, Philadelphia, 2001, WB Saunders.）

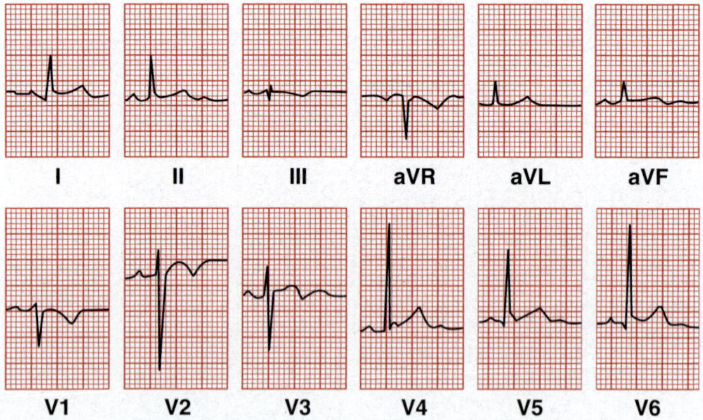

图 8-4 正常的成年幼稚型 T 波。$V_1 \sim V_3$导联T波倒置，伴早期复极，表现为Ⅰ、Ⅱ、aVF、$V_4 \sim V_6$导联ST段抬高。（引自Braunwald E: Heart disease: a textbook of cardiovascular medicine, ed 5, Philadelphia, 1997, WB Saunders.）

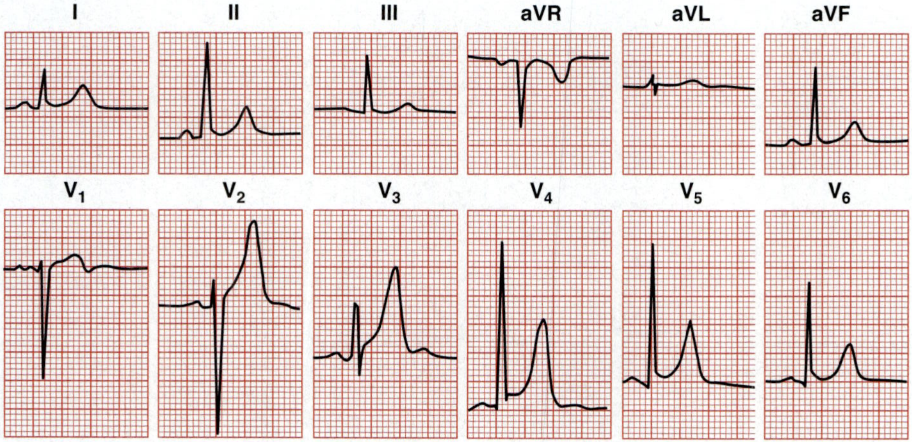

图 8-5 健康男性，31 岁，T 波高大。胸导联也同时存在 ST 段抬高。这些可能被误诊为心肌损伤、心肌缺血或急性心包炎。

（引自 Chou TC: Electrocardiography in clinical practice, ed 4, Philadelphia, 1996, WB Saunders.）

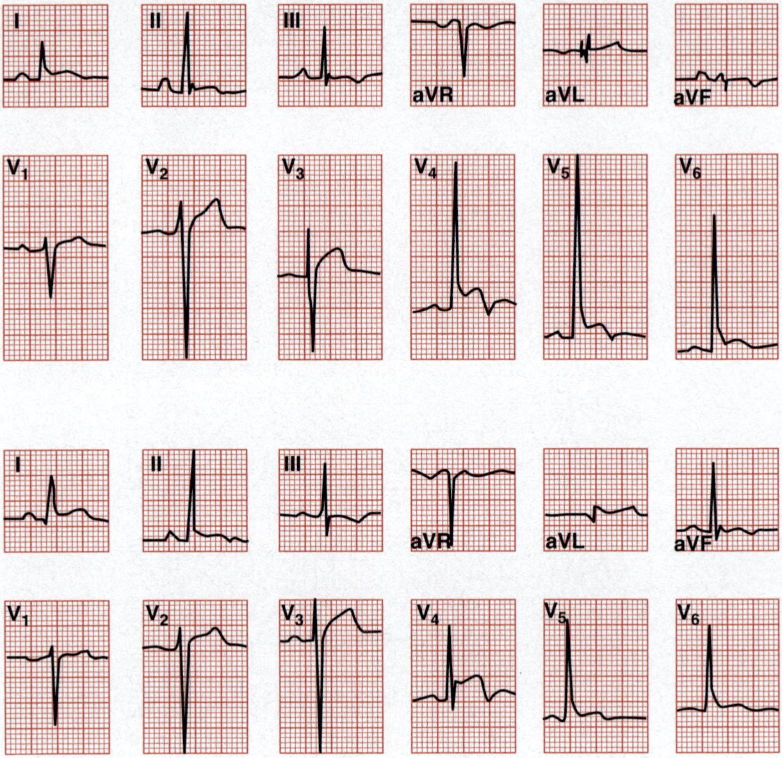

图 8-6 24 岁健康职业运动员的良性 ST-T 改变。ST-T 改变，尤其在 V_4 和 V_5 导联，伪似心肌损伤和心肌缺血，15 个月后复查无变化。（引自 Chou TC: Electrocardiography in clinical practice, ed 4, Philadelphia, 1996, WB Saunders.）

T 波异常

T 波倒置

- Ⅰ、Ⅱ、V_3 ~ V_6 导联 T 波倒置是异常的。
- 如果 T 波倒置伴异常的 ST 段改变[ST 段水平型或下斜型压低 > 1mm（图 8-7 和 8-8）]，可诊断为心肌缺血。
- 如果 T 波倒置伴随 ST 段压低 < 1mm 或上斜型压低，则该表现为非特异性（图 8-9），可以由很多心脏和非心脏疾病引起。

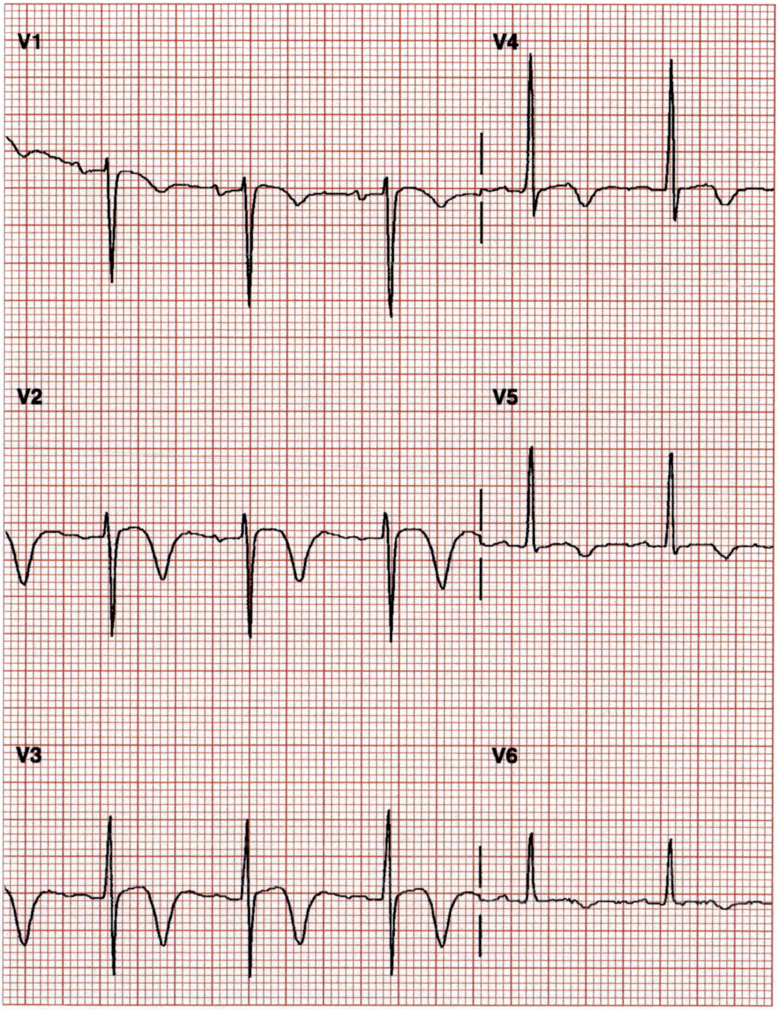

图 8-7 V_2 ~ V_5 导联 T 波倒置，伴 ST 段异常弓背形态；可能为心肌缺血引起。

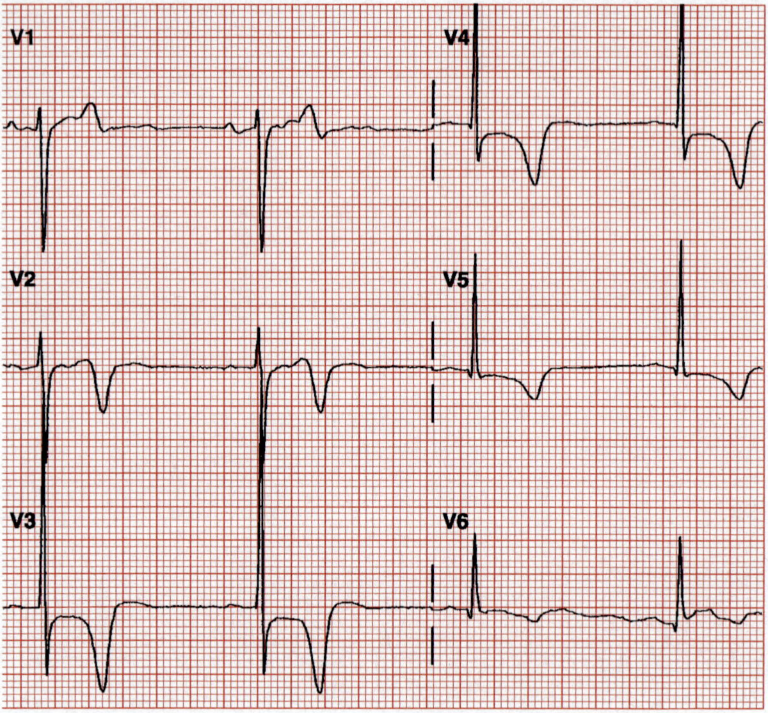

图 8-8 患者女性，53 岁，有不稳定型心绞痛 1 周的病史。该心电图在无疼痛发作时记录。$V_2 \sim V_4$ 导联 T 波深倒。注意 ST 段异常弓背形态，且 V_1 和 V_2 导联 ST 段被“悬吊”，提示为心肌缺血。

- 单纯 T 波倒置为非特异性改变（图 8-10 和 8-11），但不能排除心肌缺血。
- 有研究报告，存在中度 T 波倒置的心脏病患者与非心脏病 者，其 5 年死亡率分别为 21% 与 3%。

广泛深倒的 T 波 如无 ST 段抬高或明显压低，则无诊断意义（图 8-10），可能与下列因素有关：

- 心肌缺血
- 心肌梗死后动态演变
- 左心室肥大伴或不伴心肌缺血（图 8-12）
- 阿斯综合征发作后
- 室上速或室速发作后

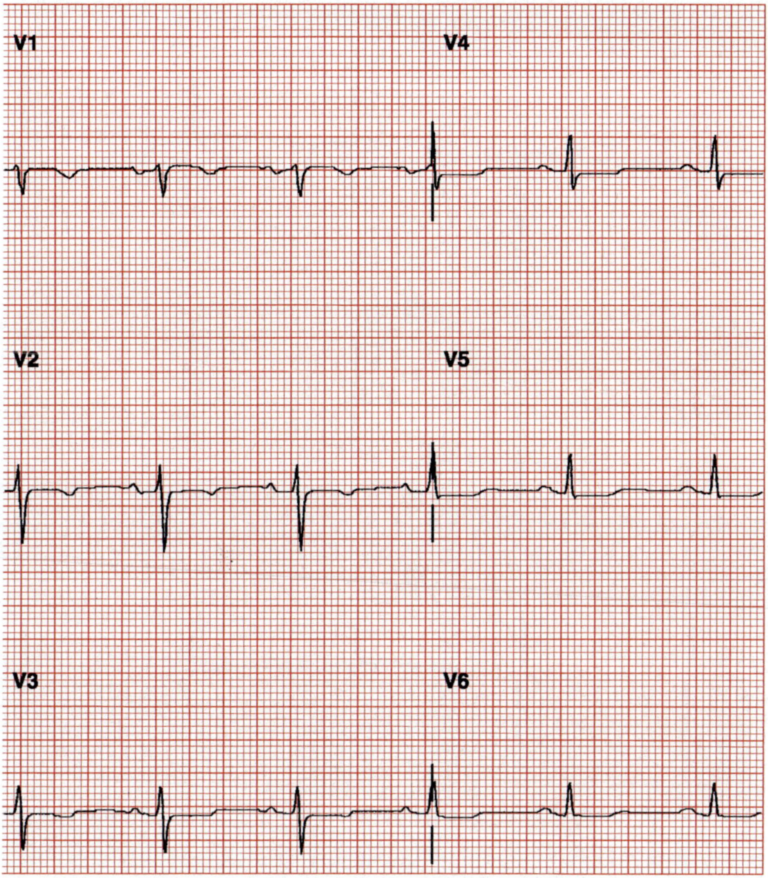

图 8-9　V_2 ~ V_4 导联微小 T 波倒置伴 ST 段压低 < 1mm：非特异性 ST-T 改变；不能排除心肌缺血。

- 心肌炎
- 心包炎
- 心尖部心肌病（引起巨大倒置 T 波）（图 8-13）
- 肺栓塞
- 心肌病
- 原发性或继发性心脏肿瘤
- 可卡因滥用
- 酒精中毒

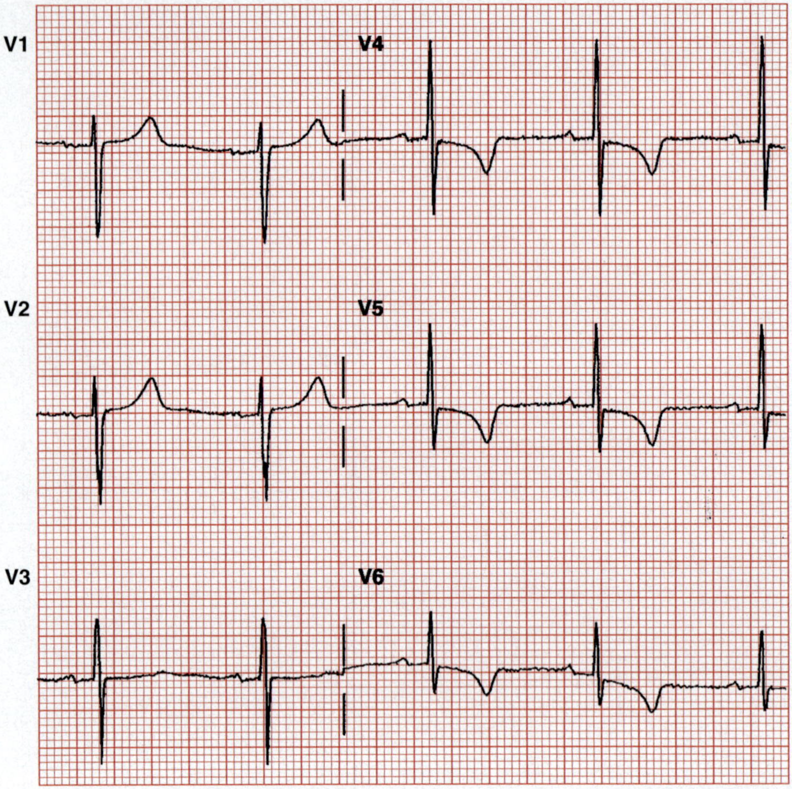

图 8-10 V_4 ~ V_6 导联 T 波倒置；aVL、Ⅱ、Ⅲ、aVF 导联也有相似的改变：非特异性 ST-T 改变；不能排除心肌缺血。

- 电解质紊乱
- 蛛网膜下腔出血（图 8-13 和 8-14）
- 急性胰腺炎和胆囊疾病
- 嗜铬细胞瘤
- 其他原因

对称性T波倒置 女性与男性之比为4∶1。将对称性深倒T波判断为心肌缺血的表现而不考虑其他诊断是一个常见错误。

T波轻微倒置 不伴有ST段改变，除了上述原因外，还可由下列因素引起：

- 过度换气

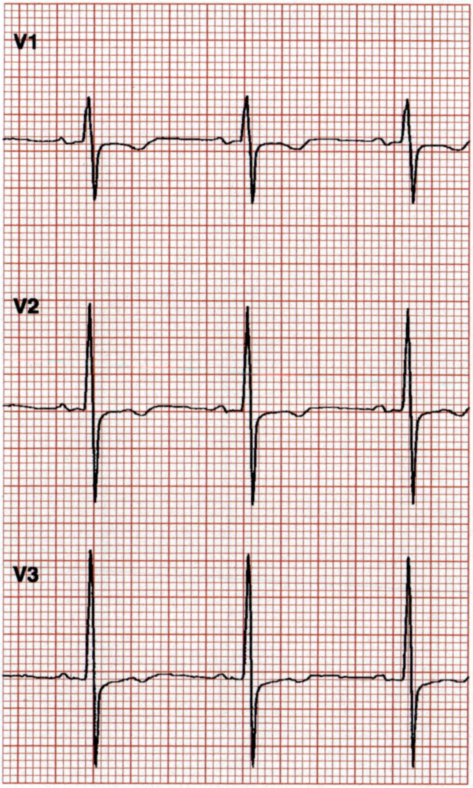

图 8-11　男性，50 岁，无心脏病史。V_1 ~ V_3 导联可见非特异性 ST-T 改变；肢体导联无异常。异常心电图。

- 餐后（患者在进食后或喝冷饮后出现改变，而空腹时正常）
- 二尖瓣脱垂
- 室内阻滞
- 气胸
- 心室肥大（第 7 章）

T波轻微倒置不伴有明显的ST段改变也可能是正常变异。一些年轻成人 V_1 ~ V_3 导联出现良性 T 波倒置称为持续性幼稚型 T 波；这在女性更常见（图 8-4）。健康年轻人 V_4 ~ V_6 导联可出现 T 波倒置，可伴有 ST 段抬高，为正常变异（第 5 章）。

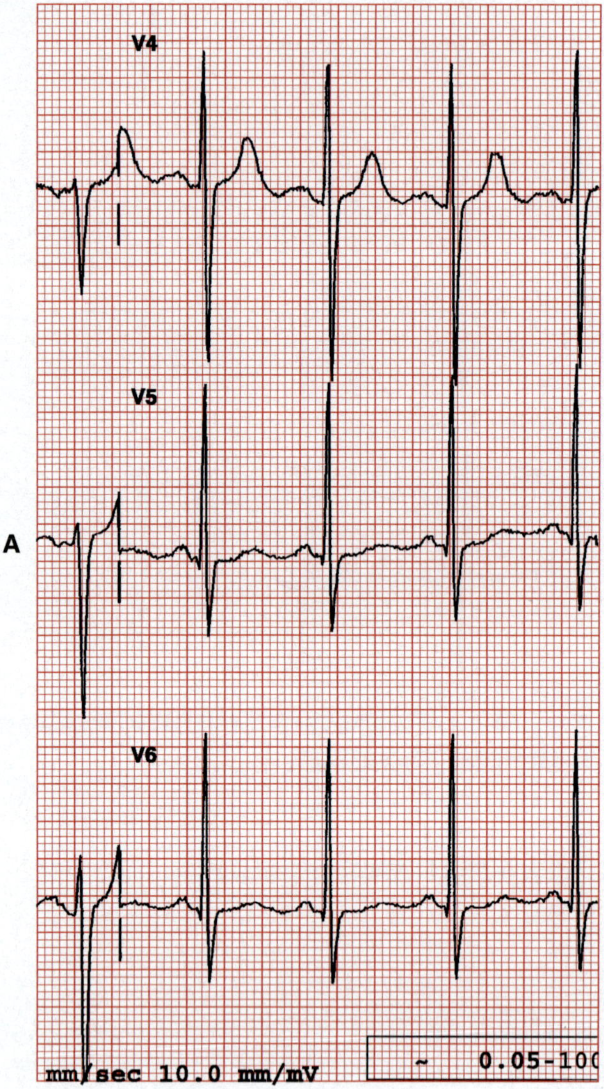

图 8-12 **A.** 电压增高：可能为左心室肥大；同 **B** 图比较。

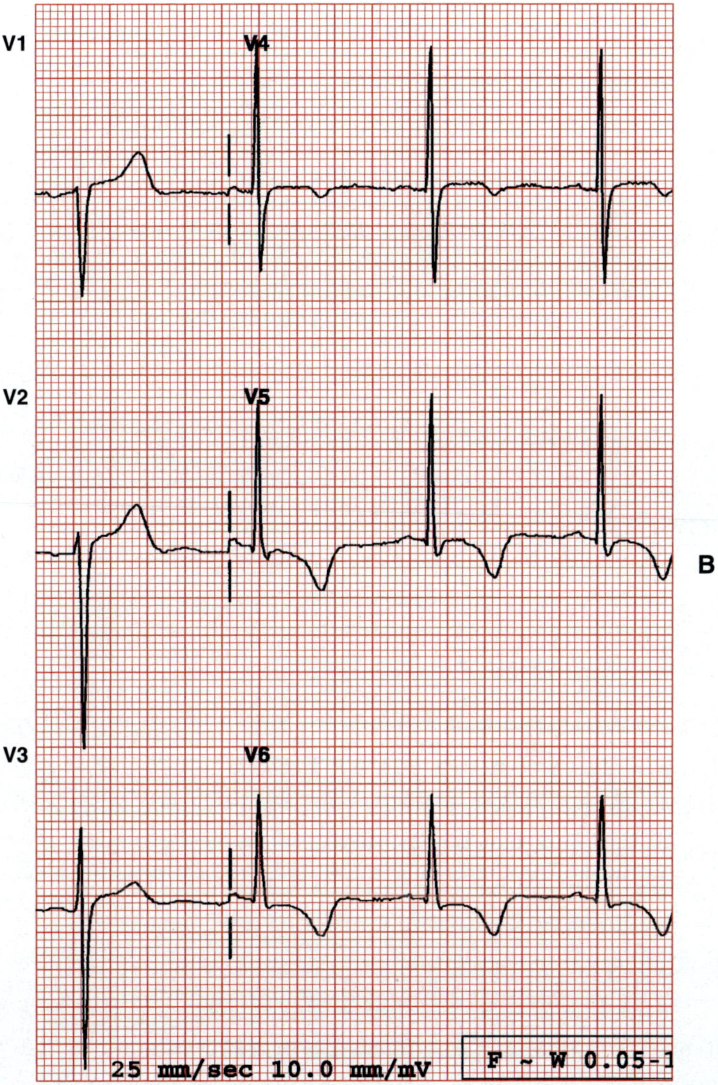

图 8-12 **B.** 同一患者 12h 后的心电图。V_4 ~ V_6 导联 ST-T 改变为心肌缺血引起，但如无对照，可能会被误诊为左心室肥大伴“劳损”。

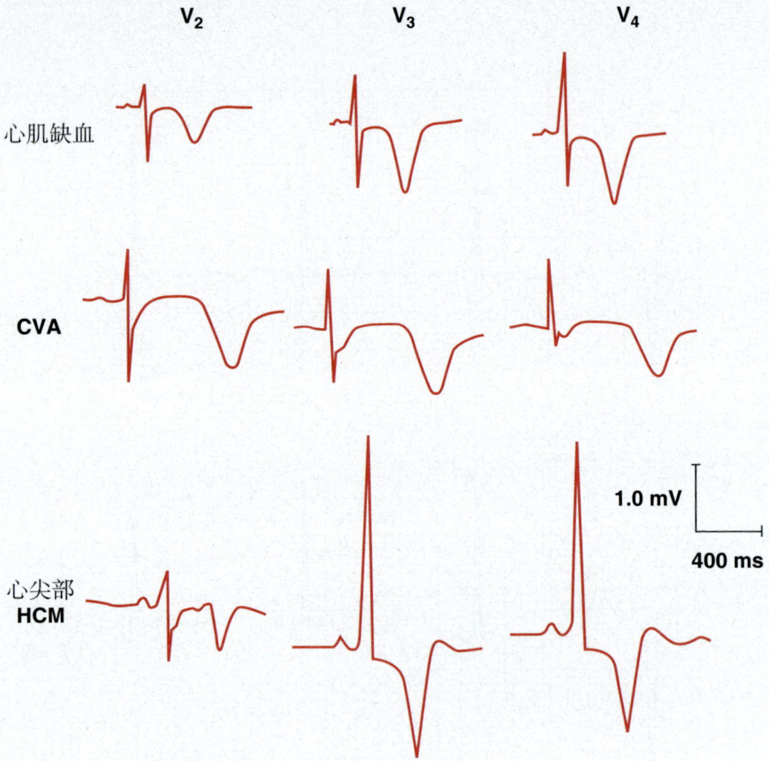

图 8-13 数种原因引起的T波深倒。注意蛛网膜下腔出血引起QRS时限延长，伴脑血管事件型（CVA）T波改变。心尖部肥厚型心肌病（HCM）是T波深倒的另一个原因，易被误诊为冠心病。(引自Goldberger AL: AC Curr J Rev Nov/Dec:28, 1996)。

T 波高大

正常T波的高度通常在肢体导联＜5mm，在任何胸导联＜10mm。T波在肢体导联＞6mm或在胸导联＞10mm，可出现在以下情况：

- 在一些正常人的 V_2 ~ V_5 导联。正常高尖T波基底部并不窄，高钾血症时T波基底窄（图8-5和10-8）。高尖的T波偶尔伴ST段抬高是正常变异；ST段抬高常常被不恰当的解释为复极改变（第5章）。

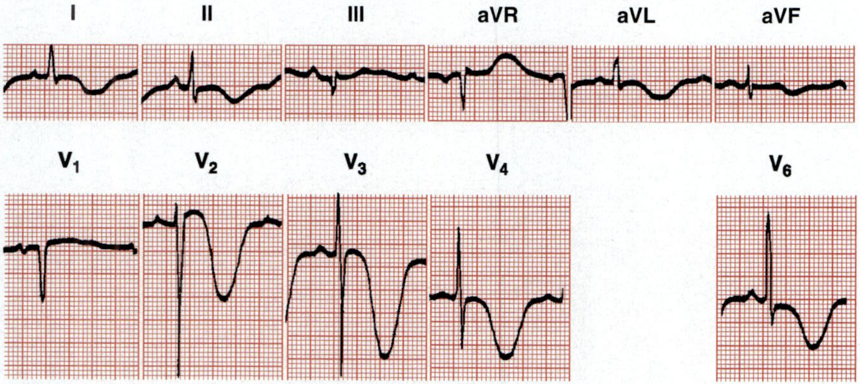

图8-14　蛛网膜下腔出血患者的心电图。图中显示常见于中枢神经系统病变的几种心电图表现。尸检证实轻度左心室肥大和扩张，但无心肌损害。（引自 Chou TC, Susilavorn B: J Electrocardiol 2:193, 1969.）

- 严重心肌缺血或急性心肌梗死患者（可发生超急期 T 波）。
- 高钾血症患者（图 10-8 和第 10 章）。
- 左心室负荷过重患者，如重度二尖瓣反流。
- 脑血管事件患者偶尔出现。

U 波

图 8-15 显示各种类型的 U 波。

正常 U 波

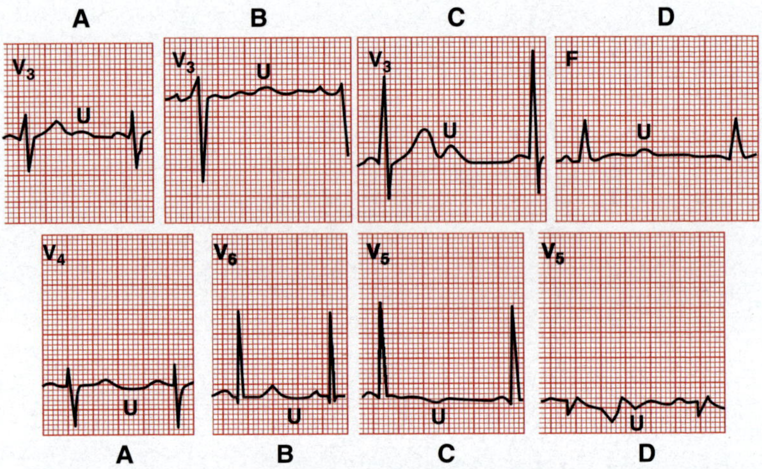

图 8-15 U 波。上一排：直立的 U 波。**A** 正常。**B**、**C**、**D**. 低钾血症时 U 波高大。下一排：倒置的 U 波。**A.** 除在几个导联 U 波倒置外无其他异常。这种情形被认为是单纯 U 波倒置。**B.** 高血压患者，心电图示左心室劳损，伴 U 波倒置。**C.** 冠状动脉供血不足，但无高血压。**D.** 高血压患者，T 波和 U 波明显倒置。（引自 Marriott JHL: Practical electrocardiography, Baltimore, 1988, Williams & Wilkins.）

- U 波是在 T 波后很小的波，仅见于部分人群。在正常人中，如果 T 波直立，U 波通常总是直立。
- U 波在 V_3 和 V_2 导联最明显（形状象驼峰，图 8-15 和 10-7）。其他导联很难见到，其形成的电生理机制尚不清楚。

- U 波可以与 T 波融合，可能测量的是 QU 间期，使 QT 间期假性延长。
- U 波出现的时间是心室恢复的超常兴奋期，多数室性早搏出现在 U 波前后。

原　因

U 波振幅≥ 1.5mm 时称 U 波高大。U 波高大的原因有：

- 低钾血症
- 应用洋地黄
- 应用奎尼丁
- 高钙血症
- 颅内出血
- 甲状腺功能亢进

异常 U 波

在正常人中罕见 U 波倒置。

- U 波倒置的最常见原因是重度高血压、收缩期或舒张期心脏负荷过重。
- 罕见情况下，U 波倒置可能是急性冠脉综合征最早的心电图表现。
- U 波倒置可以是急性心肌缺血唯一的心电图表现。
- 运动诱发的一过性 U 波倒置与左前降支冠状动脉狭窄相关。

（黄卫斌　吴岳平　译，巩燕　校）

9

心电轴和分支阻滞

心电轴

多数心电图专著都是在书中前几章深入地讨论心电轴（简称电轴）。虽然电轴是一个应该记录的重要参数，但对多数心脏疾病（尤其是需要特殊治疗者），其诊断价值有限或无价值。

测量心电轴主要对 100 条或更多的心电图诊断中的其中 4 条诊断具有支持意义：

1. 左前分支阻滞。
2. 右心室肥大。电轴右偏通常是它的一个特点。电轴对诊断左心室肥大的意义较小；诊断左心室肥大并不一定需要电轴左偏。
3. 室性心动过速。某些室速伴电轴左偏或电轴在“无人区”，但一些患者也可出现电轴右偏。
4. 左后分支阻滞。左后分支阻滞的诊断标准不精确，也不可靠。

图 9-1 显示了 QRS 波群向量发生机制与心电轴。所有心室除极向量之和产生一个平均QRS波群向量。QRS波群电轴代表额面平均 QRS 波群向量的方向。应用六轴系统测量心电轴，该系统源于 Einthoven 的等边三角形理论（图 9-2）。

由于电轴对临床心脏病诊断价值有限，所以本书将其放在后面讨论，是准确分析心电图11步法中的第9步。关于电轴的测量可参阅图 9-3、表 9-1 及第 2 章相关说明。

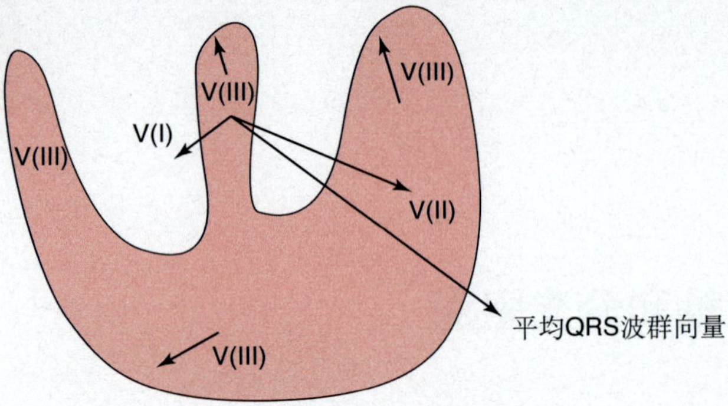

图 9-1　平均 QRS 波群向量。

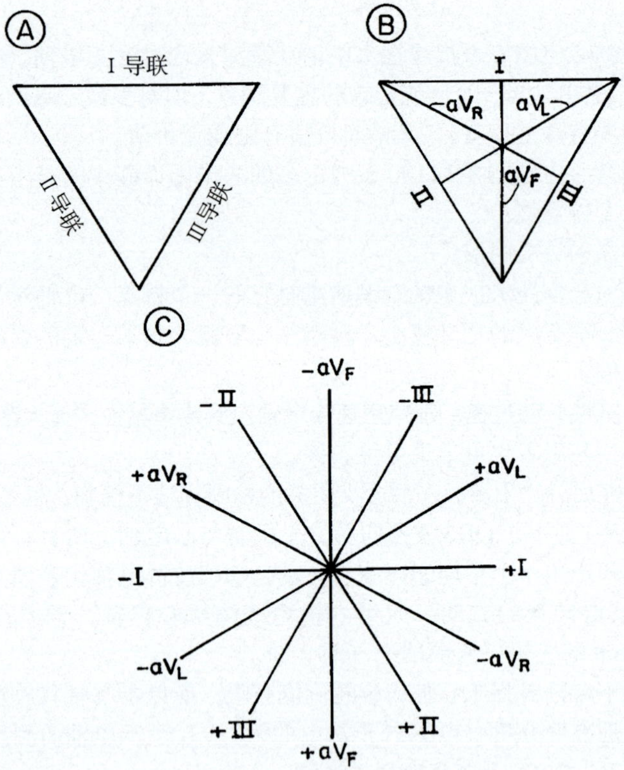

图 9-2　**A.** Ⅰ、Ⅱ、Ⅲ导联构成了 Einthoven 等边三角形。**B.** 将单极肢体导联加在等边三角形上。 **C.** 由**B**图产生的六轴系统。(引自Chou TC: Electrocardiography in clinical practice, ed 4, Philadelphia, 1996, WB Saunders.)

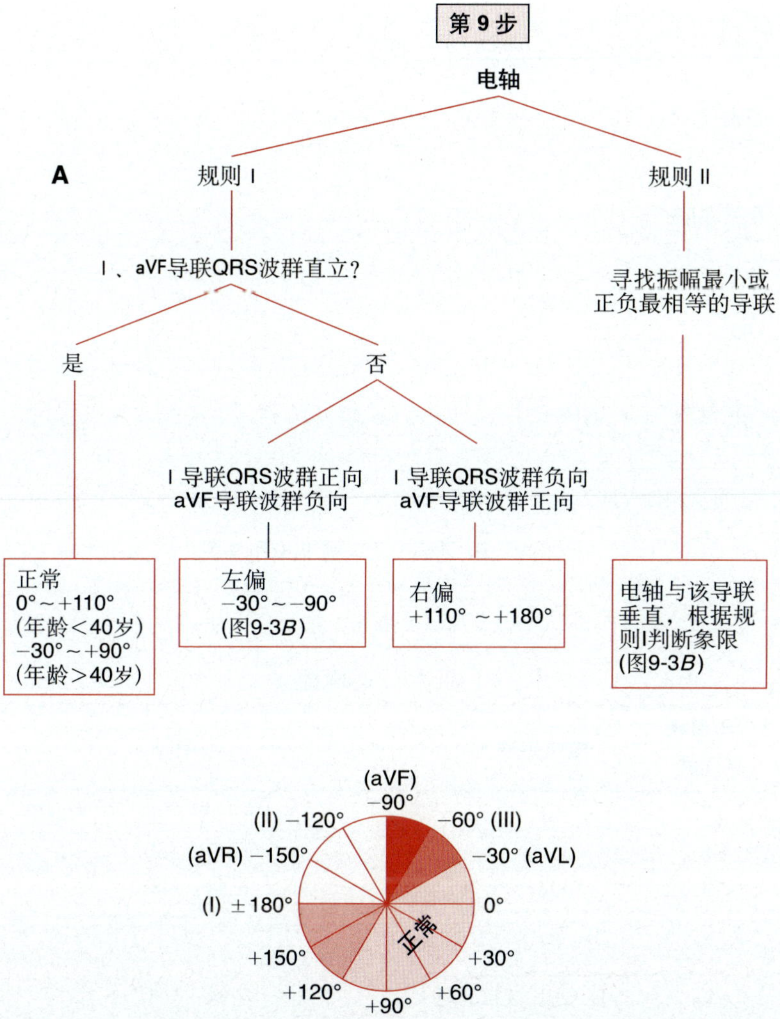

图 9-3　**A.** 逐步法准确分析心电图。**第 9 步：测量心电轴**。括号内表示导联。见表 9-1。

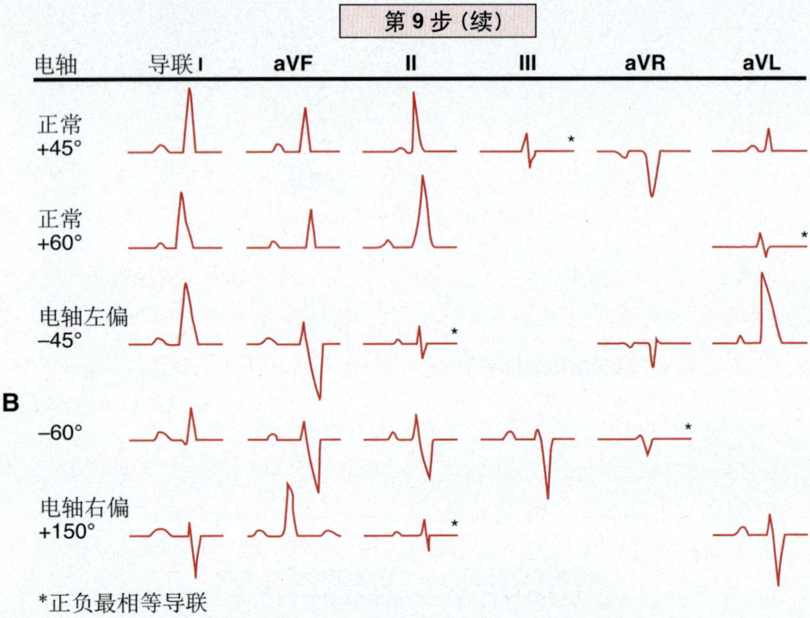

图 9-3 **B.** 见表 9-1，图 9-4 和 9-5。

表 9-1 心电轴

正负最相等导联	垂直导联 *	心电轴
		Ⅰ和 aVF 导联正向：正常电轴
Ⅲ	aVR	正常：+30°
aVL	Ⅱ	正常：+60°
		Ⅰ导联正向、aVF 导联负向：电轴左偏
Ⅱ	aVL (QRS 波群正向)	左偏：−30°
aVR	Ⅲ (QRS 波群负向)	左偏：−60°
Ⅰ	aVF（QRS 波群负向）	左偏：−90°
		Ⅰ导联负向、aVF 导联正向：电轴右偏
aVR	Ⅲ（QRS 波群正向）	左偏：+120°
Ⅱ	aVL（QRS 波群负向）	左偏：+150°

* 与正负最相等（等电位线）导联相垂直（成直角）的导联通常R波最高或S波最深。

- 大多数 40 岁以上的正常成年人心电轴范围为 −30° ~ +90°（图 9-3）；40 岁以下者范围为 0° ~ +105°。正常儿童电轴可达 +110°。多数正常人电轴范围为 +30° ~ +75°。

电轴左偏

40 岁以上的成年人电轴 −15° ~ 30° 是相对正常的，有时称为电轴向左，以与电轴左偏相区别。电轴 −30° ~ 90° 称为电轴显著左偏（图 9-4）。

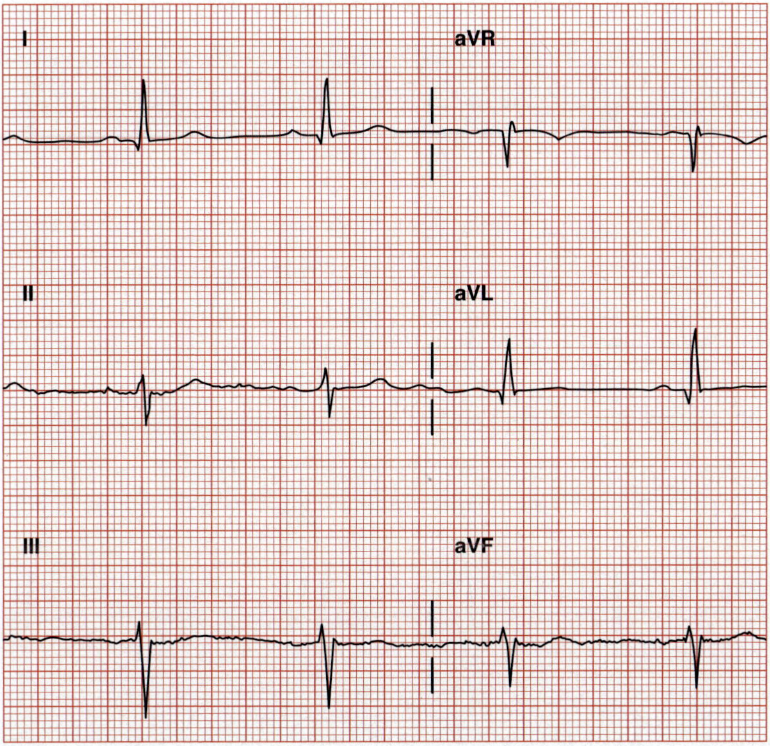

图 9-4　电轴左偏 −45°。Ⅱ导联 QRS 波群正负最相等；aVL 导联与其垂直，位于 −30°；aVR 导联为正负次相等导联；Ⅲ导联与其垂直，位于 −60°；因此电轴大约位于 −45°（图 9-3B）。

原因

- 正常变异
- 左前分支阻滞
- 左束支阻滞
- 左心室肥大
- 机械性移位引起横位心（膈肌较高、妊娠、腹水）
- 某些室速
- 心内膜垫缺损和其他先天性心脏病

电轴右偏

- 成人电轴右偏的标准为电轴 +100° ~ +180°（图 9-5）

A

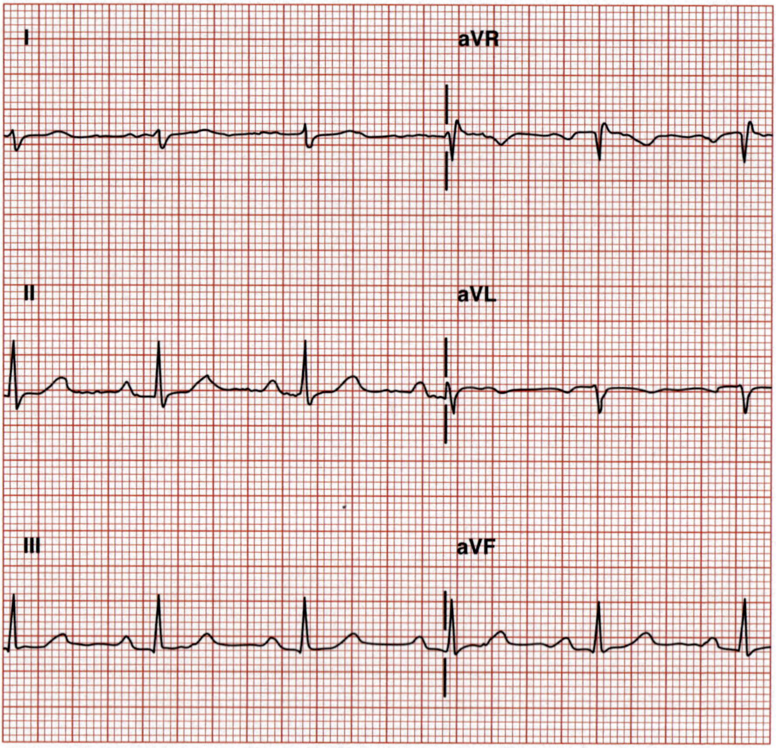

图 9-5 **A.** 电轴右偏，QRS 波群电轴 +110°。Ⅰ导联正负最相等；aVF 导联与其垂直，位于+90°；aVR导联为正负次相等导联，Ⅲ导联与其垂直，位于 +120°。因此电轴约在 +90° ~ 120°之间（即在 +110°）。患者年龄大于 40 岁。

原因

- 正常变异
- 右心室肥大
- 左后分支阻滞
- 侧壁心肌梗死
- 肺栓塞
- 右位心
- 正常变异：机械性移位或肺气肿引起垂位心。

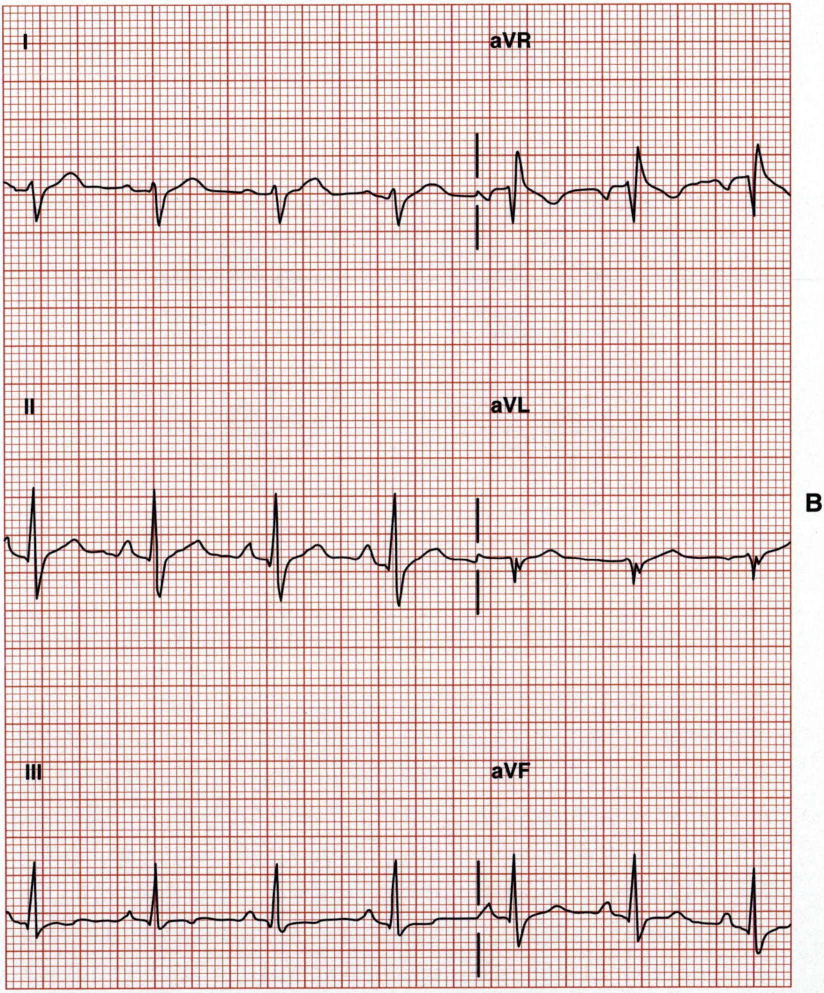

图 9-5　**B.** 电轴右偏。26 岁健康男性的心电图。

分支阻滞

左前分支阻滞（左前半阻滞）

图 9-6 显示左束支分为前分支和后分支。前分支向前上走行，终止于前乳头肌的根部。前分支细而长，由单支血管供血，常因缺血性疾病、纤维化或其他病变而受损，导致左前分支阻滞。Rosenbaum 最初称这种阻滞为左前半阻滞，由于该名词易写，所以很多心脏病学家应用该名词而不用左前分支阻滞。

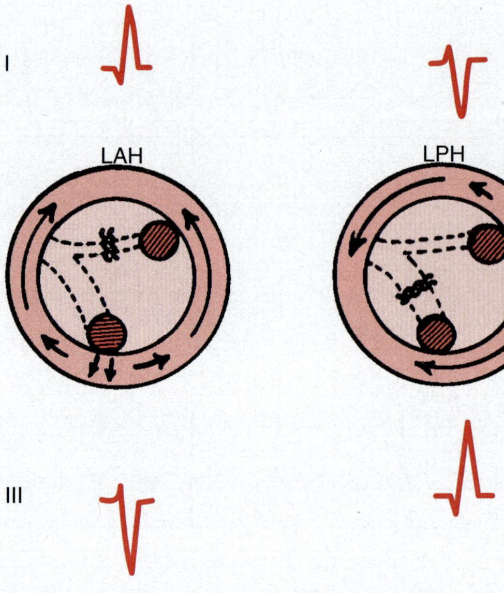

图9-6　肢体导联上分支阻滞图形：左前分支阻滞（LAH）和左后分支阻滞（LPH）。“前”乳头肌在“后”乳头肌的外上方，左束支的两个分支分别走向各自的乳头肌。因此，前分支阻滞时，初始向量向下向右，在 I 和aVL导联形成小q波，在Ⅱ、Ⅲ、aVF导联形成r波。随后的向量主要向上向左展开，在 I 和 aVL 导联形成 R 波，在Ⅱ、Ⅲ、aVF 导联形成S波，导致电轴左偏。左后分支阻滞时，初始向量向上向左，在 I 和 aVL 导联形成 R 波，在Ⅱ、Ⅲ、aVF 导联形成小 Q 波，随后向量向下向右，导致电轴右偏。（引自 Marriott JLH: Practical electrocardiography, ed 8, Baltimore, 1988, Williams & Wilkins.）

诊断标准

- 电轴左偏，−45° ~ −90°（一般 −60° ~ −90°）。
- Ⅰ导联小q波，深度0.5 ~ 2mm（＜2mm），Ⅰ导联呈qR型（图9-7）
- Ⅲ导联小 r 波，高度 1 ~ 4mm，Ⅲ导联呈 rS 型
- 如无右束支阻滞或其他传导障碍（其他分支传导正常），QRS波群时限正常；因此心室除极并不延迟。

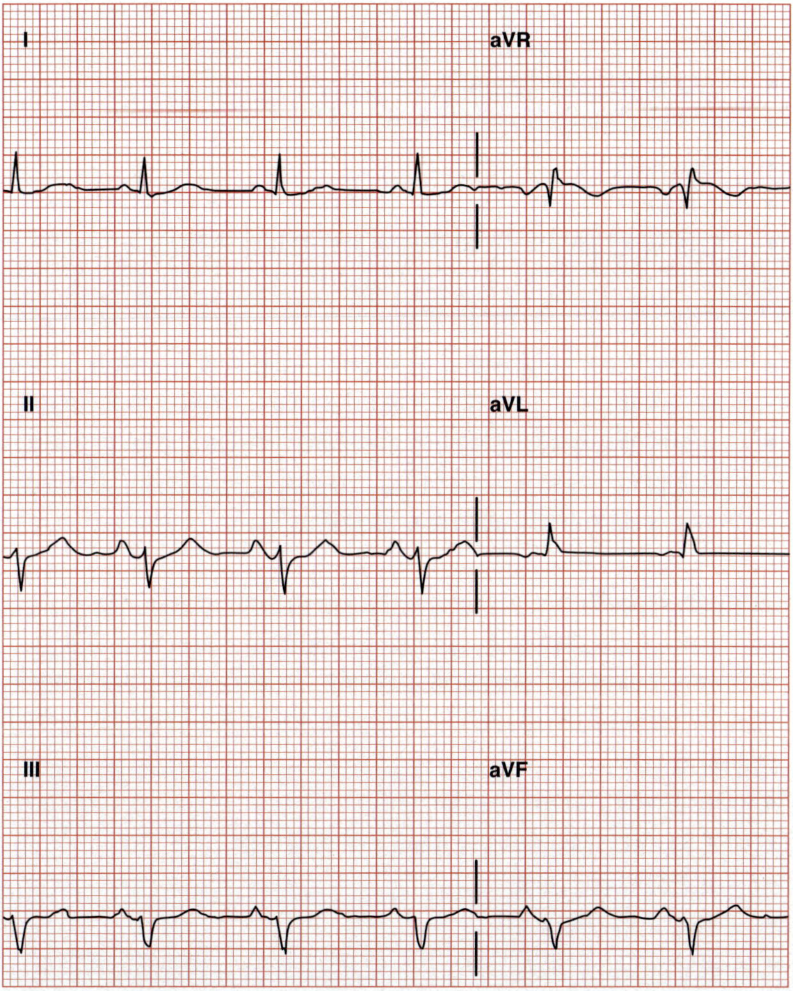

图 9-7　电轴左偏 −60°。Ⅰ导联小 q 波，Ⅲ导联小 r 波。这些是左前分支阻滞的诊断标准：临界心电图。

图 9-6 显示左前分支阻滞的心电图图形是如何产生的。左前分支阻滞时，心室从后乳头肌和下壁开始除极，然后向上、向左除极，激动位于乳头肌上方的左心室肌。因此电轴左偏，指向−60°～−90°。由于起源于后乳头肌的激动最初向下从心内膜向心外膜传播，因此在Ⅲ导联记录到＜4mm的小r波。该小激动背离Ⅰ导联，因此在Ⅰ导联形成小q波。电流然后向上、向左，在Ⅰ导联形成r波，在Ⅲ导联形成 s 波，因为激动背离下壁导联（图 9-4 和 9-6）。

病因

- 急性或慢性缺血性心脏病
- 原发性心肌病和特异性心肌病
- Chagas 病
- 心肌炎
- 左前分支约在 1% 的 40 岁以上男性是正常表现。

诊断左前分支阻滞的误区

- 急性或陈旧性心肌梗死。急性下壁心肌梗死发生左前分支阻滞时，在Ⅱ、Ⅲ、aVF导联形成初始小r波，可掩盖梗死性Q波。
- 高血压性心脏病。左前分支阻滞时胸导联 QRS 波群电压降低，可掩盖左心室肥大；与之相反，左前分支阻滞增加了肢体导联 QRS 波群的电压，可伪似左心室肥大。

左后分支阻滞

左后分支阻滞较少见，因为后分支粗而短，有双重血液供应。左后分支走向后乳头肌的基部（图9-6）。只有在排除了右心室肥大和慢性阻塞性肺病（COPD）之后才能作出该诊断。诊断左后分支阻滞的标准如下：

- 电轴右偏，+120°～+180°
- Ⅰ和 aVL 导联小 r 波＜4mm，Ⅰ导联 S 波
- Ⅱ或Ⅲ导联小 q 波
- QRS 波群时限正常
- 需除外右心室肥大或肺心病、COPD、垂位心和其他引起电轴右偏的原因（因此常常不能做出左后分支阻滞的肯定诊断。）

双分支阻滞

- 左前分支阻滞合并右束支阻滞比较常见（图9-8），但很少发展至严重的阻滞；因此需要起搏治疗者极为罕见。
- 左后分支阻滞合并右束支阻滞很少发生（图 9-9 和 9-10）。

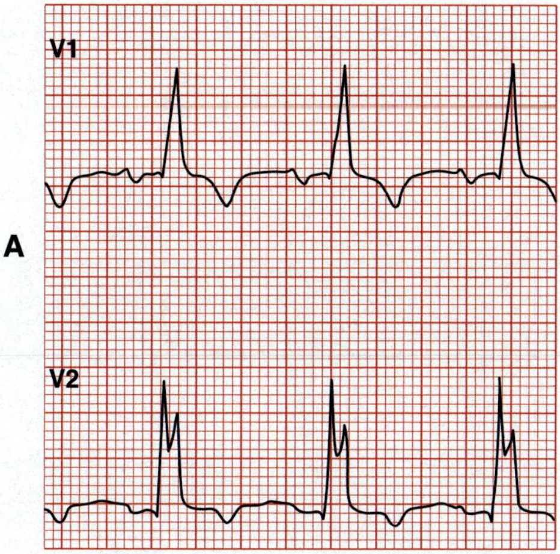

图 9-8 **A.** 右束支阻滞患者胸导联心电图。

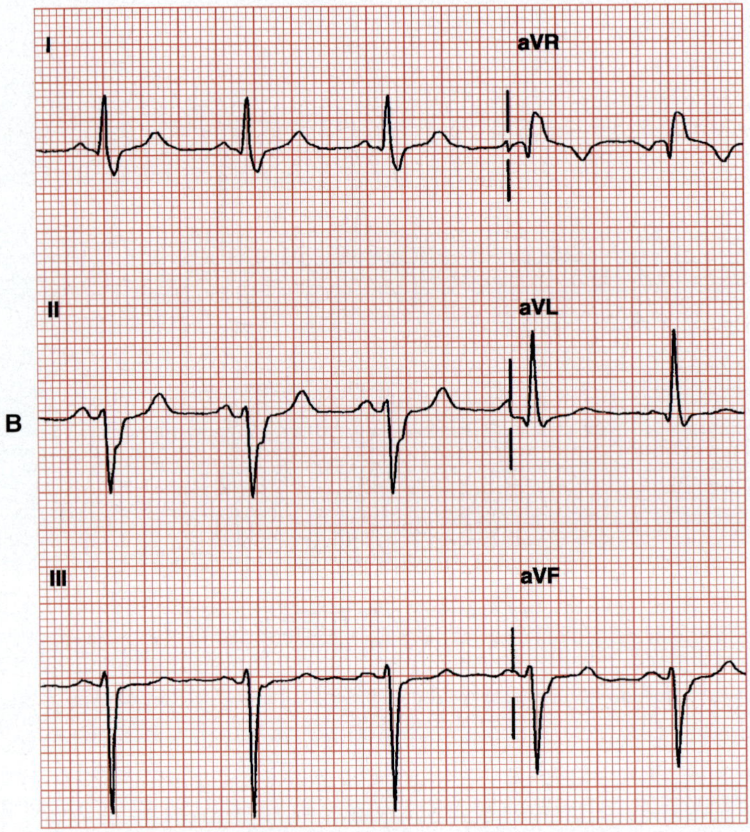

图9-8 **B.** 同一患者肢体导联心电图显示左前分支阻滞的特点。QRS波群电轴 −75°，Ⅰ导联小q波，Ⅲ导联小r波，符合左前分支阻滞。诊断：双分支阻滞：右束支阻滞合并左前分支阻滞。

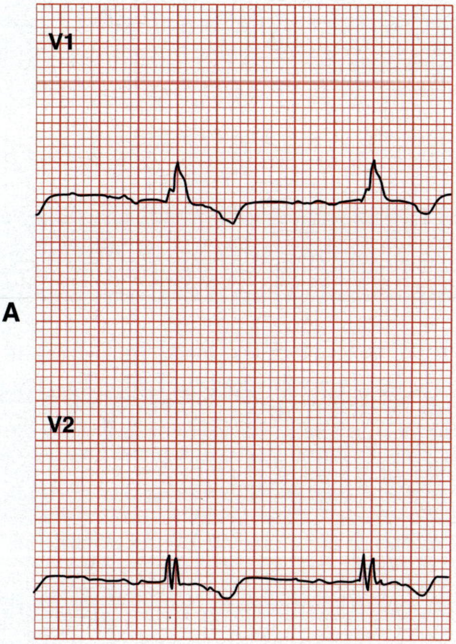

图 9-9　右束支阻滞合并左后分支阻滞：双分支阻滞。**A.** 胸导联心电图显示右束支阻滞图形。

B

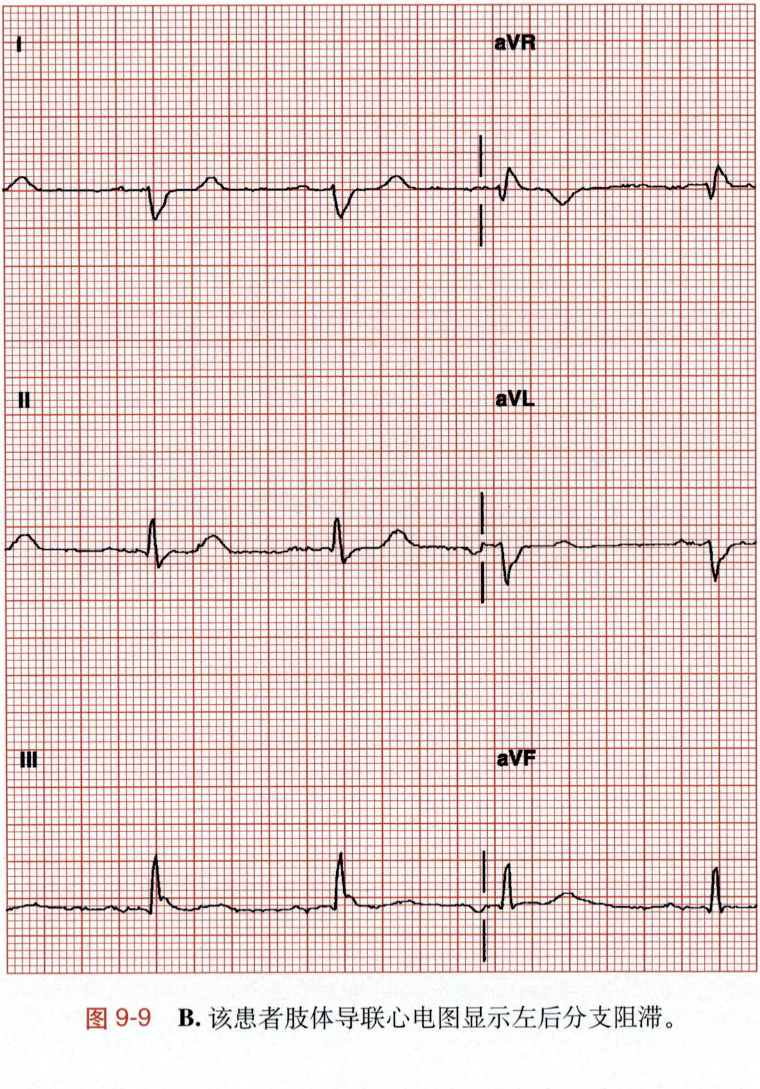

图 9-9 **B.** 该患者肢体导联心电图显示左后分支阻滞。

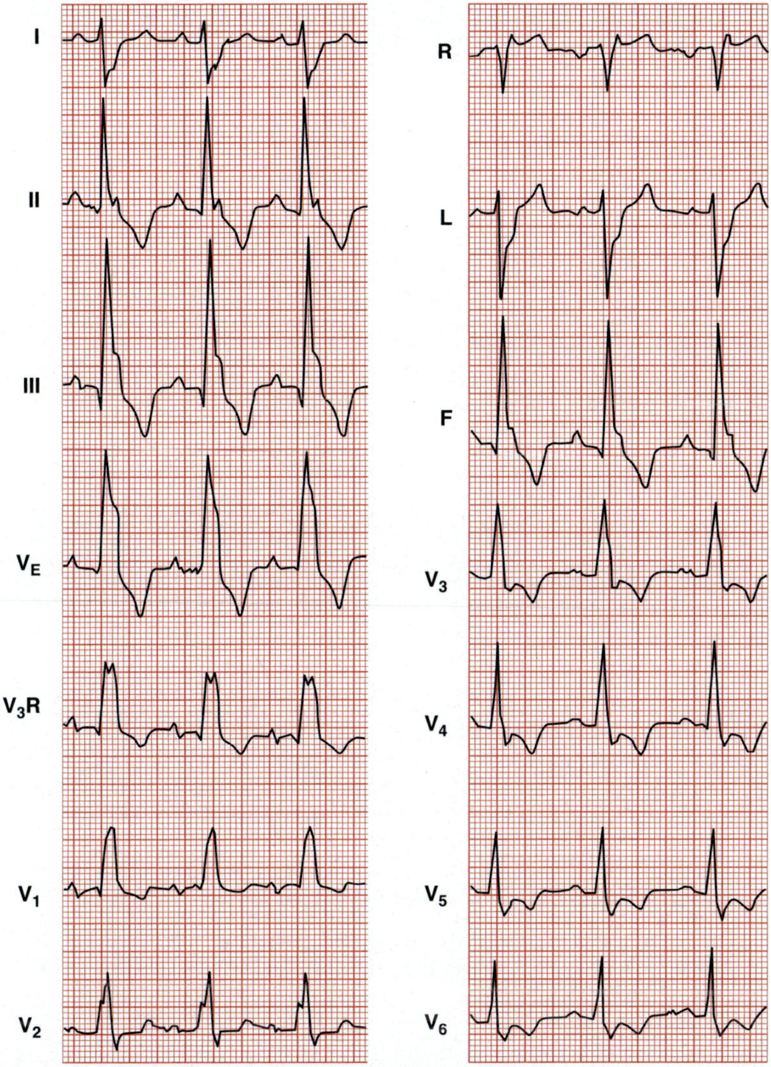

图 9-10　左后分支阻滞。注意电轴右偏，Ⅰ和 aVL 导联小 r 波，Ⅱ导联小 q 波。该患者也同时存在完全性右束支阻滞。（引自 Wellens JJH, Conover MB: The ECG in emergency decision making. Philadelphia, 1992, WB Saunders.）

（黄卫斌　刘文辉 译，巩燕 校）

其他问题

在分析完P波、QRS波群时限（观察左束支和右束支阻滞）、ST段、Q波、心脏肥大、心电轴之后，可以分析其他问题。分析其他问题属于第10步（图10-1）。

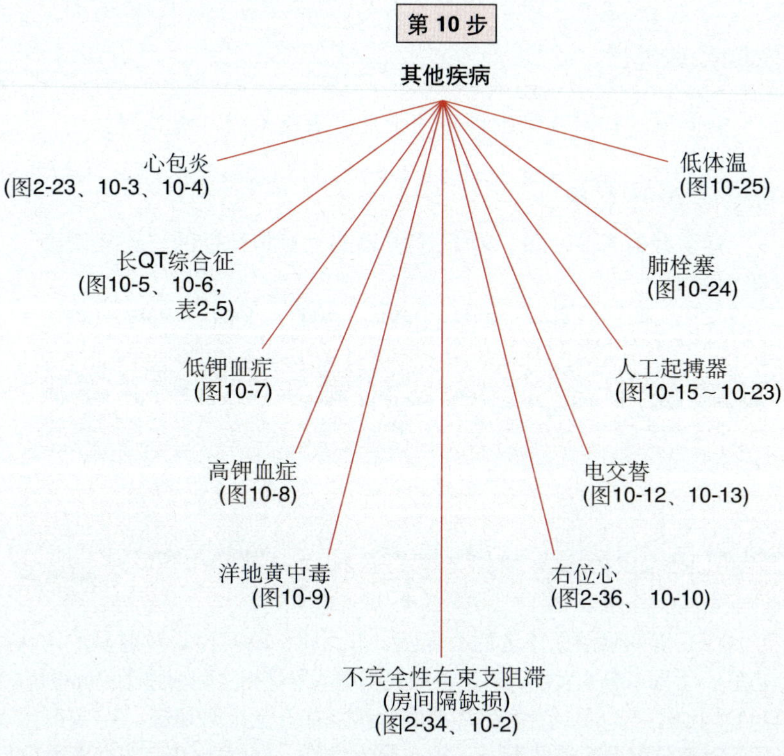

图 10-1　逐步法准确分析心电图。**第10步：分析其他问题。**

心电图可以提供 12 种或更多其他疾病的诊断线索：

- 房间隔缺损
- 急性心包炎
- 长 QT 综合征
- 低钾血症
- 高钾血症
- 洋地黄中毒
- 右位心
- 电交替
- 人工心脏起搏器
- 肺栓塞（心电图不能确诊）
- 低体温和高热
- 高钙血症和低钙血症

房间隔缺损

房间隔缺损时常常出现不完全性右束支阻滞（图 2-34）。

新的诊断性表现

有学者报告Ⅱ、Ⅲ、aVF 导联 R 波上有特征性的“钩状切迹”（图 10-2）。

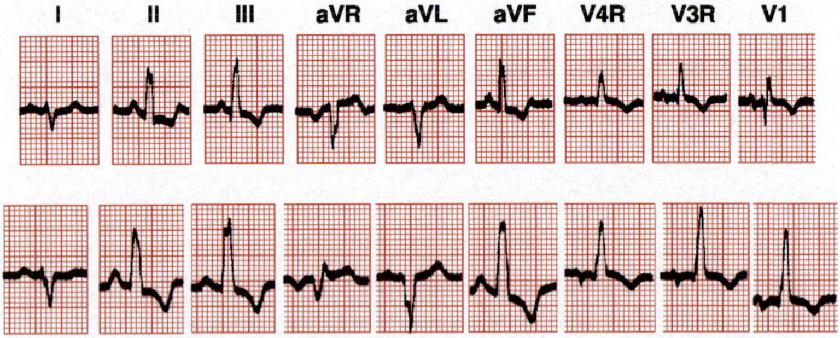

图 10-2　房间隔缺损患者的心电图，Ⅱ、Ⅲ、aVF 导联 R 波呈“钩状切迹”。上图：患儿女性，11岁，中央型房间隔缺损（肺动脉压17mmHg，Qp/Qs 比值为 3.8）。注意在 R 波的近顶点或升支上有切迹，V_1 导联呈不完全性右束支阻滞图形。下图：患者女性，44 岁，在上下腔静脉之间存在巨大房缺（肺动脉压40mmHg，Qp/Qs 比值为1.4）。注意下壁导联 R 波上的切迹，V_1 导联呈不完全性右束支阻滞图形。

心包炎

诊断标准

- 第 1 期：除 aVR（偶尔 V_1）导联外，所有导联 ST 段广泛抬高，一般呈凹面向上。ST段抬高可持续数天（图10-3、10-4、2-23）。aVR 导联（偶而在 V_1 导联）可出现 ST 段对应性压低（图 10-3 和 10-4）。aVR 导联 PR 段抬高，其他所有导联（偶尔 V_1 导联除外）PR 段压低。
- 第 2 期：几天后，ST 段和 PR 段恢复为正常（等电位线）；T 波仍然正常，或振幅减低或变为平坦。
- 第 3 期：ST 段正常化后，出现广泛性 T 波倒置。
- 第 4 期：该期持续数天至数周。T 波正常化；极少数仍然倒置。

提示急性心包炎的其他线索

- 早期PR段压低，特别是在Ⅱ、aVF、V_4～V_6导联，提示心包炎。
- 如果ST段抬高已恢复，T波仍然正常，窦性心动过速可能是唯一的表现。
- 常有 QRS 波群电交替。心脏压塞时可出现 P 波、QRS 波群、T 波的完全性电交替（图 10-14）。
- 心包积液增多时，可出现 QRS 波群低电压。

QT 间期延长

QT 间期代表了心室收缩的整个时限。QT 间期延长代表心室复极的延长，易发生折返性心律失常，如尖端扭转型室速（图11-46）。

诊断标准

- 简单的方法是记住当心率在 60 ～ 100 次 / 分之间时，QT 间期应小于前一个 RR 间期的一半。
- QT 间期随心率变化而变化，有几种公式计算校正的 QT 间期（QTc 间期）。
- QTc 间期也有不足，因为很难精确测量。有时很难确定 T 波的终点，尤其是 T 波与 U 波融合时，测量常常不准确。因此临床

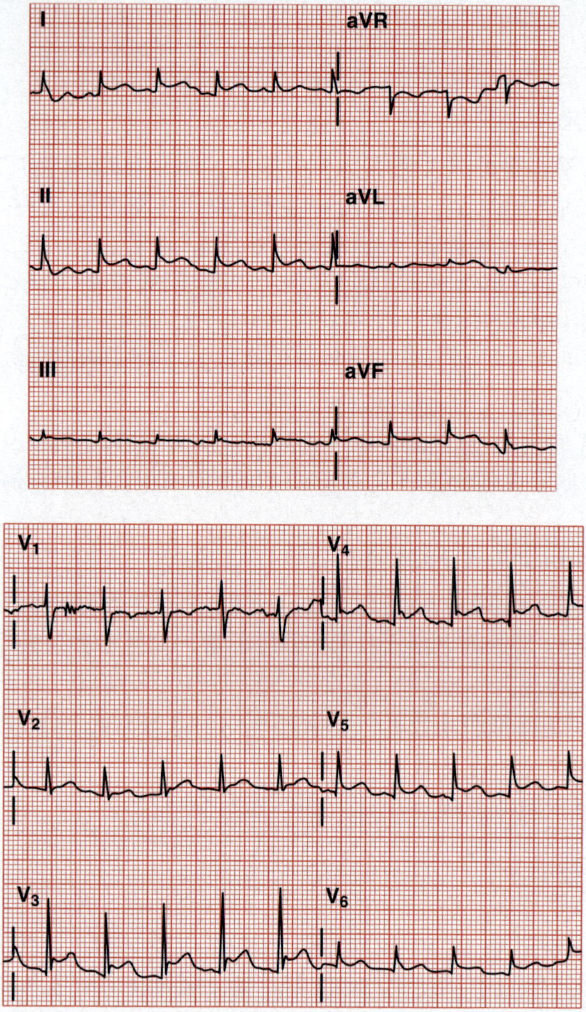

图 10-3　除 aVR 和 V_1 导联外所有导联 ST 段广泛抬高，呈凹面向上型：急性心包炎。（引自 Khan M Gabriel: Heart disease diagnosis and therapy, Baltimore, 1996, Williams & Wilkins.）

上，通常采用没有 U 波的导联测量 QT 间期，而且主要用于分析 QT 间期有无明显延长（图 10-5 和 10-6）。

- 参阅表 2-5 以了解临床上常用的 QT 间期估计值。

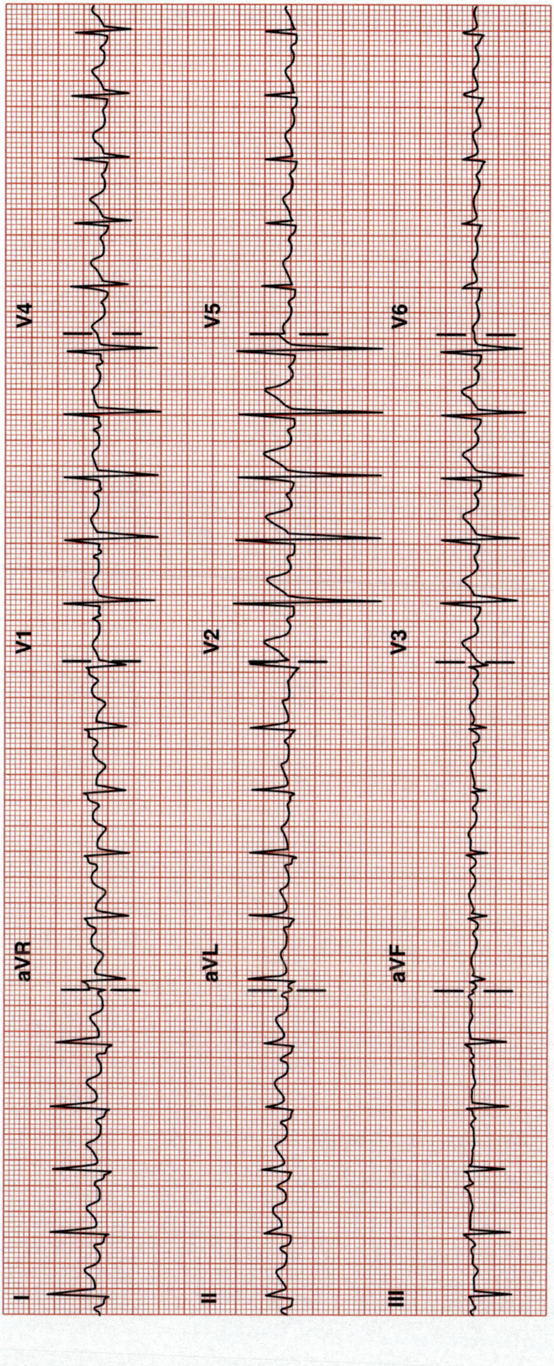

图10-4　急性心包炎的特征：多数导联（Ⅰ、Ⅱ、aVL、aVF、V_5、V_6）ST段抬高，aVR导联ST段对应性压低、PR段抬高。另外，还存在急性心包炎常见的窦性心动过速。

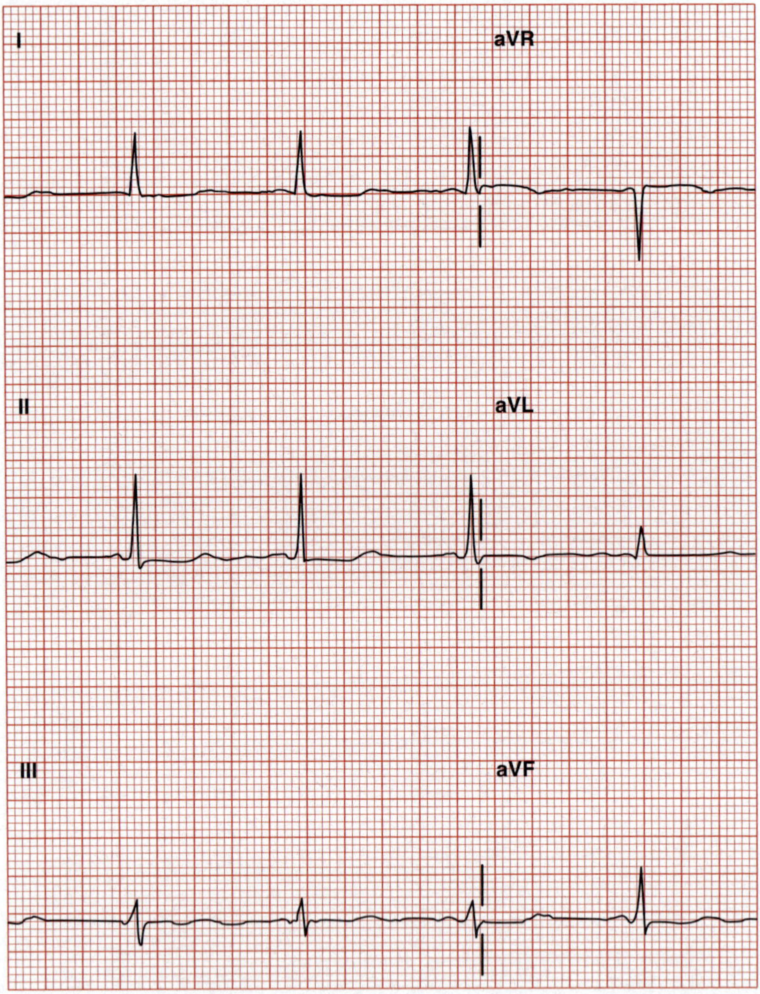

图 10-5　QT 间期 0.46s；心率 67 次 / 分。心率 67 ～ 100 次 / 分时 QT 间期正常值为 0.33 ～ 0.42s（表 2-5）。

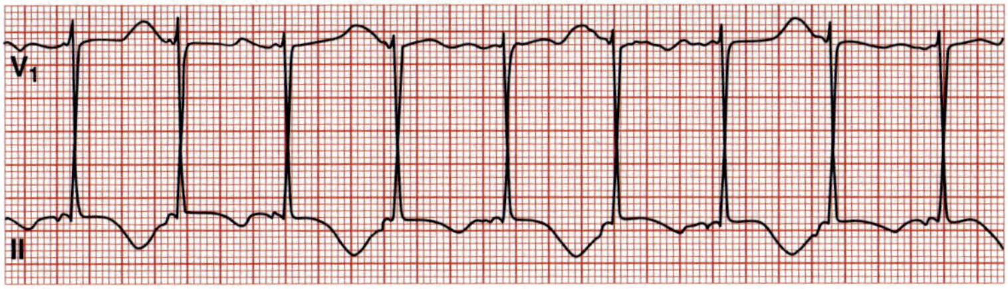

图 10-6 QT 间期延长，大约为 600ms，伴 T 波电交替。患者为慢性肾病，在透析后不久做此心电图。

原因

QT 间期延长有下列原因：

- 药物
  - Ⅰ类抗心律失常药（如丙吡胺、普鲁卡因胺、奎尼丁）
  - Ⅲ类抗心律失常药（如胺碘酮、索他洛尔）
  - 三环类抗抑郁剂
  - 吩噻嗪
  - 阿司咪唑
  - 特非那定
  - 腺苷
  - 抗生素（如红霉素和其他大环内酯类）
  - 抗真菌药
  - 喷他脒、氯喹
- 缺血性心脏病
- 脑血管病
- 风湿热
- 心肌炎
- 二尖瓣脱垂
- 电解质异常
- 低钙血症
- 甲状腺功能减退症
- 流质蛋白饮食
- 有机磷杀虫剂
- 先天性长 QT 综合征

人们对短 QT 间期的研究较少，其可发生于下列情况，较为罕见：

- 高钙血症、恶性肿瘤和甲状旁腺功能亢进症
- 洋地黄中毒
- 短 QT 综合征

低钾血症

诊断标准

- T波振幅进行性降低。正常情况下，U波振幅较小，极性与T波相同；当血清钾降至 < 3.5mmol/L 时，T 波振幅降低。
- 血清钾 < 3mmol/L时，U 波振幅明显增高；U 波逐渐高于T 波；当血清钾 < 1.5mmol/L 时，T 波和 U 波可以发生融合。这些变化在 V_2 ~ V_5 导联最明显（图 10-7、10-8C）。
- ST 段渐进性压低。
- QRS 波群时限增加。
- PR 间期轻度延长。

高钾血症

诊断标准

- 轻度高钾血症：血清钾大约在 5.7 ~ 6.5mmol/L 时，P 波增宽；很多导联可见高尖、基底窄、“帐篷”样T波；可发生一度房室阻滞（图 10-8A 和 B）。
- 严重高钾血症：血清钾 > 6.5mmol/L 时，QRS 波群后半部明显增宽，可表现为切迹或顿挫，因此宽QRS波群与高尖、帐篷样 T 波融合。ST 段可以抬高（图 10-8）。
- 高度房室阻滞：P 波消失。
- 室速（VT）、室颤（VF）或室性自主心律。

洋地黄

洋地黄效应

- 心电图提示洋地黄效应并不意味着洋地黄中毒，有下列表现则

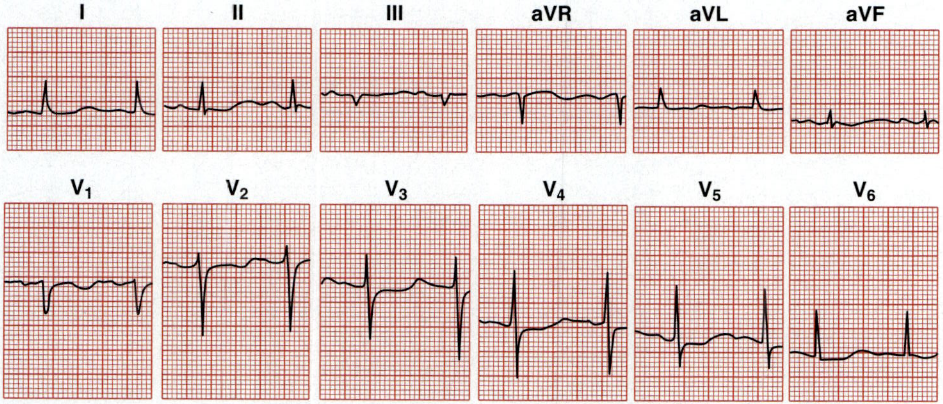

图 10-7　利尿剂引起的低钾血症。血钾 2.7mmol/L，血钠 124mmol/L，血钙 9.2mg/dl。心电图显示广泛性 ST 段压低，T 波低平，U 波增高。增高的 U 波可能被误认为 T 波。（引自 Chou TC: Electrocardiography in clinical practice, ed 4, Philadelphia, 1996, WB Saunders.）

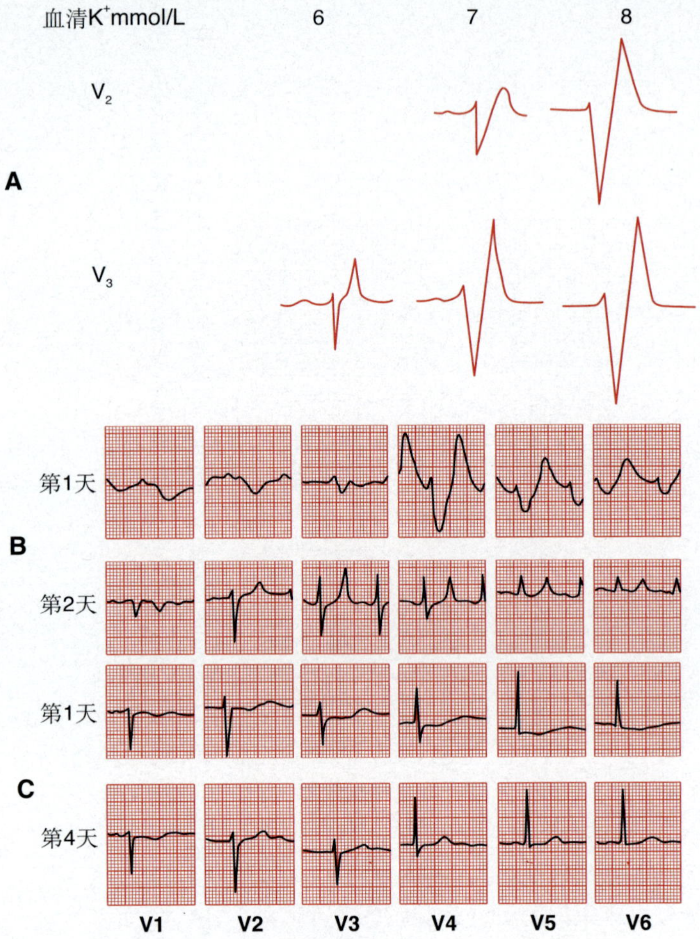

图 10-8 **A.** 高钾血症的心电图特征。

- K^+ >5.7mmol/L：最早的表现为T波高尖、基底窄（“帐篷”状）；PR 间期也可延长。
- K^+ > 7mmol/L：P 波平坦或消失；QRS 波群增宽；S 波明显。
- K^+ > 8mmol/L：S 波渐宽、渐深，与 T 波移行较陡；没有呈等电位线的 ST 段；偶尔 ST 段抬高。

B. 高钾血症的心电图改变。第1天，血钾8.6mmol/L，见不到P波，QRS 波群广泛性增宽。QRS 波群的初始部和终末部延迟是 K^+ 介导的室内阻滞特点，在 V_2 和 V_6 导联最明显。第 2 天，血钾 5.8mmol/L，可见到 P 波，PR 间期 0.24s，QRS 波群时限约为 0.10s，T 波呈帐篷状。

C. 低钾血症的心电图改变。第 1 天，血钾 1.5mmol/L，T 波和 U 波融合。U 波明显，QU 间期延长。第 4 天，血钾 3.7mmol/L，心电图正常。（**A**引自Khan M Gabriel: Medical diagnosis and therapy, Philadelphia, 1994, Lea & Febiger；**B**、**C** 引自 Braunwald E: Heart disease: a textbook of cardiovascular medicine, ed 5, Philadelphia, 1997, WB Saunders.）

提示洋地黄效应：

- ST 段下沉压低，呈凹面向上
- T 波振幅降低，可呈双向
- QT 间期缩短
- PR 间期延长；一度房室阻滞
- U 波增高

洋地黄中毒

- 洋地黄中毒可出现各种类型的心律失常或传导障碍，但束支阻滞除外。
- 常见的心律失常有：
    - *兴奋性心律失常*：如室早（特别是二联律、多源性室早）、房速、交界区性心动过速、加速性交界区性心律、室速、双向性心动过速、室颤。
    - *抑制性心律失常*：如窦性心动过缓、一度房室阻滞、二度房室阻滞、完全性房室阻滞。
    - *混合性心律失常*：如房速伴房室阻滞（即阵发性房速伴阻滞）、房颤时出现规整的加速性交界区心律（图 10-9）。

右位心伴内脏错位

诊断标准

- Ⅰ导联的 P 波、QRS 波群、T 波倒置或反转（图 10-10）。
- aVR 与 aVL 导联相反（aVL 变成 aVR 导联）；因此 aVL 导联主波向下而 aVR 导联主波向上。
- Ⅱ导联代表常规的Ⅲ导联，反之亦然。

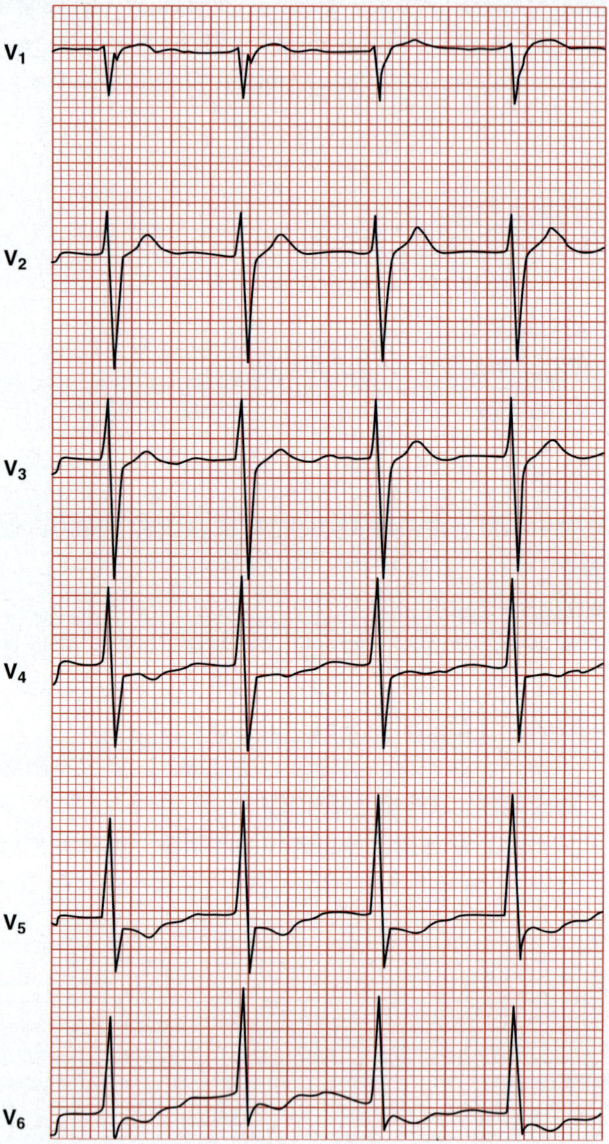

图10-9　洋地黄中毒引起的房颤伴交界区性心动过速（心率95次/分）。注意心律非常规整。（引自 Wellens JJH, Conover MB: The ECG in emergency decision making. Philadelphia, 1992, WB Saunders.）

- aVF 导联不受影响。
- 从 V_1 至 V_6 导联，R 波振幅逐渐降低。V_1 导联相当于常规的 V_2 导联，反之亦然。

诊断确认

应将两上肢导联反接后再做一次心电图。将胸导联放置在右胸相对应的位置上，这对于正确分析心电图是十分必要的。

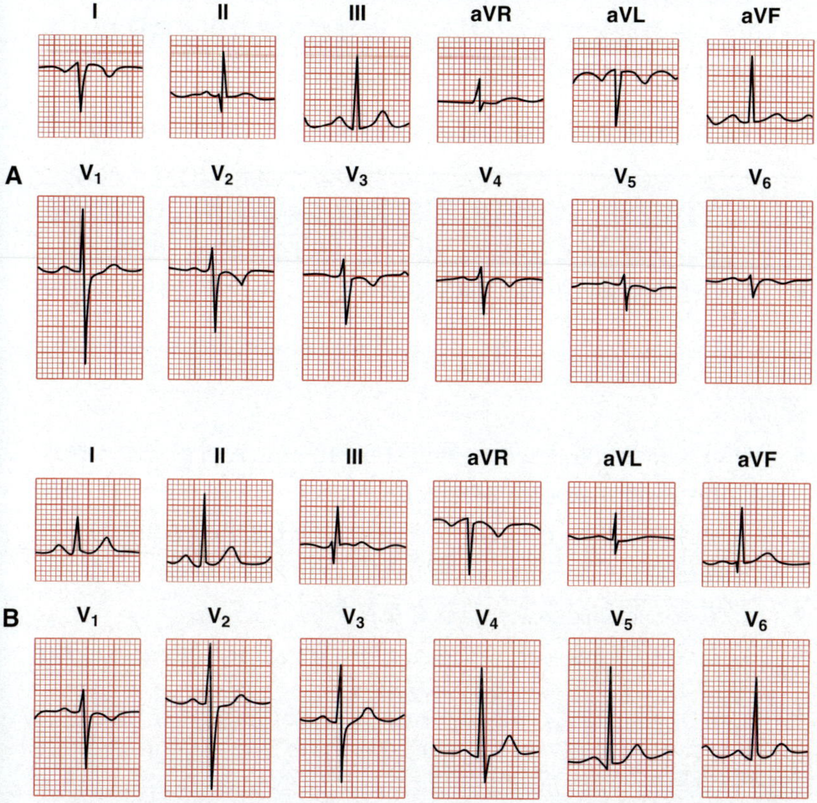

图10-10　镜像右位心伴内脏错位。患者女性，15岁，无器质性心脏病。**A.** 按常规导联位置记录的心电图。**B.** 两上肢导联反接后记录的心电图。胸导联也按对应的镜像位置重新放置。心电图在正常范围。（引自Chou TC: Electrocardiography in clinical practice, ed 4, Philadelphia, 1996, WB Saunders.）

诊断误区

- *上肢导联误接*：上肢导联接反会使 I 、aVR、aVL 导联的心电图与真正的右位心的心电图相似，但 V_1 ~ V_6 导联的心电图则与右位心不同。认识这种导联接反的一个技巧是注意从V_2至V_6导联R波递增正常，I 导联明显不同（负向波）以及V_6导联R波振幅正常。
- 没有内脏错位的单纯右位心肯定伴有心脏复杂畸形，在成人中罕见。
- 心脏右移位时，心脏因肺病被推移至右侧。心电图正常，但V_1 ~ V_3导联R波高大，从V_2至V_6导联R波振幅逐渐降低（图 10-11）。

电交替

- 电交替是指任何导联或所有导联QRS波群的振幅、方向或形态规律地交替。（图 10-12 ~ 10-14）。RR 间期不变（规整）。
- 完全性电交替指 P 波、QRS 波群、T 波、有时包括 U 波的电交替。

原因

- QRS波群电交替在心脏压塞患者较为罕见，但可出现于一些大量心包积液尤其是恶性肿瘤的患者。
- 完全性电交替几乎可诊断心脏压塞，但仅见于不足10%的心脏压塞患者，且与超声心动图呈现的“摇摆心”有关。
- 严重冠心病和肥厚型心肌病是电交替的少见原因。
- 室上速伴快速心室率（主要见于 WPW 综合征顺向型折返性心动过速）也可出现电交替（图 10-13）。

人工心脏起搏器

心室起搏

- 起搏脉冲为一尖而窄的钉样信号，随后出现与自主QRS波群不同形态的 QRS 波群。右心室起搏的 QRS 波群与左束支阻滞的图形相似（图 10-15 和 10-16）。

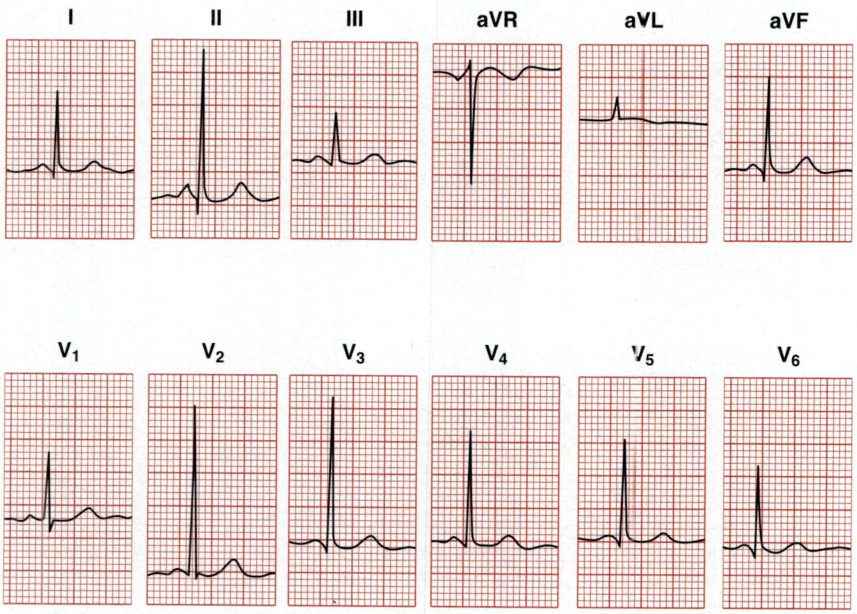

图 10-11　心脏右移位。40 岁女性，因为先天性右肺动脉和右肺发育不良而导致。心脏和纵隔移位到右胸腔。除了 II 导联 R 波相对较高和 aVR 导联 S 波相对较深之外，其余肢体导联心电图正常。胸导联可见 V_1 到 V_3 导联 R 波高大，从 V_2 导联到 V_6 导联 R 波振幅依次递减。（引自 Chou TC: Electrocardiography in clinical practice, ed 4, Philadelphia, 1996, WB Saunders.）

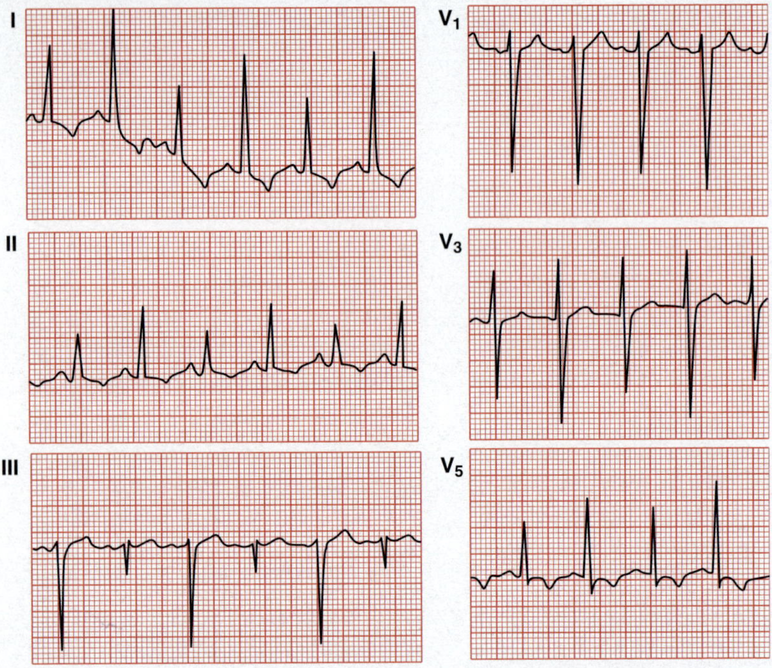

图10-12 心包切开术后综合征的电交替。患者男性，30岁，在主动脉瓣术后3周发生了心包炎和心包积液。图中显示除QRS波群电交替外，Ⅲ导联也可见到T波电交替。（引自Chou TC: Electrocardiography in clinical practice, ed 4, Philadelphia, 1996, WB Saunders.）

- 左室心外膜起搏时，QRS 波群呈右束支阻滞图形。
- 单极起搏方式比双极起搏方式产生的钉样信号大。

心室按需起搏（VVI）

感知到心室信号后抑制发放起搏脉冲（图 10-20）。

心房起搏

起搏器钉样信号后出现P波和窄的起搏的QRS波群（图10-17）。

心房按需起搏（AAI）

感知到心房信号后抑制起搏脉冲发放。

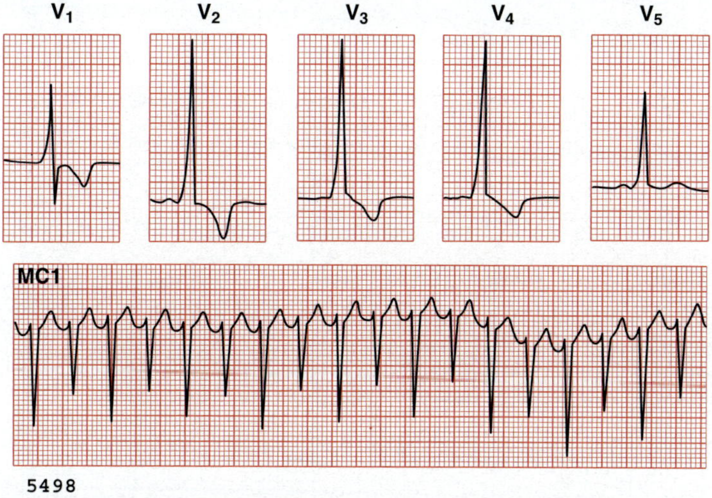

图 10-13　在顺向型房室折返性心动过速时的电交替。患者女，23 岁，为 A 型 WPW 综合征患者，无器质性心脏病。心动过速时可见 QRS 波群的电交替。（引自Chou TC: Electrocardiography in clinical practice, ed 4, Philadelphia, 1996, WB Saunders.）

房室顺序起搏

- 心房起搏后心室起搏（图 10-18）
- 起搏心房和心室；仅感知 R 波（DVI 起搏模式）
- 既感知又起搏心房和心室（DDD 模式）；预先设置房室间期后，能使心房活动与心室起搏保持同步（图 10-19）
- 感知心房信号后抑制输出（AAI）和感知心室信号后抑制输出（VVI），但心室感知不跟随心房率（DDI 起搏模式）
- 以特定的房室间期、以固定频率（非同步）起搏心房和心室（DOO 起搏模式）。

起搏器故障

感知不良

对抑制型起搏器，在心电图上出现自身的除极事件后，起搏器在不适当的短间期内发放起搏脉冲（即起搏器不能被适当的自身心

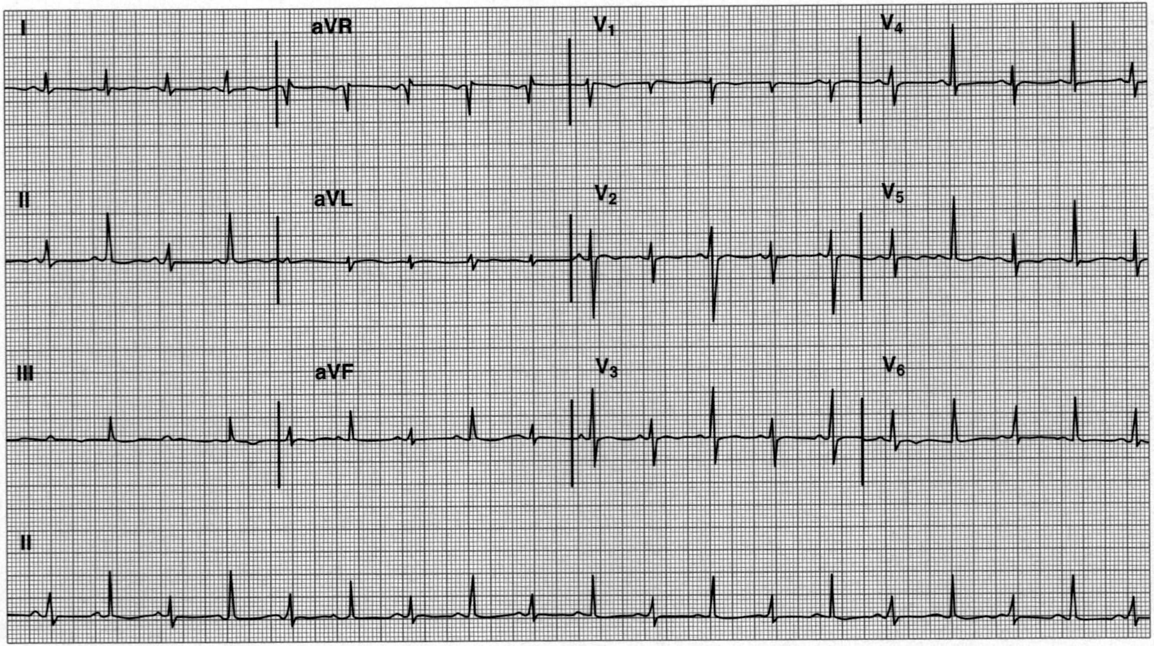

图10-14 心包积液伴心脏压塞引起的完全性电交替（P-QRS-T）。该表现与窦性心动过速、相对低电压一起对诊断心脏压塞有很高的特异性，但敏感性差。（引自Braunwald E: Heart disease: a textbook of cardiovascular medicine, ed 5, Philadelphia, 1997, WB Saunders.）

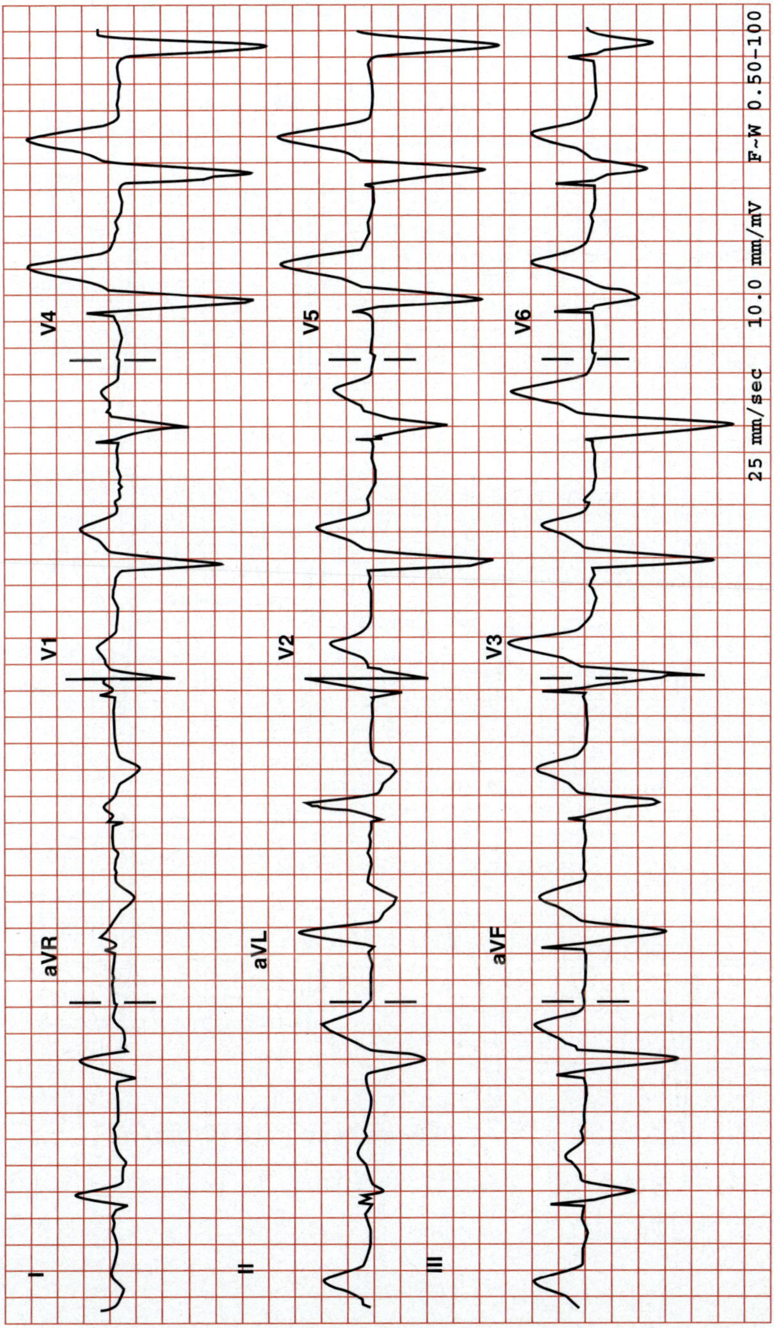

图 10-15 起搏心电图：起搏频率 60 次 / 分。

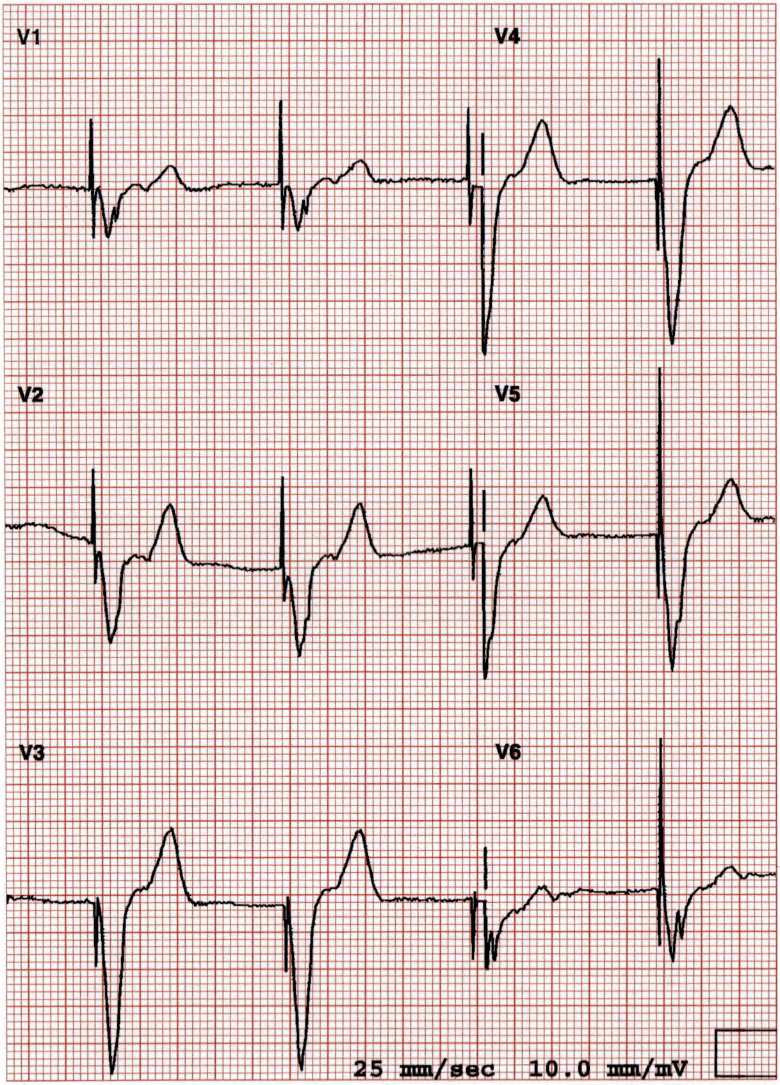

图10-16 起搏心电图，心室夺获，频率60次/分。因是起搏心律，不再进一步分析。

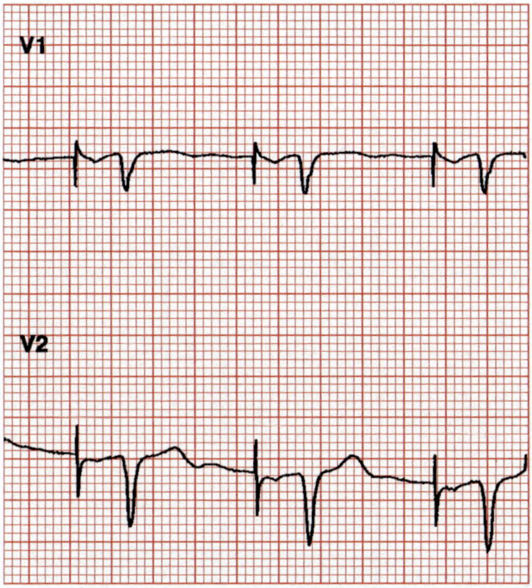

图 10-17　起搏心电图，心房起搏，频率 70 次 / 分。

房或心室除极所抑制），称为感知不良。图10-20显示准确感知。感知不良时，起搏器像固定频率起搏器一样工作；自身的QRS波群不能被感知（图 10-21）。

起搏故障

- 无起搏：不能发放适当的起搏脉冲，可由起搏器脉冲不能使心室除极引起，原因有：脉冲发生器的输出电压不适当、导线断裂、电极脱位（图 10-22）。
- 电池耗竭：起搏频率降低提示电池耗竭（图 10-23）。

肺动脉栓塞（肺栓塞）

心电图改变无特异性；更重要的是一过性出现下列改变时临床上应高度怀疑肺栓塞：

- 窦性心动过速
- T 波对称性倒置；V_1 ~ V_3 或 V_4 导联劳损样改变
- Ⅰ、Ⅱ、V_3 ~ V_6 导联 ST 段压低
- 呈 $S_Ⅰ Q_Ⅲ$ 或 $S_Ⅰ Q_Ⅲ T_Ⅲ$ 图形（图 10-24）
- 不完全性或完全性右束支阻滞

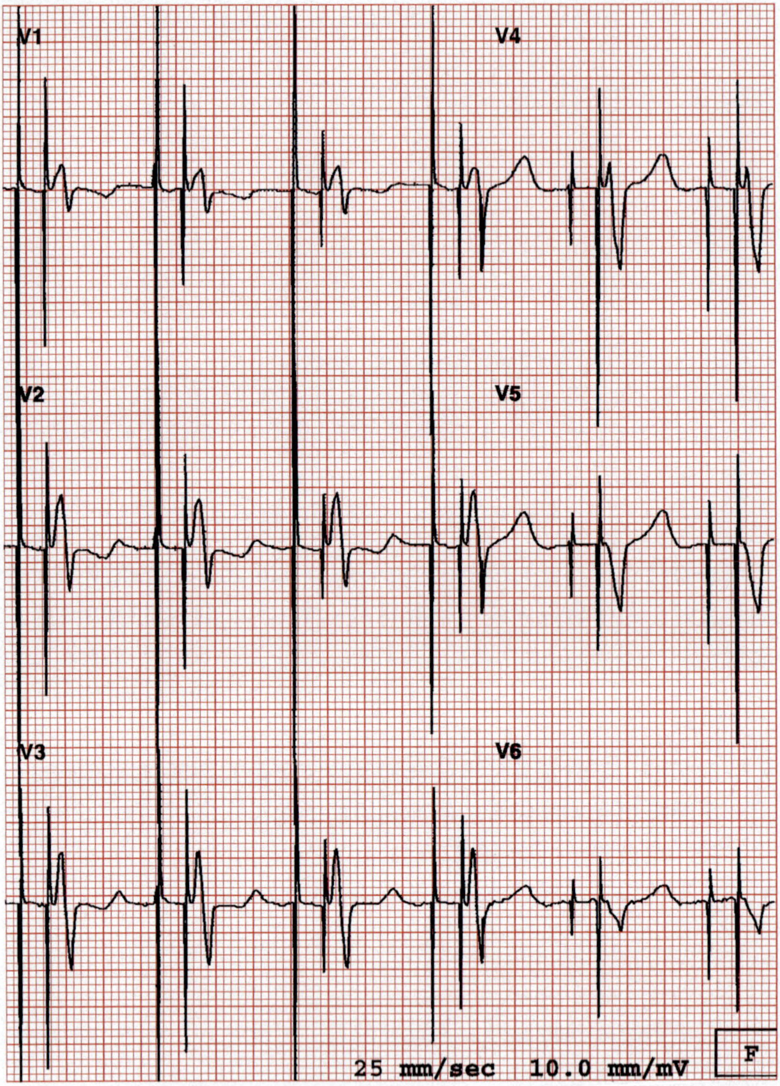

图 10-18 起搏心电图，心室夺获，频率 72 次 / 分，房室顺序起搏器。

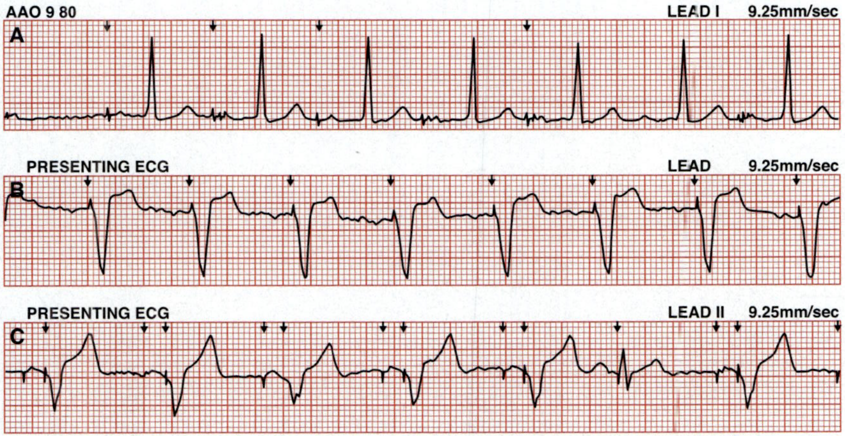

图 10-19　不同起搏模式。**A**. AOO 起搏（心房固定频率起搏）。注意心房起搏的 P 波后跟随着窄的 QRS 波群。**B**. VDD 起搏，起搏器感知心房和心室，起搏心室。每个自身的 P 波后跟随着起搏的 QRS 波群。C. DDD 起搏，起搏器感知并能起搏心房和心室。第 6 个 QRS 波群代表自身的 P 波传导到心室，产生窄的 QRS 波群，起搏信号落在心室不应期中。箭头指示起搏刺激信号。(引自Saksena S: Nonpharmacologic therapy for cardiac arrhythmias: cardiac pacing, implantable cardioverter-defibrillators, catheter and surgical ablation. In Khan Gabriel: Heart disease diagnosis and therapy, Baltimore, 1996, Williams & Wilkins.)

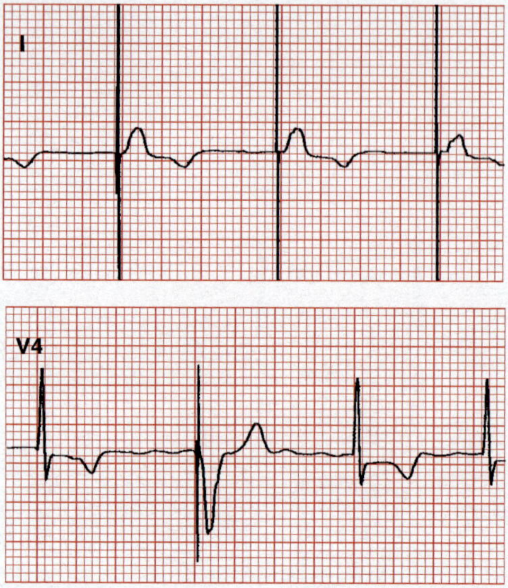

图10-20 起搏心电图，按需起搏模式；心室夺获频率75次/分。注意V_4导联的自主心搏被感知，在适当的间期后出现起搏器夺获，其间期与Ⅰ导联的起搏间期相等。自主心搏（V_4导联第1个心搏）出现后，起搏器信号被适当地抑制。

- V_1、Ⅲ、aVF 导联出现 Q 波但Ⅱ导联无 Q 波
- V_1 导联呈 QR 型
- V_1 ~ V_2 或 V_3、aVR、Ⅲ导联 ST 段抬高（图 10-24）
- V_3 ~ V_5 或 V_6 导联 ST 段压低，系心肌缺血之故
- $S_Ⅰ S_Ⅱ S_Ⅲ$型
- 心律失常，包括早搏、房扑或房颤、室颤
- 右心房增大
- 电轴右偏

在中等面积肺栓塞时，心电图可能无明显异常改变。当大面积肺栓塞引起晕厥、心源性休克或急性右心衰时，通常会发生至少2个上述心电图改变。

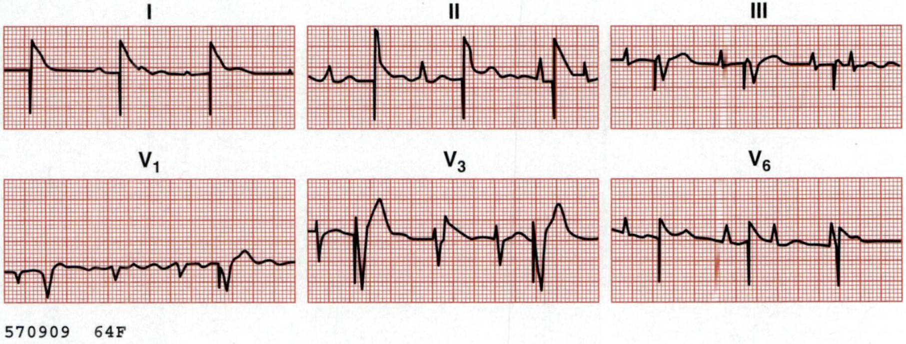

图 10-21　心室按需起搏（VVI）伴感知不良。起搏器系固定频率起搏器工作方式。自主心室搏动未被感知。自主心律为房颤。（引自 Chou TC: Electrocardiography in clinical practice, ed 4, Philadelphia, 1996, WB Saunders.）

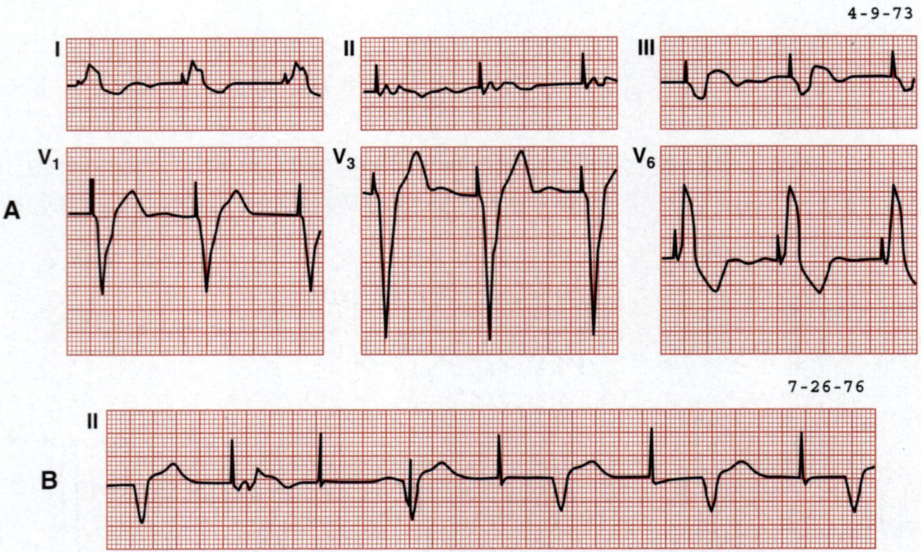

图 10-22　右心室起搏和左心室起搏及起搏器功能障碍。这些心电图来自同一个患者。**A.** 患者经静脉途径植入了右心室按需起搏器，起搏器功能正常时记录此心电图。由于没有自主心搏，未能显示起搏器的按需功能。**B.** 心电图显示间歇性起搏障碍。第 1 个 QRS 波群为自主心搏，第 2 个 QRS 波群为起搏心律，下一个起搏器钉样信号提前出现，其后没有心室除极波。再下一个为假性融合波。最后3个起搏信号均没有夺获心室。起搏器的感知功能正常。后证实起搏功能障碍为导线断裂所致。

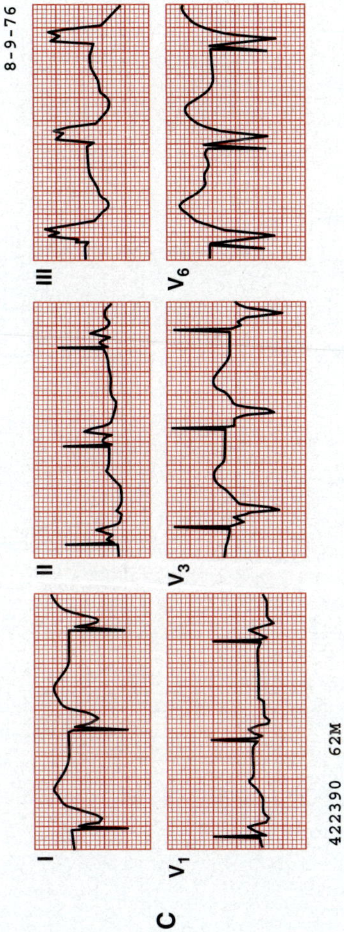

图10-22　**C.** 在患者左心室的心外膜植入了起搏器后记录的心电图。（引自Chou TC: Electrocardiography in clinical practice, ed 4, Philadelphia, 1996, WB Saunders.）

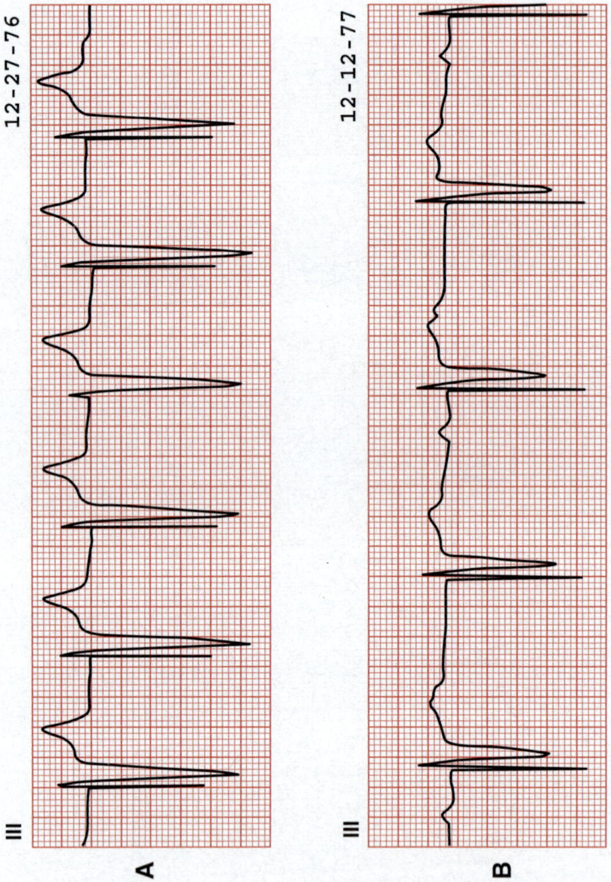

图 10-23 电池耗竭。起搏频率由 70 次 / 分（A）降至 47 次 / 分（B）提示起搏器电池耗竭。（引自 Chou TC: Electrocardiography in clinical practice, ed 4, Philadelphia, 1996, WB Saunders.）

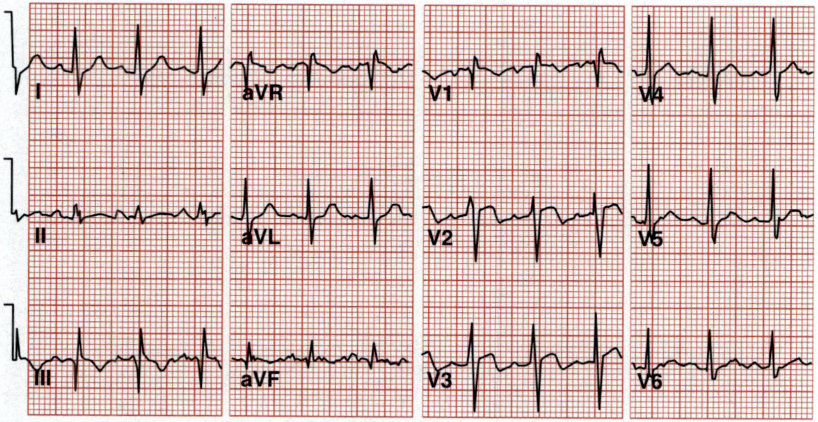

图 10-24 急性大面积肺栓塞心电图。图中显示肺栓塞特征性的 S_IQ_{III} 图形以及更常见但非特异性的改变，包括不完全性右束支阻滞、$V_1 \sim V_3$ 导联 ST 段抬高伴 T 波终末部倒置。（引自 Braunwald E: Heart disease: a textbook of cardiovascular medicine, ed 5, Philadelphia, 1997, WB Saunders.）

低体温

- 所有间期（PR间期、RR间期、QRS波群、QT间期）均可延长。
- 可出现抬高的“J波”（Osborn波）（图10-25）； ST段的起始部（尤其在 V_3 和 V_4 导联）抬高、悬吊，代表早期复极的异常。
- 体温低于 32℃时常出现房颤。

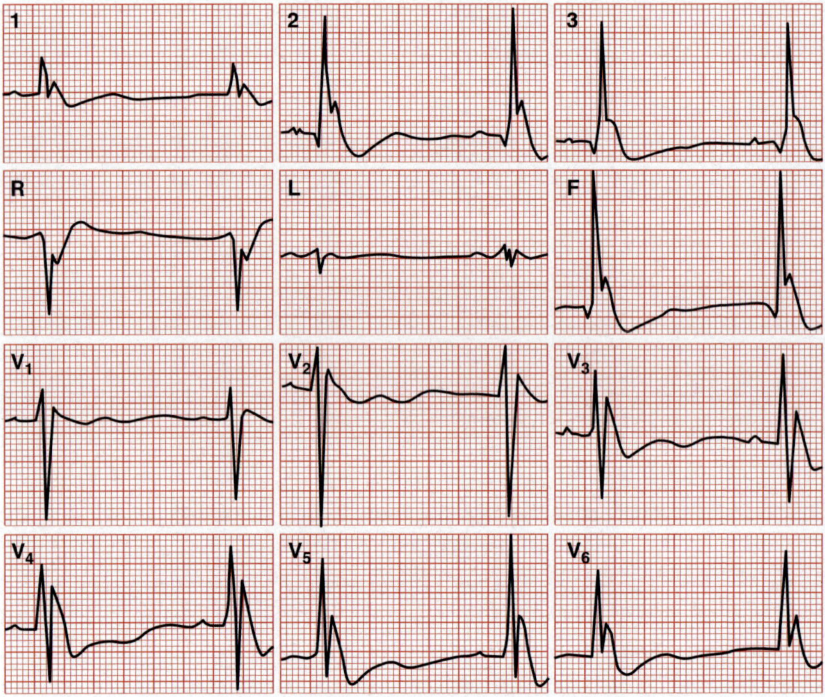

图 10-25 低体温。注意中胸导联 J 波明显抬高。（引自 Marriott JLH: Practical electrocardiography, ed 8, Baltimore, 1988, Williams & Wilkins.）

（黄卫斌 邢佳侬 译，巩燕 校）

11

心律失常

房性早搏

心电图诊断标准

- 房性早搏（房早）P 波的形态与窦性 P 波不同（图 11-1）。
- 房早的P波之后常有QRS波群，其形态与窦性激动正常下传时相似。房早的P波因隐藏在前一个T波中而不易被识别，因此常常需要“在T波中找P波”（图 11-2 和 11-3）。
- 房早的 PR 间期＞0.11s；如果Ⅱ、Ⅲ、aVF 导联 P 波倒置，利用 PR 间期＞0.11s 可鉴别房早与交界区性早搏。
- 早发的房早可引发房性心动过速（图11-2）、心房扑动和心房颤动。
- 每个窦性激动后均出现房早即产生房早二联律（图 11-1）。
- 房早的 P 波可以不下传，导致传导中断（图 11-3）。

房早未下传是传导中断的最常见原因。如果未识别到房早的 P 波，可能误诊为窦性心动过缓。

- 如果房早穿过房室结后，一侧束支仍处于不应期中，则会产生室内差异性传导，QRS波群较宽，伪似室性早搏（室早）（图11-2C）。仔细观察前一个T波，可见到P波在T波上产生的畸形，如图11-2C。另外，早搏后间期短于代偿间歇提示房早伴差传。
- 多源性房早可引起脉搏极不规则。

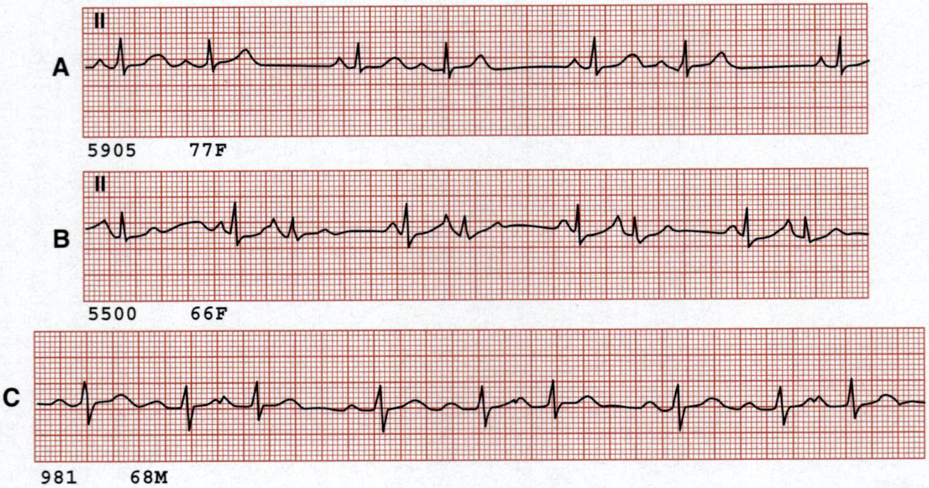

图 11-1 房性早搏呈二联律（**A** 和 **B**）、三联律（**C**）。**B.** 房早的 QRS 波群呈室内差异性传导。（引自 Chou TC: Electrocardiography in clinical practice, ed 4, Philadelphia, 1996, WB Saunders.）

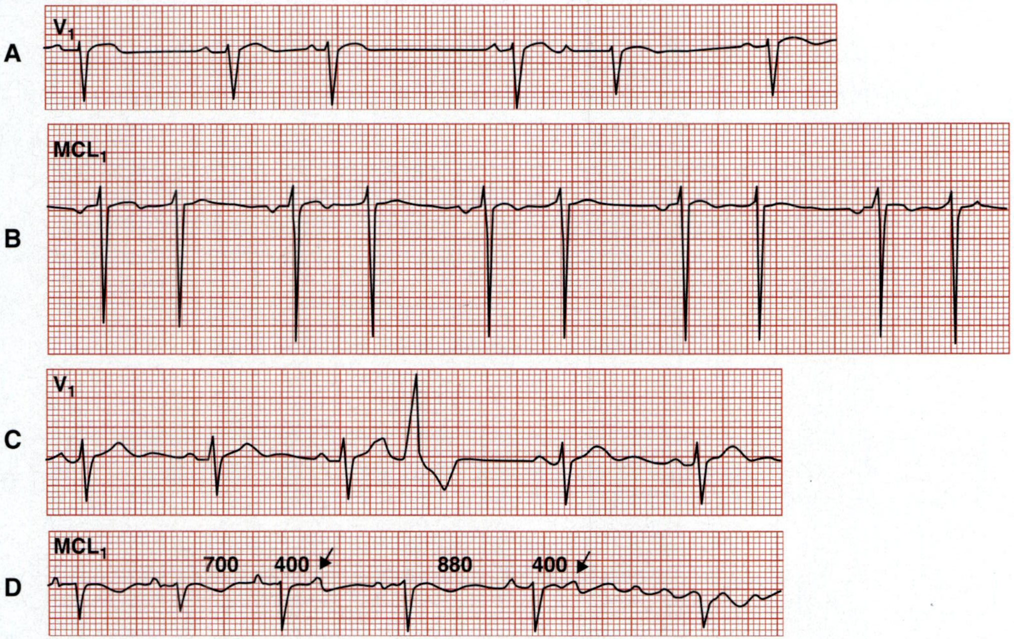

图 11-2 **A.** 第 3 个和第 5 个心搏是房早。注意第 2 个房早的 RP 间期短，其 PR 间期也就相应地延长。**B.** 房性早搏二联律。房早的 PR 间期比窦性激动的正常 PR 间期明显延长。**C.** 第 4 个心搏是房早伴差异性传导，QRS 波群呈右束支阻滞图形。注意 T 波形态异常，且早搏后间期短于代偿间歇。**D.** 当房早提前到一定程度，PP 间期（400ms）短于前一个 PP 间期（880ms）的一半时，引发房性快速性心律失常。（引自 Marriott JLH: Practical electrocardiography, ed 8, Baltimore, 1988, Williams & Wilkins.）

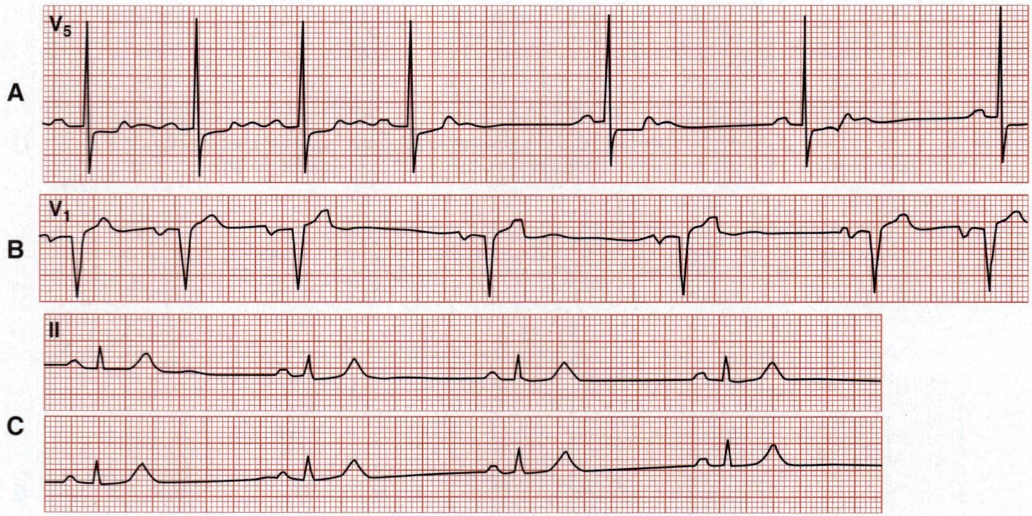

图 11-3 **A** 中 4 个窦性激动之后及 **B** 中 3 个窦性激动之后，出现一阵房早二联律未下传。注意每一幅心电图上，与前面的 T 波相比，后面的 T 波存在由 P 波叠加引起的畸形。**C** 中，T 波比正常的 T 波略尖；但无以前的 T 波作对照，不能诊断房早二联律。（引自 Marriott JLH: Practical electrocardiography, ed 8, Baltimore, 1988, Williams & Wilkins.）

交界区性或结性早搏

心电图诊断标准

- 交界区性 P 波可逆向激动心房，且逆向 P 波可出现在 QRS 波群之前（图11-4）。也可能观察不到逆向传导，P波可以隐藏在QRS 波群中（图 11-5）。偶尔 P 波也可出现在 QRS 波群之后。
- 如果能见到 P 波，其在Ⅱ、Ⅲ、aVF、V_1、V_5、V_6 导联倒置，在Ⅰ、aVR、aVL 导联直立。
- P 波可出现在 QRS 波群之前，PR 间期＜ 0.11s。
- 高位、中位、低位结性心律等名词均已改称为交界区性心律。

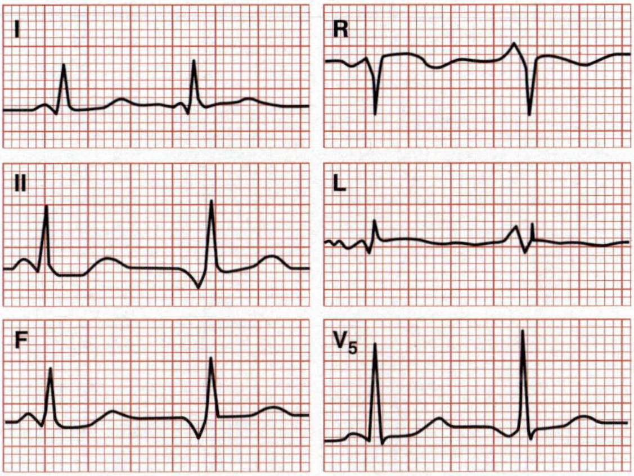

图11-4 交界区性早搏伴前置性P波。每个导联中，第1个心搏是窦性激动，第 2 个心搏是交界区性早搏，后者伴短 PR 间期和典型的 P 波极性。(引自 Marriott JLH: Practical electrocardiography, ed 8, Baltimore, 1988, Williams & Wilkins.)

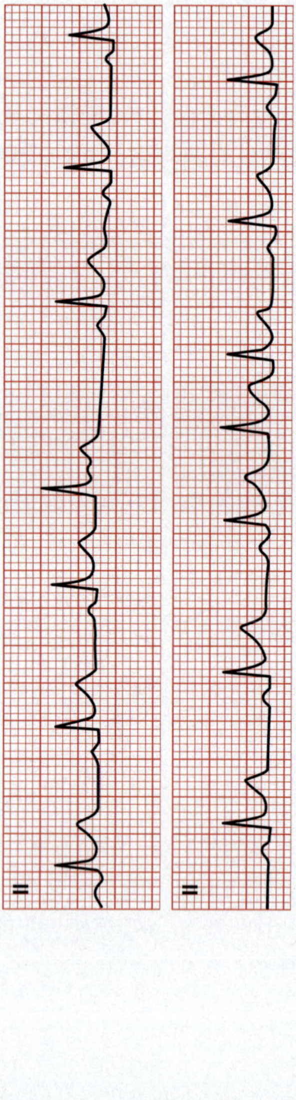

图 11-5 交界区性早搏无逆向传导。在上图中，第 4 个心搏是交界区性早搏。在下图中，第 4 个和第 5 个心搏为成对交界区性早搏。在两图中，窦性激动均没有被逆向传导所干扰。（引自 Marriott JLH: Practical electrocardiography, ed 8, Baltimore, 1988, Williams & Wilkins.)

室性早搏

心电图诊断标准

- 提前出现的、宽大畸形的QRS波群－T波，伴ST段向异常QRS波群相反的方向倾斜（图 11-6 ～ 11-8）。
- QRS 波群前无提前的P波。室早常常发生逆向传导。逆传P波通常隐藏在QRS波群中，但偶尔可逆向夺获心房，在室早后可见倒置的P波（图 11-7）。
- 室早后常常有完全代偿间歇，但有时代偿间歇不完全。

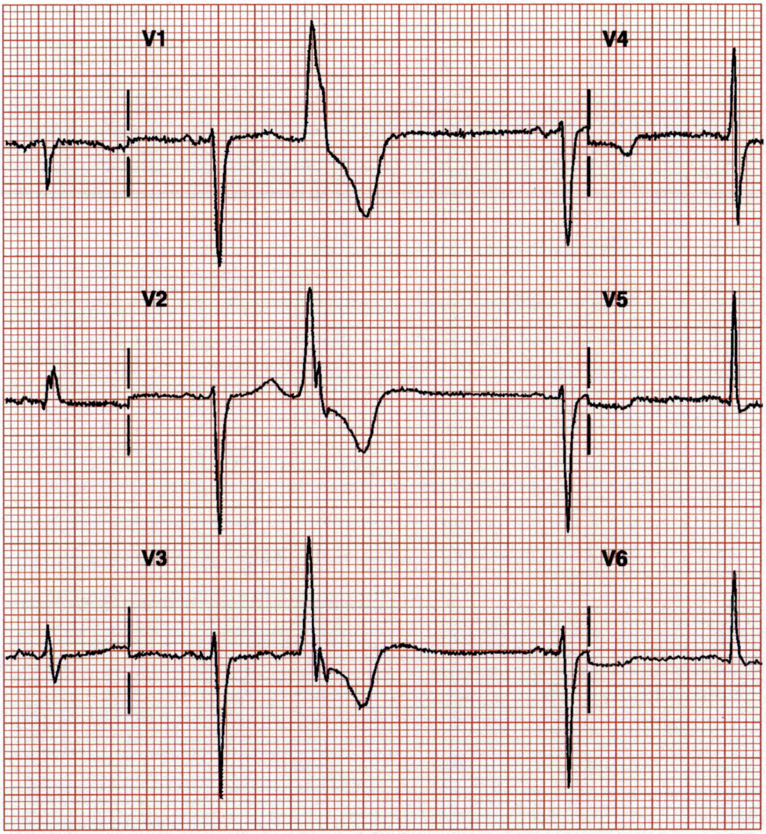

图 11-6 室性早搏：ST 段向异常 QRS 波群相反的方向倾斜；V_1 导联示“左耳高，右耳低”。

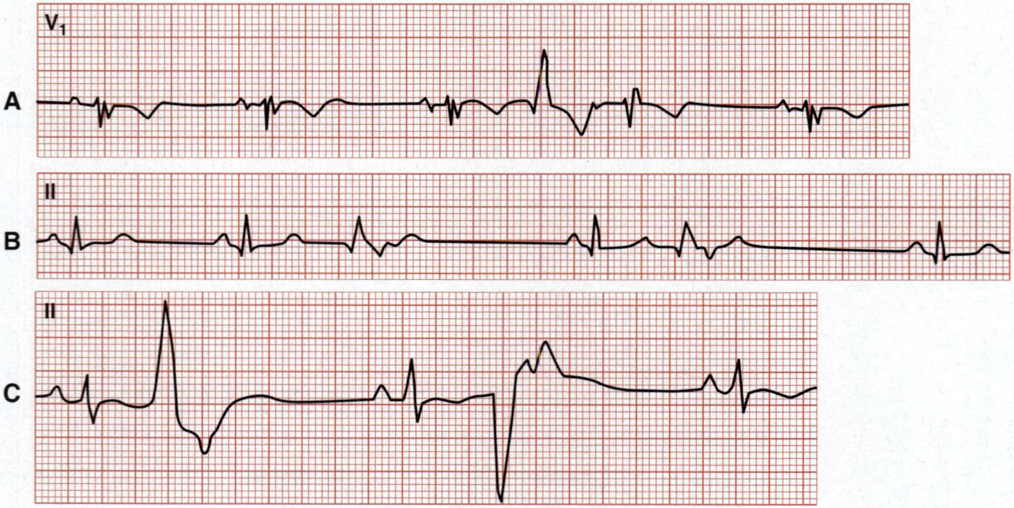

图 11-7 **A.** 第 4 个心搏为插入性室早。注意室早使下一个窦性激动的 PR 间期延长（从 0.15s 延至 0.22s） ——提示室早向交界区“隐匿性”逆向传导。**B.** 两个室早后有逆向（倒置的）P 波，其 RP 间期正常，分别为 0.17s 和 0.19s。**C.** 两个室早之后均有逆向P波，其RP间期延长（分别为0.28s和0.22s）。（引自 Marriott JLH: Practical electrocardiography, ed 8, Baltimore, 1988, Williams & Wilkins.）

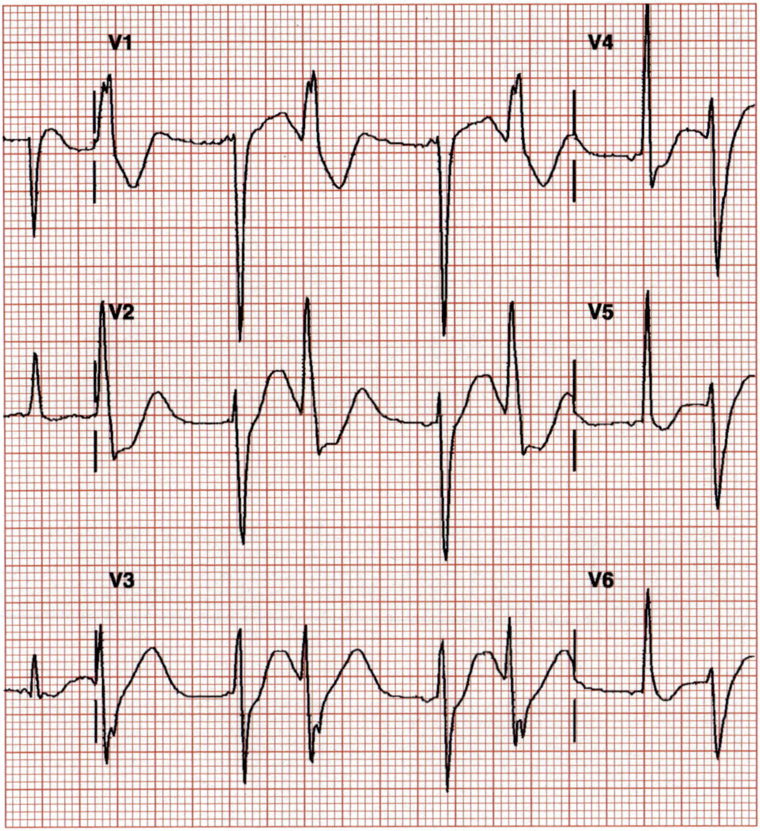

图 11-8 室早二联律。

- 室早的时限一般大于 0.11s，但偶尔也可短至 0.10s。
- 如果 V_1 导联畸形的 QRS 波群“兔耳征”表现为“左耳高，右耳低”(图11-6)，可以确诊室早。如果表现为“左耳低，右耳高”，单从形态不能做出确切诊断。
- 图 11-8 显示室早二联律。
- 连续两个室早称为成对室早；连续3个室早称为“成串室早”(图11-9)； 连续3个以上的室早称为室性心动过速(室速)(图11-10)。

多源性室早的联律间期不等；单源性室早的联律间期相等。单源性室早影响小。室早发生较早、与T波接近或落在T波上（Ron T 现象)，以及多源或多形性室早，成对或成串发生，可引发室速(图11-11)。

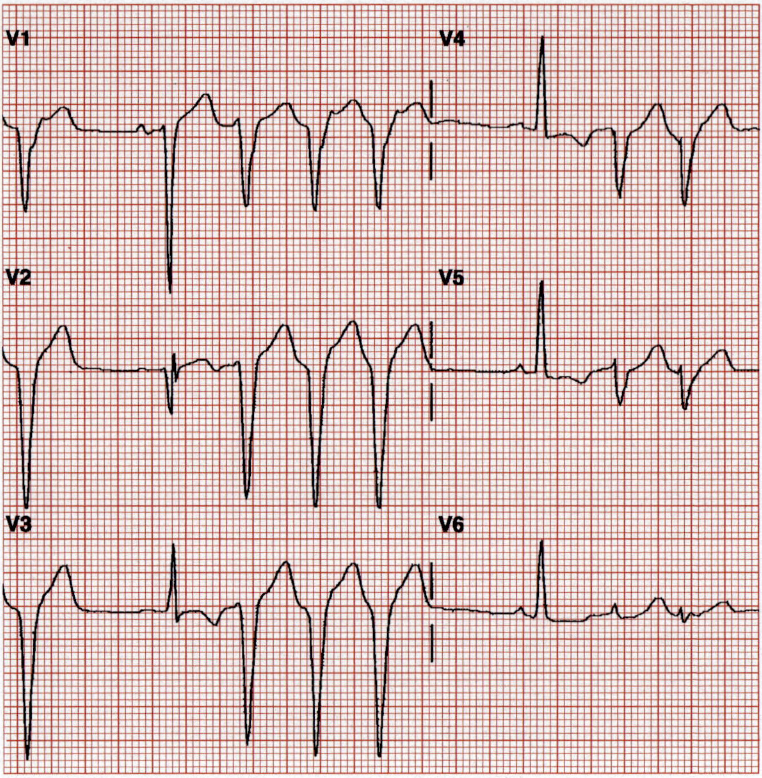

图 11-9 成对、成串的室早

正常和异常心脏均可常见室早。“搏动”意指电和机械事件，该名称比“收缩”一词要好，后者仅指机械事件。本书采用室性早搏和房性早搏，而不用室性期前收缩和房性期前收缩。

缓慢性心律失常

一度房室阻滞

心电图诊断标准

- PR 间期长于 0.2s；通常为 0.22 ~ 0.48s，但也可长至 0.8s（图 11-12）。一些正常人 PR 间期也可长至 0.22s。
- PR 间期保持固定。

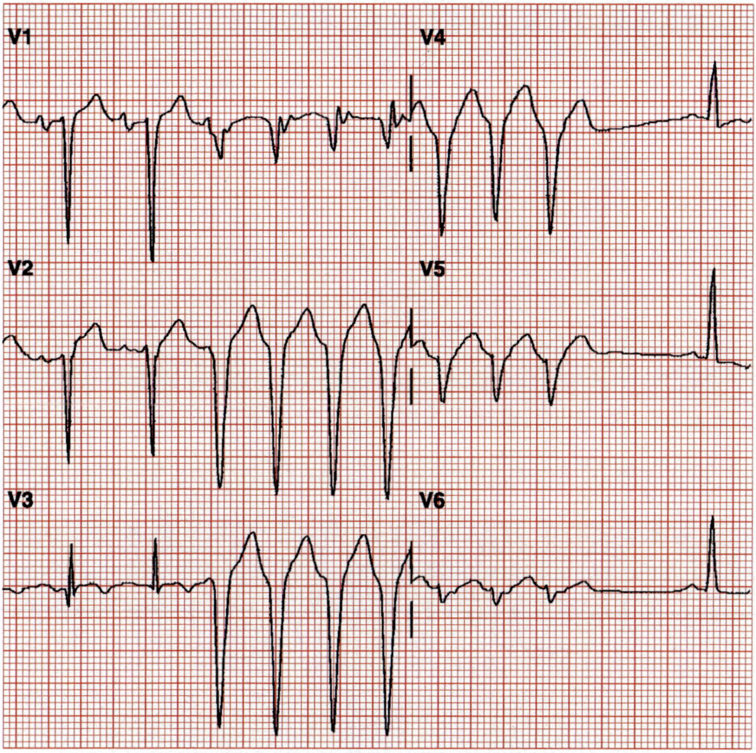

图 11-10 短阵非持续性室速。

- 每个 P 波后均应有 QRS 波群。

二度 I 型房室阻滞：莫氏 I 型（文氏型）

心电图诊断标准

- PR间期进行性延长直至P波被阻滞，冲动不能下传至心室，QRS 波群脱落一次。
- QRS 波群脱落后的 PR 间期往往接近正常；未下传 P 波之后的 PR 间期最短。
- 包括未下传 P 波的 RR 间期短于 2 个心动周期（即短于 2 个 PP 间期之和）（图 11-13）。
- 由于 P 波阻滞前 RR 间期通常进行性缩短，心搏常常成对（二联律）出现或 3 个为一组（三联律）出现。这种成组出现方式是文氏型的标志，但不是诊断的必要条件（图 11-14）。

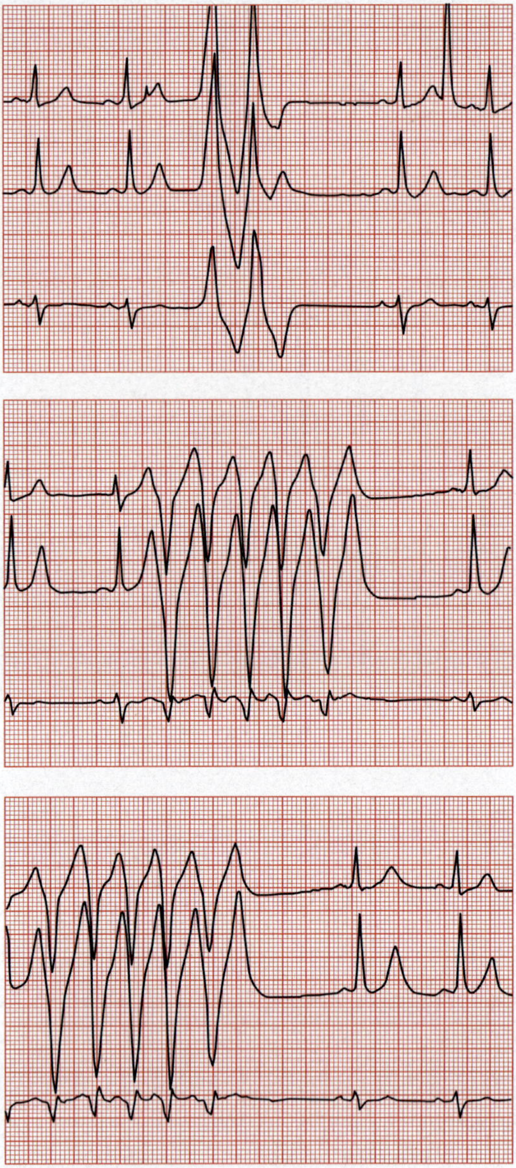

图 11-11 Holter 监测显示多源性室早：成对、成串、非持续性室速。（引自 Khan M Gabriel: On call cardiology, ed 2, Philadelphia, 2001, WB Saunders.）

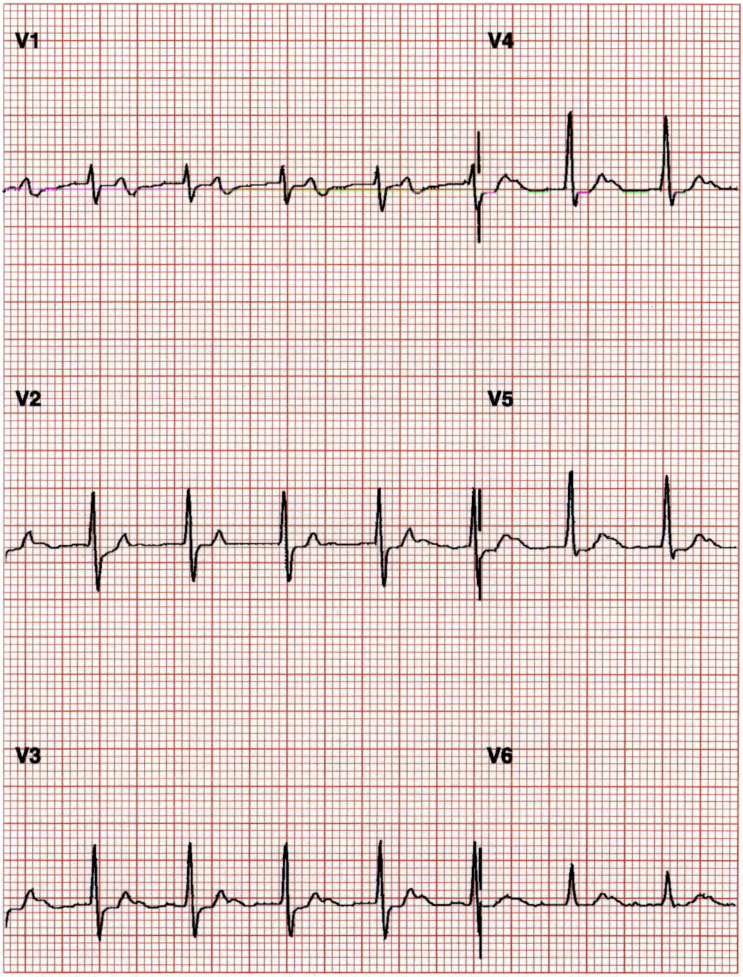

图 11-12 窦性心动过速：心率 118 次 / 分；PR 间期延长至 0.28s；一度房室阻滞。

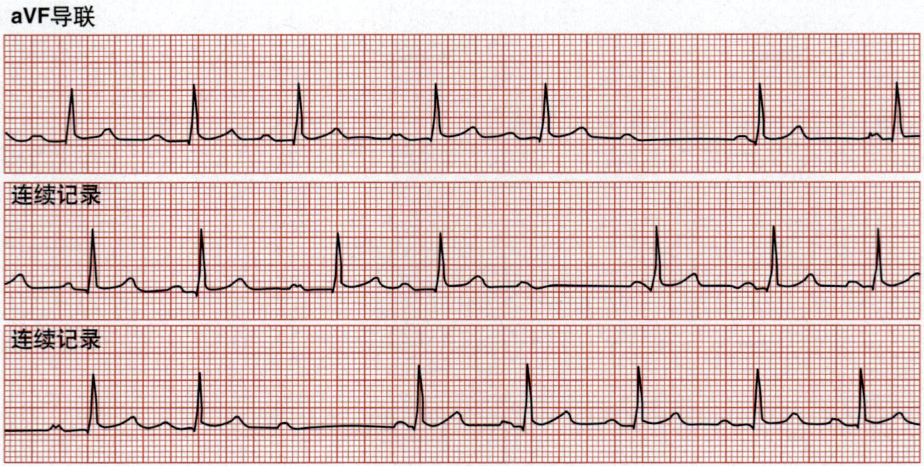

图 11-13　二度 I 型房室阻滞，但无典型的文氏现象。注意 PR 间期和 RR 间期呈随机变化，但未下传 P 波后的 PR 间期总是最短。长间歇后第 1 个 QRS 波群可能为交界区逸搏。（引自 Chou TC: Electrocardiography in clinical practice, ed 4, Philadelphia, 1996, WB Saunders.）

二度Ⅱ型房室阻滞：莫氏Ⅱ型

心电图诊断标准

- 在 QRS 波群脱落前至少有 2 个连续的房波以相同的 PR 间期下传（图 11-15）。
- 在二度Ⅱ型房室阻滞中，高二度房室阻滞（图 11-15B）是指 2 个或更多连续的房波由于阻滞不能下传。在没有次级起搏点的逸搏心律干扰传导时，如果心房率较慢（< 135 次 / 分），更支持诊断。
- P 波间歇性未下传，但无房早的证据。
- 含有未下传 P 波的 RR 间期等于 PP 间期的 2 倍。
- PR 间期保持固定，正常或轻度延长。
- 由于 P 波未下传，导致心室率不规则。
- 如果传导阻滞发生在希氏束，QRS波群仍呈窄的，但如阻滞发生在希氏束以下，则 QRS 波群 > 0.12s。

完全性（三度）房室阻滞

心电图诊断标准

- P 波为窦性，且 P 波多于 QRS 波群。
- 存在房室分离：P 波与 QRS 波群无关；完全没有房室传导关系（图 11-16 和 11-17）。注意房室分离也可见于没有三度房室阻滞时；其中一条线索是心室率快于心房率。
- RR间期规则。如果阻滞部位在房室结，逸搏心律源自房室交界区，则QRS波群是窄的。如果逸搏心律源自心室或源自房室交界区但存在束支阻滞时，QRS 波群是宽的。
- 心房率快于心室率。
- 心室率通常很慢（<45次/分），但先天性房室阻滞的心室率可达 40 ~ 60 次 / 分（图 11-16）。
- 完全性房室阻滞时没有前向传导，但在不足20%的完全性房室阻滞，可存在向心房的逆向传导。注意房室分离也可见于无三度房室阻滞时。

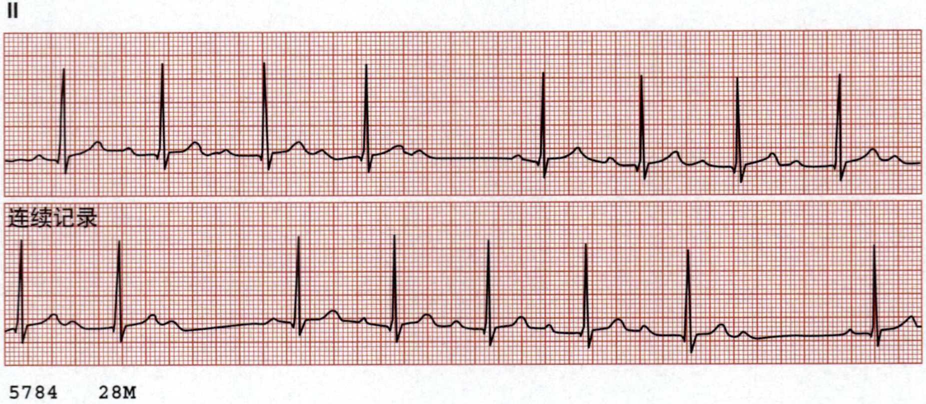

图 11-14 二度 I 型房室阻滞，但无典型的文氏现象。QRS 波群脱落前 RR 间期无进行性缩短。（引自 Chou TC: Electrocardiography in clinical practice, ed 4, Philadelphia, 1996, WB Saunders.）

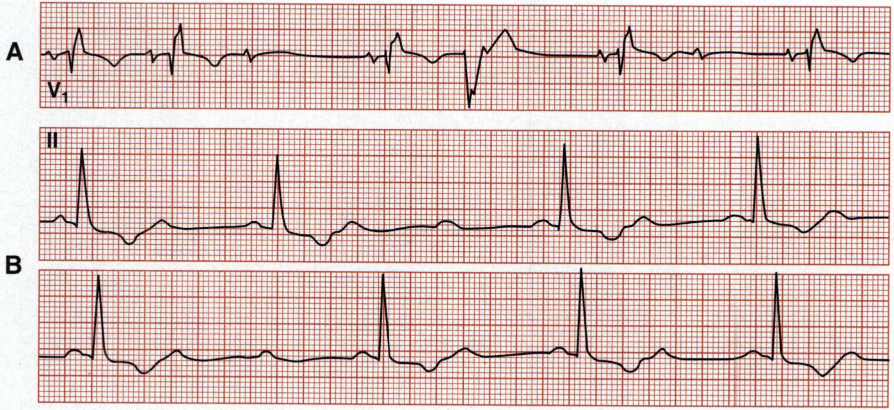

图 11-15 **A.** 二度Ⅱ型房室阻滞。在 QRS 波群脱落前的两个连续的 PR 间期固定，下传的搏动 PR 间期正常，QRS 波群呈右束支阻滞图形。第 4 个心搏是右室早搏。**B.** 高二度房室阻滞。窦性心律以 2∶1 和 3∶1 的房室传导比例下传。（引自 Marriott JLH: Practical electrocardiography, ed 8, Baltimore, 1988, Williams & Wilkins.）

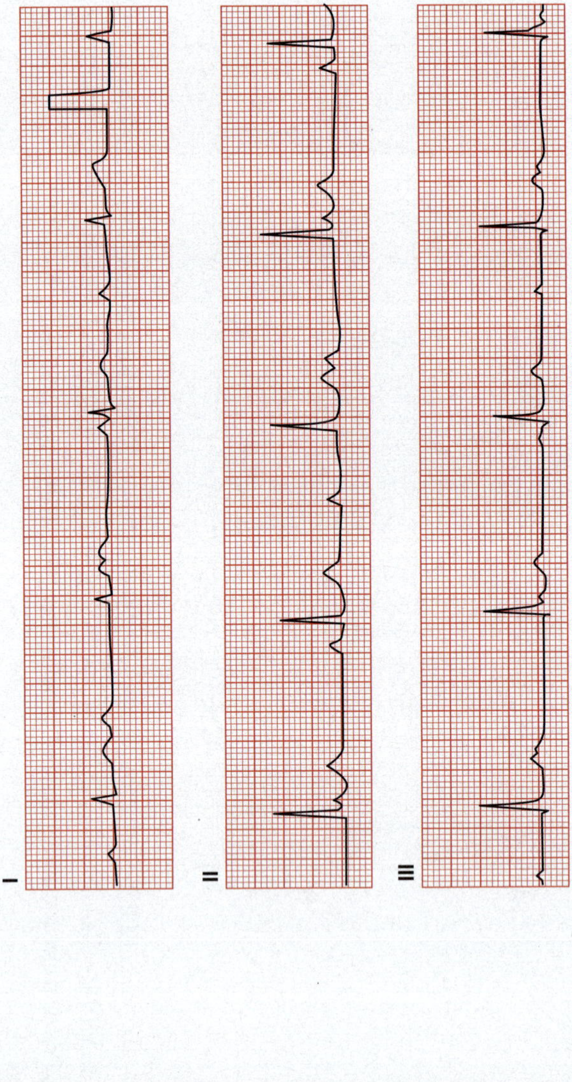

图11-16 先天性完全性房室阻滞。QRS波群窄提示逸搏点在交界区。(引自Chou TC: Electrocardiography in clinical practice, ed 4, Philadelphia, 1996, WB Saunders.)

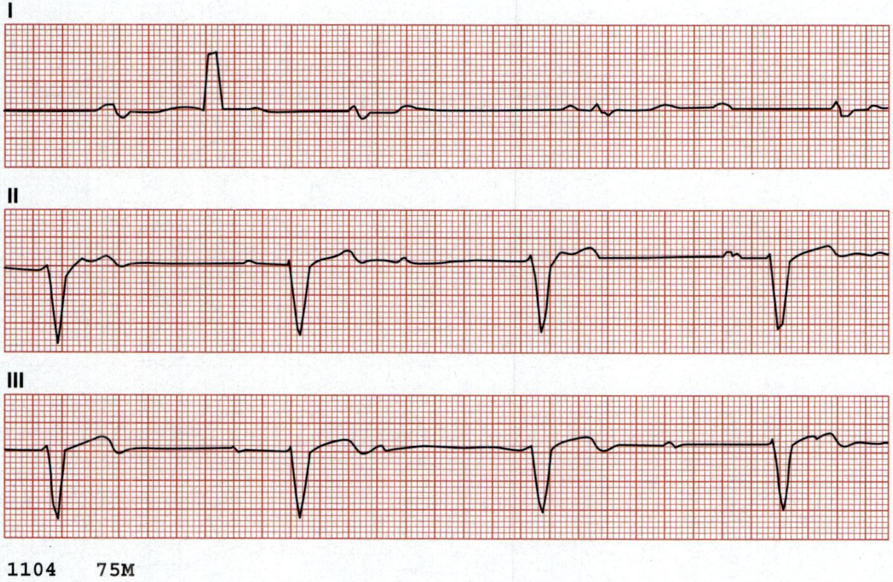

图11-17　完全性房室阻滞时室性自主心律。QRS波群异常增宽，与窦性心律的QRS波群不同。心室率36次/分。（引自Chou TC: Electrocardiography in clinical practice, ed 4, Philadelphia, 1996, WB Saunders.）

窄 QRS 波群心动过速

心动过速的鉴别首先应分析是窄 QRS 波群还是宽 QRS 波群，然后分析是规则的还是不规则的（图 11-19）。

将心动过速和窦性心律的整个 12 导联心电图进行比较，有助于鉴别诊断。认真分析Ⅱ、Ⅲ、aVF、V_1和V_6导联可找到一些诊断线索。

窦性心动过速

如果心率在 100 ~ 130 次 / 分之间，通常应考虑窦性心动过速，因为这是窄QRS波群心动过速最常见的原因（图11-18）。心率较快时，窦性 P 波可能隐藏在 T 波中而伪似室上速或心房扑动。按摩颈动脉窦后有时可显露 P 波。

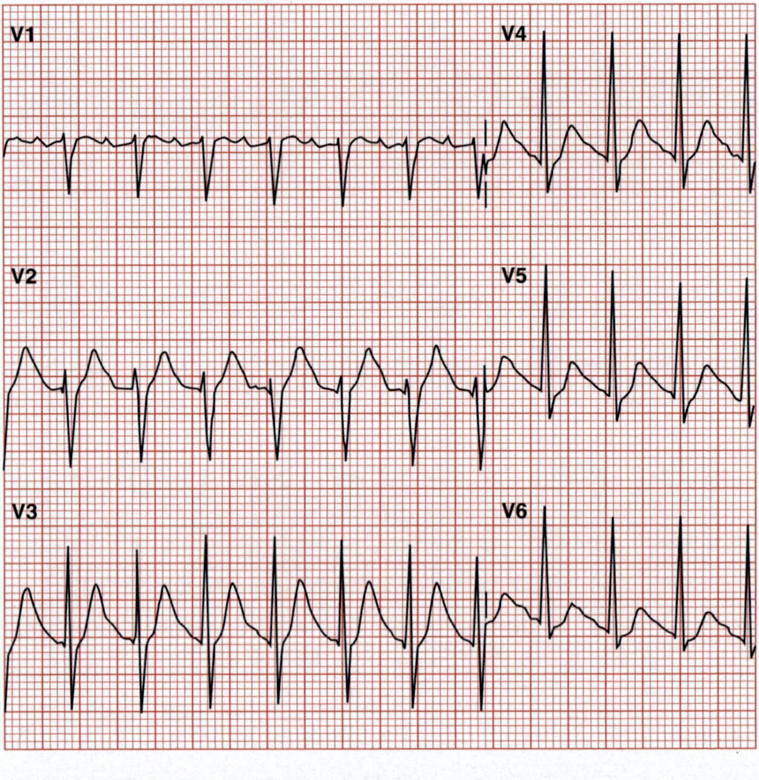

图 11-18　窦性心动过速；心率 165 次 / 分。

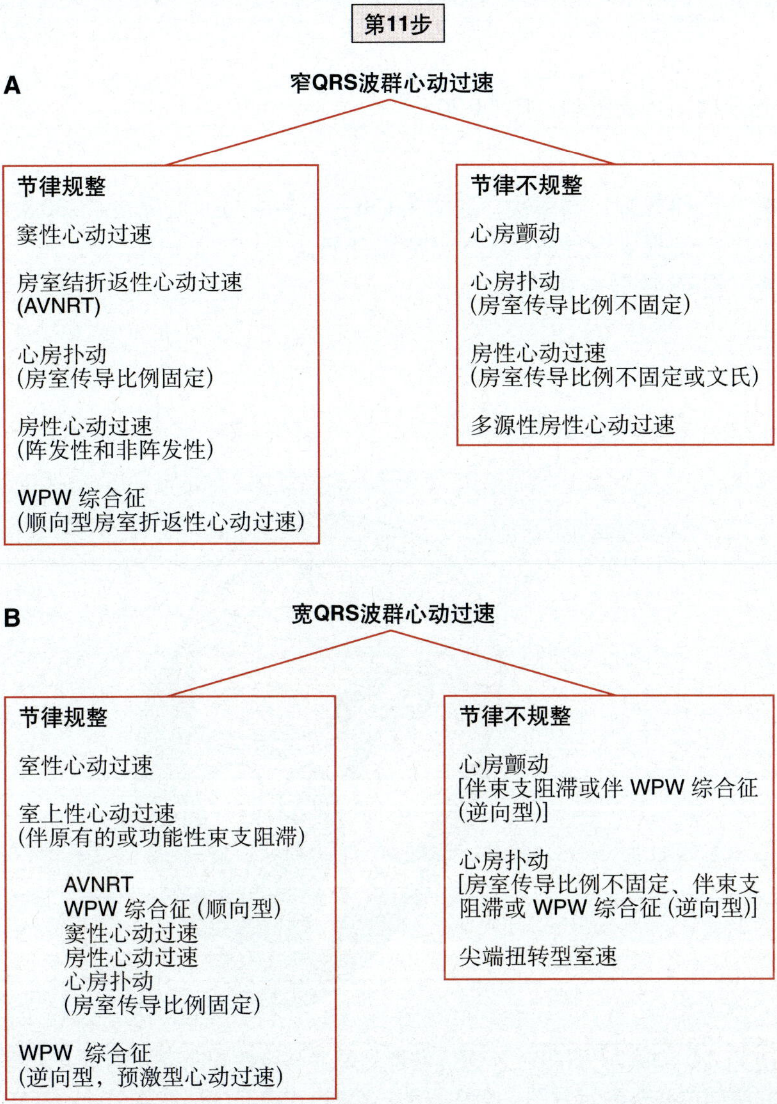

图11-19　逐步法准确分析心电图。**第11步：分析心律失常：窄QRS波群心动过速（A）和宽QRS波群心动过速（B）的鉴别诊断。**（选自 Khan M Gabriel: Heart disease diagnosis and therapy, Baltimore, 1996, Williams & Wilkins.）

房室结折返性心动过速

房室结折返性心动过速（AVNRT）是最常见的阵发性、规则的窄QRS波群心动过速。心室通过折返环的前传支激动，心房通过折返环的逆传支激动（图 11-20）。

心电图诊断标准

- 心律规则，频率快，通常为150～225次/分。心率快于230次/分则提示应寻找有无 WPW 综合征。
- QRS 波群< 0.12s。

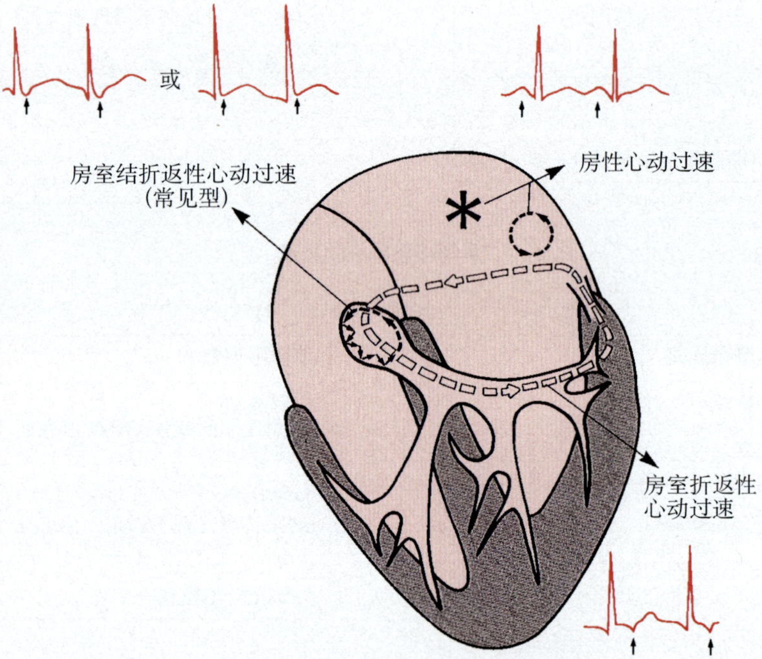

图11-20 根据P波相对于QRS波群的位置与极性判断阵发性室上速的起源部位和机制示意图。房性心动过速时，P波在QRS波群之前；其在Ⅲ导联的极性取决于其起源部位。房室结折返性心动过速时，P波埋在QRS波群中或使QRS波群终末部有小的变形；Ⅲ导联QRS波群变形的终末部为负向。在房室折返性心动过速时，P波在QRS波群之后。（引自 Wellens JJH, Conover MB: The ECG in emergency decision making. Philadelphia, 1992, WB Saunders.）

- 50% 以上的病例，P 波隐藏在 QRS 波群中难以识别；QRS 波群与窦性心律的 QRS 波群相同（图 11-20）。
- 45%的病例，似乎没有P波，但仔细分析可发现在Ⅱ、Ⅲ、aVF导联 P 波位于 QRS 波群的终末部，因为它改变了 QRS 波群的终末向量，使Ⅱ、Ⅲ、aVF导联形成假S波（图11-20和11-21）。P 波在 V_1 导联产生假性 r' 波，伪似 RSr' 型或不完全性右束支阻滞（图 1-20、11-21B、11-22）。
- 不足 5% 的病例，P 波位于 QRS 波群起点，在Ⅱ、Ⅲ、aVF 导联形成假性 Q 波。
- 在一种少见型房室结折返性心动过速中，Ⅱ、Ⅲ、aVF导联P波为负向，但距前面QRS波群的距离较远，RP间期大于PR间期。该类型的房室结折返性心动过速与经慢旁路逆向激动心房的少见型 WPW 综合征的房室折返性心动过速很难鉴别（见随后有关 WPW 综合征的讨论）。

阵发性房性心动过速伴或不伴房室阻滞

心电图诊断标准

- P 波位于 QRS 波群之前，形态与窦性 P 波不同。P 波通常很小，不易识别，也可隐藏在T波或QRS波群之中；心动过速可能被误诊为窦性心动过速或交界区性心动过速。PR 间期正常,或延长。
- P波形态取决于房性异位起搏点的部位（图11-23）。RR间期一般相等，但温醒现象的自律性房速有时除外。
- 心房率范围为110 ~ 260次/分。如果心房率不快，且房室传导不被抑制，则每个P波均能下传到心室。洋地黄过量时，房室传导延迟，导致阵发性房速伴阻滞，但洋地黄中毒并不是该心律失常的唯一原因（图 11-24）。
- 房室传导比例可以变化：2∶1传导常见；3∶1传导或文氏现象也可发生，导致心律不规整（图11-25）。有时房室传导比例的变化导致心室率不规整而易被误诊为心房颤动。
- 在 P 波和 QRS 波群之间存在等电位线（图 11-23 ~ 11-25）。
- 如果心房率很快，鉴别房速和心房扑动可能很困难；如存在心房扑动，颈动脉窦按摩或静注腺苷可以显露扑动波。
- 发生房室阻滞时房速持续，可以排除 WPW 综合征。

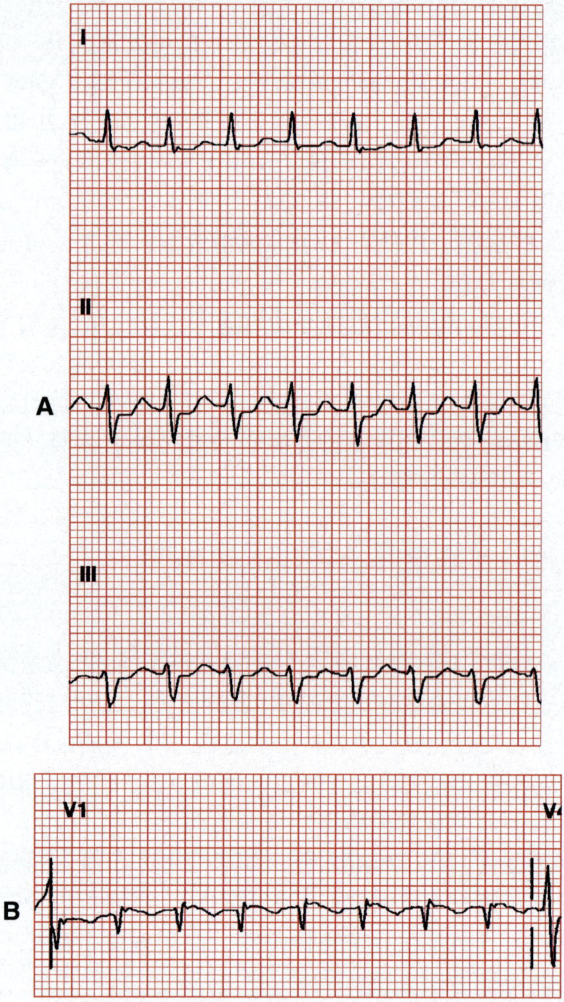

图11-21 **A.** 室上速患者肢体导联心电图：心率184次/分。注意Ⅲ导联QRS波群终末部变形即假性S波：常见型房室结折返性心动过速的典型特征。**B.** 同一患者 V_1 导联心电图。注意QRS波群终末部变形，产生了假性r’波；常见型房室结折返性心动过速的典型特征。

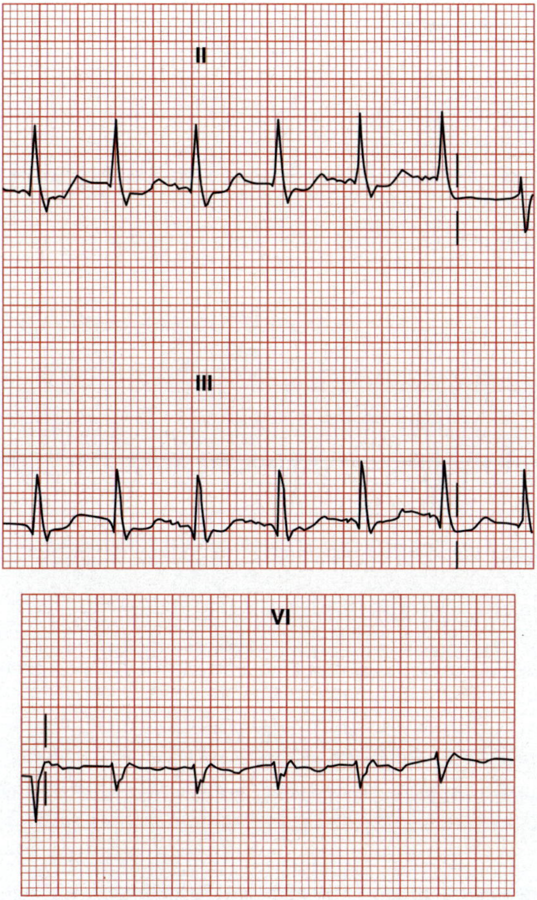

图 11-22　房室结折返性心动过速：心率 140 次 / 分。注意 V_1 导联的假性 r’ 波，常见型房室折返性心动过速的典型特征。

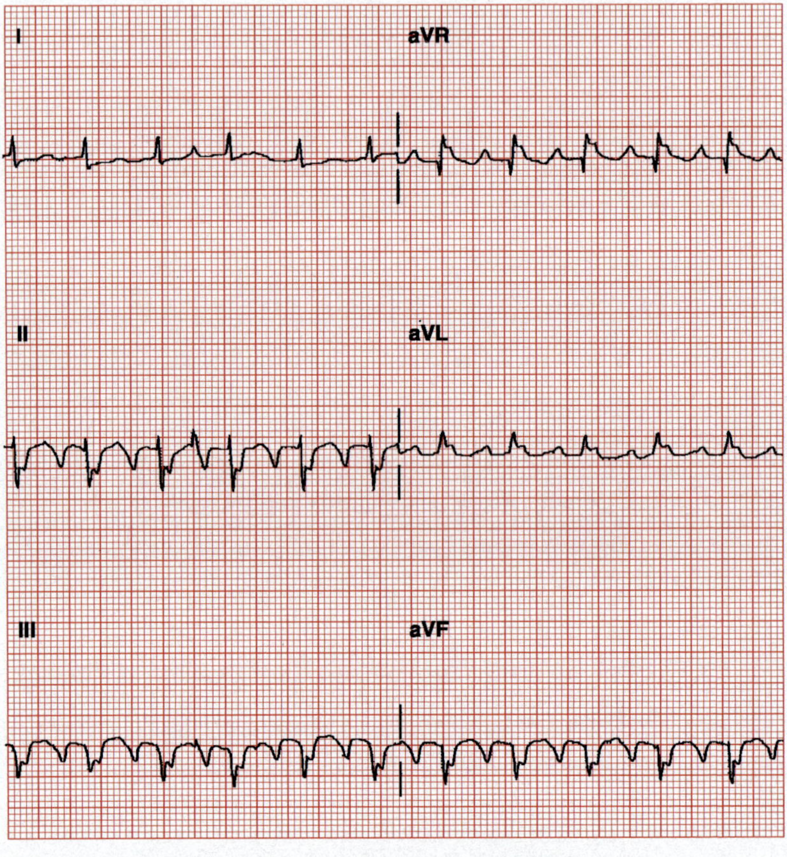

图 11-23 房性心动过速。I 导联 P 波几乎见不到，Ⅱ、Ⅲ、aVF 导联 P 波倒置。存在 2：1 房室阻滞。心房率 264 次 / 分；心室率 132 次 / 分。注意 P 波与 QRS 波群之间存在等电位线。

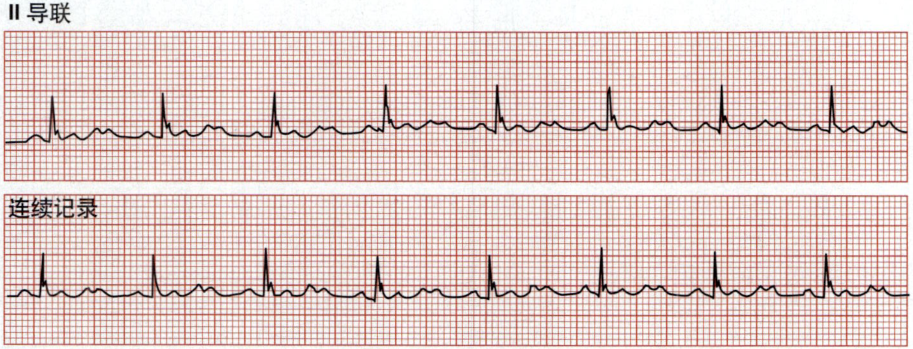

图 11-24 阵发性房性心动过速伴阻滞。房室传导比例为 3：1。患者未服用洋地黄。（引自 Chou TC: Electrocardiography in clinical practice, ed 4, Philadelphia, 1996, WB Saunders.）

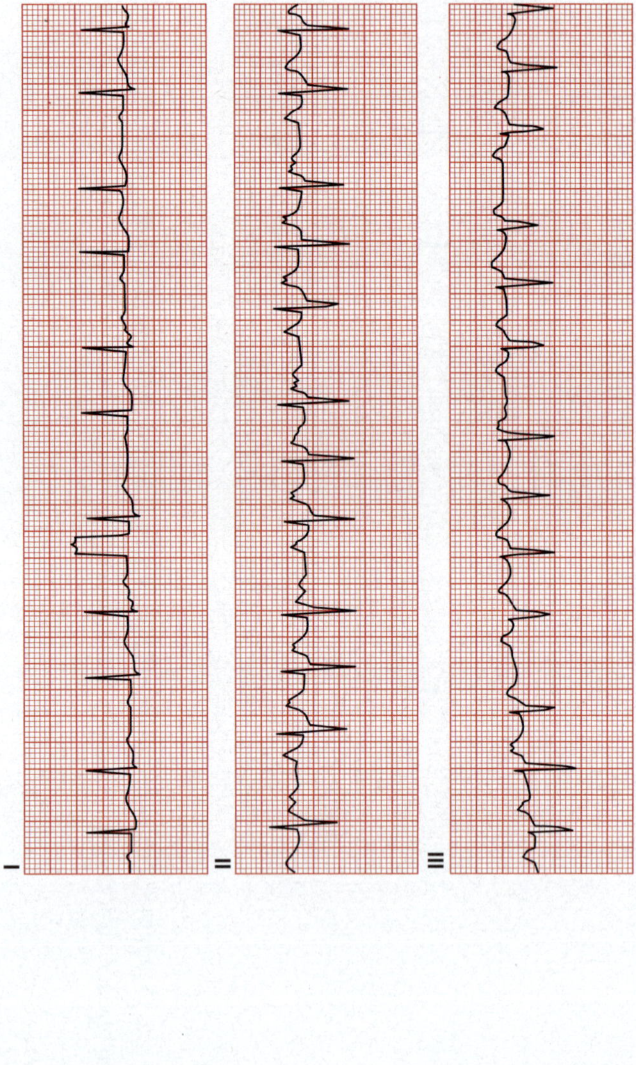

图 11-25 阵发性房性心动过速伴阻滞。存在文氏现象，在阻滞发生前PR间期逐渐延长，RR间期逐渐缩短；因此心律不规整。（引自 Chou TC: Electrocardiography in clinical practice, ed 4, Philadelphia, 1996, WB Saunders.）

持续性（无休止性）房性心动过速

无休止性房性心动过速是一种少见的心动过速，可引起心动过速性心肌病。

心电图诊断标准

- 心律规整。
- P波位于QRS波群之前。P波极性取决于其在心房的起源部位。
- 房室传导比例可变，可为 1：1 和 2：1，也有文氏现象。
- 颈动脉窦按摩或静注腺苷增加房室阻滞的程度，使诊断更容易。

多源性房性心动过速（紊乱性房性心动过速）

心电图诊断标准

- 心房率 100 ~ 140 次 / 分。
- 频发多源性房早，同一导联至少有3种不同的P波形态，伴PR间期改变（图 11-26），P 波之间有等电位线。
- 心律完全不规整；PR、RR、RP 间期可变。
- 不存在主要的心房起搏点（如窦性心律），表现为多源性房早。
- 多源性房性心动过速的病因有慢性阻塞性肺病、应用茶碱、洋地黄（罕见）。

Wolff-Parkinson-White 综合征（WPW 综合征）

心电图诊断标准

- QRS 波群时限 ≥ 0.11s；在大约 20% 的患者中，QRS 波群可不 ＞ 0.10s。PR 间期＜ 0.12s。
- 有 Δ 波，常在V_3~V_6导联明显，而在其他一些导联不明显（图 11-27）。
- A 型 WPW 综合征中，V_1 和 V_2 导联 R 波高大，可伪似右心室肥大、右束支阻滞或后壁心梗（图 11-27 和表 2-3）。
- B 型 WPW 综合征中，V_1 ~ V_3 导联 QRS 波群主波向下，V_5、V_6 导联 QRS 波群主波向上，可伪似左束支阻滞（图 11-28）。
- 下壁导联假性 Q 波可伪似下壁心肌梗死（图 11-27 和 11-29）。

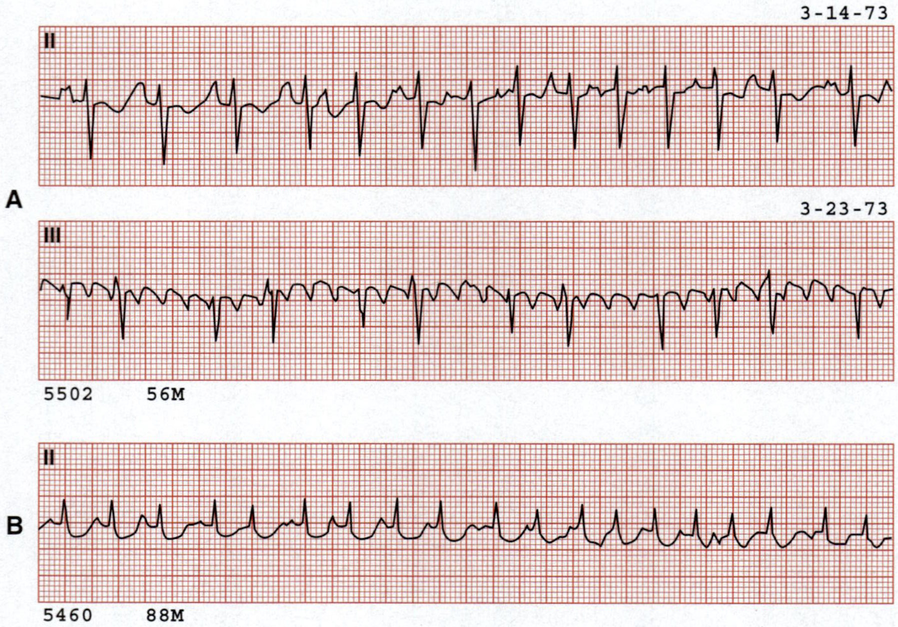

图 11-26　多源性房性心动过速。**A.** 患者有慢性阻塞性肺病。1973 年 3 月 14 日心电图示多源性房性心动过速。1973 年 3 月 23 日心电图变为心房扑动，房室传导比例不固定。**B.** 患者 88 岁，男性，二尖瓣关闭不全，心电图示多源性房性心动过速，极似心房颤动伴快速心室反应。（引自 Chou TC: Electrocardiography in clinical practice, ed 4, Philadelphia, 1996, WB Saunders.）

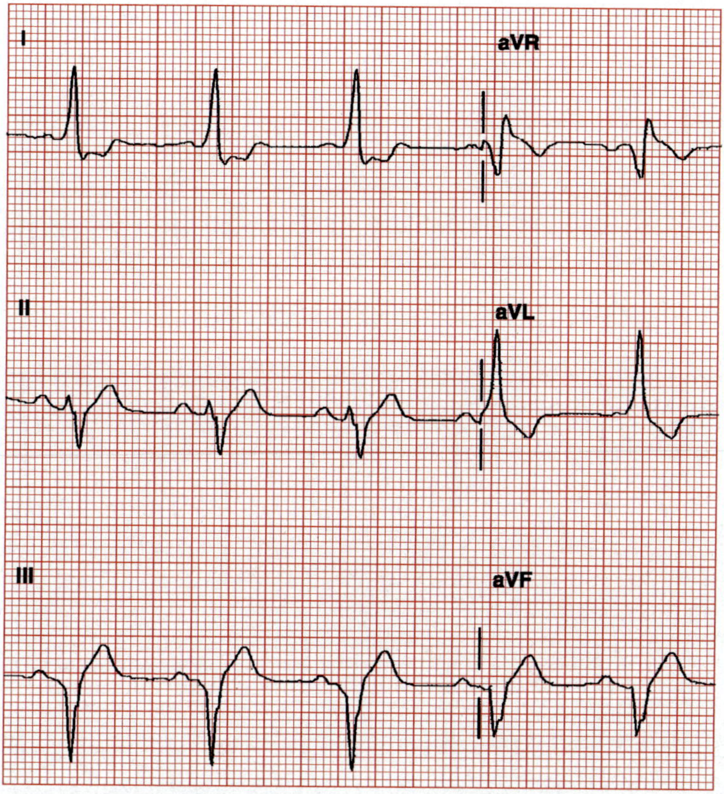

A

图 11-27 WPW 综合征的特征。$V_2 \sim V_5$ 导联明显的 Δ 波，PR 间期非常短。注意该图伪似下壁心肌梗死。**A.** 肢体导联心电图。

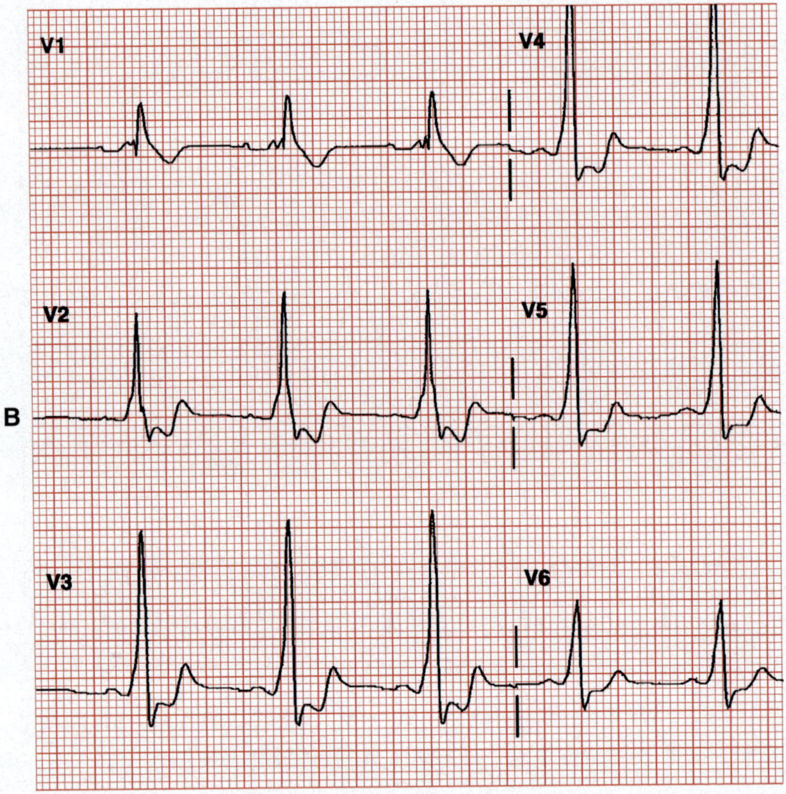

图 11-27 **B.** 胸导联心电图。

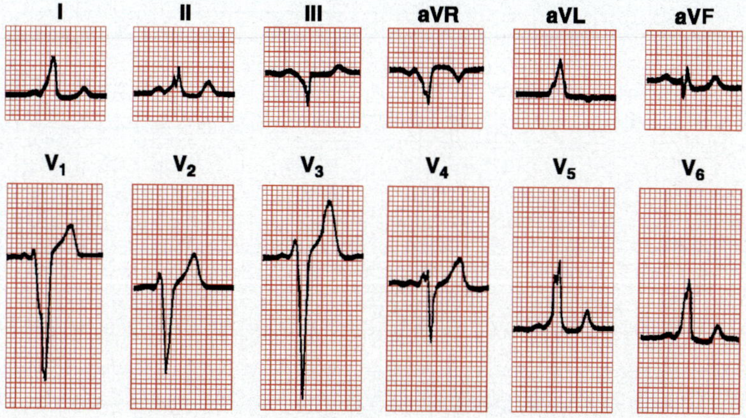

图11-28　患者男性，35岁，B型WPW综合征。该心电图极似完全性左束支阻滞。（引自 Chou TC: Electrocardiography in clinical practice, ed 4, Philadelphia, 1996, WB Saunders.）

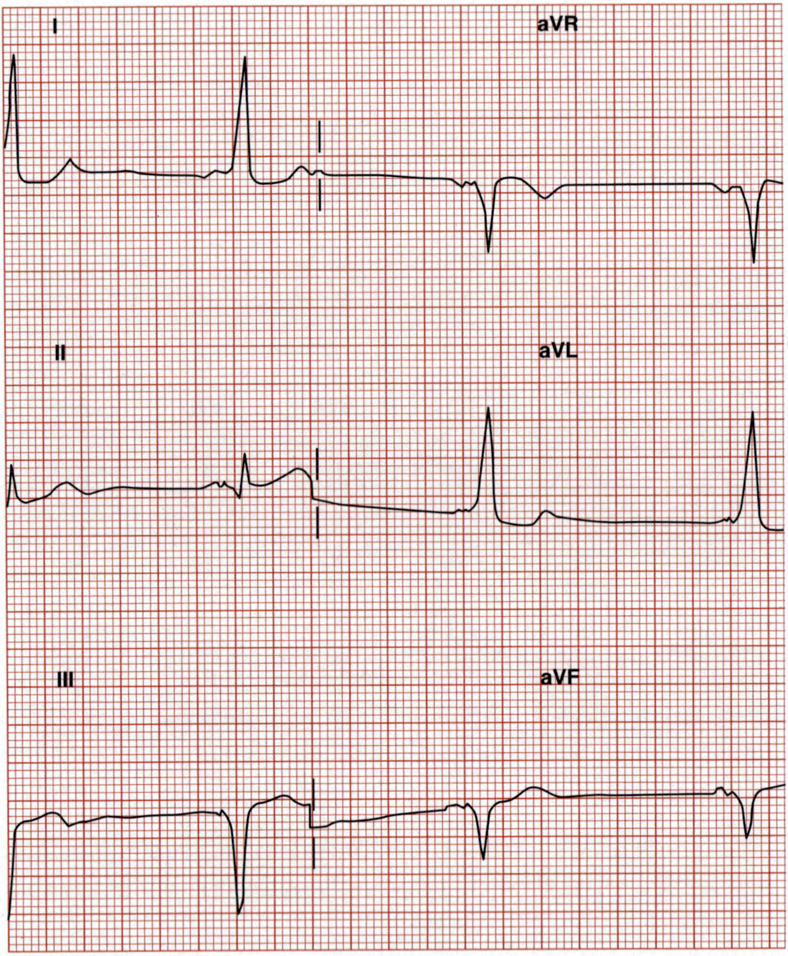

图 11-29 WPW 综合征伪似下壁心肌梗死，图为肢体导联心电图。

在心动过速期间的一些诊断线索

- 窄 QRS 波群心动过速，心律规整
- P 波在 QRS 波群之后一段距离；其形状取决于旁路的位置。左侧旁路时，Ⅰ导联P波为负。如果旁路在后间隔，Ⅱ、Ⅲ、aVF 导联 P 波为负向。aVR 和 aVL 导联 P 波为正向。
- 在常见的顺向型房室折返性心动过速（AVRT）中，因为经过快旁路逆向激动心房，故RP间期短于PR间期（图11-20和11-30）。
- 在少见的顺向型AVRT中，冲动经过慢旁路逆向激动心房，逆

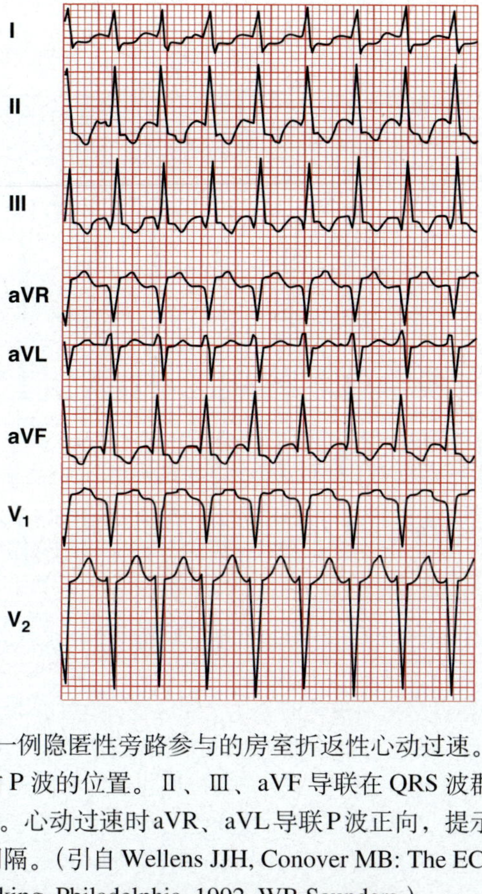

图11-30　一例隐匿性旁路参与的房室折返性心动过速。诊断主要根据心动过速时 P 波的位置。Ⅱ、Ⅲ、aVF 导联在 QRS 波群之后可清楚看到负向P波。心动过速时aVR、aVL导联P波正向，提示旁路的心房插入端在后间隔。（引自 Wellens JJH, Conover MB: The ECG in emergency decision making. Philadelphia, 1992, WB Saunders.）

向 P 波出现较晚，因此 RP 间期长于或等于 PR 间期，Ⅱ、Ⅲ、aVF、$V_4 \sim V_6$导联P波为负向。这种心律失常伪似前述的少见型房室结折返性心动过速。这种类型的 WPW 综合征可表现为持续性（无休止性）顺向型房室折返性心动过速，引起心动过速性心肌病伴充血性心力衰竭（图 11-31）。

- 顺向型房室折返性心动过速有时可出现电交替，但其他类型的窄 QRS 波群心动过速罕见电交替（图 10-13）。

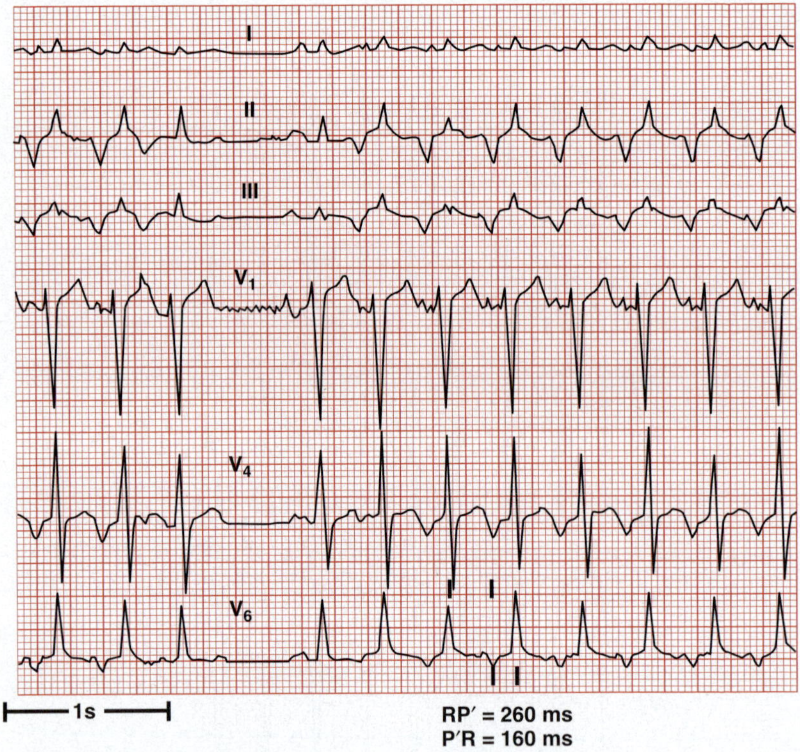

图11-31 经隐匿性慢旁路逆传的无休止性房室折返性心动过速。诊断主要根据患者大多数时间为心动过速，且 RP' 间期长于 P'R 间期。心动过速可以被下传到心室的一个房早暂时终止。经旁路逆传受到阻滞后出现一段长间歇，然后在出现一次窦性心律后又开始了房室折返性心动过速。(引自 Wellens JJH, Conover MB: The ECG in emergency decision making. Philadelphia, 1992, WB Saunders.)

规则的窄 QRS 波群心动过速鉴别诊断小结

- 如存在房室阻滞，或通过颈动脉窦按摩、静注腺苷可产生房室阻滞，可以排除 AVRT；尽管存在房室阻滞，心房扑动和房性心动过速仍可维持。
- 如果 P 波隐藏在 QRS 波群中，或使 QRS 波群终末部变形，在Ⅱ、Ⅲ、aVF 导联产生假性 S 波或在 V_1 导联产生假 r 波，则诊断为常见型房室结折返性心动过速（图 11-20 ~ 11-22）。
- Ⅰ导联负向 P 波提示 AVRT 或左房房性心动过速。
- P 波在 QRS 波群之后，RP 间期明显短于 PR 间期，则诊断常见的顺向型 AVRT（图 11-30）。
- RP 间期长于 PR 间期，提示少见的顺向型 AVRT、少见型房室结折返性心动过速或房速（图 11-31）。
- Ⅱ、Ⅲ、aVF 导联正向 P 波提示房性心动过速，可排除房室结折返性心动过速或 AVRT。
- Ⅱ、Ⅲ、aVF 导联负向 P 波提示房室结折返性心动过速或 AVRT。
- 心室率＞220 次 / 分伴 QRS 波群电交替，常常提示 AVRT（图 10-13）。
- 心室率＞250次/分，RR间期＜240ms（6个小格），提示AVRT。

4 种类型的 WPW 综合征引起的心动过速

1. 顺向型房室折返性心动过速（大折返性心动过速）：是最常见的心动过速。心室通过房室结和希氏束激动，冲动通过快旁路逆传激动心房；因此 P 波距前一个 QRS 波群较近，RP 间期短于 PR 间期。
2. 少见的顺向型 AVRT：通过房室结和希氏束激动心室的方式与大折返性心动过速相似，但冲动通过慢旁路返回到心房。因此 P 波在 QRS 波群后一段距离，RP 间期＞PR 间期。该心律失常伪似少见型房室结折返性心动过速。
3. 少见的逆向型 AVRT：心室通过旁路前传激动（预激性心动过速），引起的心动过速与室速相似，或与心房扑动或心房颤动伴宽 QRS 波群相似（见宽 QRS 波群心动过速的阐述）。
4. 少见型逆向前传：心室由 2 条或更多的旁路激动，导致宽 QRS 波群心动过速。

根据颈动脉窦按摩或静注腺苷辅助诊断

- 房室结折返性心动过速转为窦性心律或无作用。
- 房室折返性心动过速转为窦性心律或无作用。
- 持续性房性心动过速：增加房室阻滞的程度，有助于识别心房起源点，心率一过性减慢伴房室阻滞，或无作用。
- 心房扑动：心室率一过性减慢，显露扑动波（若此前不清楚），或无作用。

心房扑动

- Ⅱ、Ⅲ、aVF导联可见锯齿波（图11-32和11-33），F波升支坡度大，降支坡度小，呈典型的锯齿状；V_1导联可见正向高尖心房波，V_5 和 V_6 导联可见负向心房波。I 导联几乎见不到心房波，V_5 和 V_6 导联心房波也较小（图 11-32）。
- 心室率 150 次 / 分是房扑的典型特点。心房率常为 300 次 / 分，在2∶1房室阻滞的情况下，心室率是150次/分。这种2∶1比例也可不明显，因为一个F波可部分被QRS波群掩盖，第2个F波隐藏在T波中（图11-34），伪似窦性心动过速或折返性交界区性心动过速。颈动脉窦按摩可以显露窦性P波或F波。传导比例可为2∶1和4∶1。心室率可在100 ~ 230 次 / 分不等。心室率＞250 次 / 分提示 WPW 综合征。
- 心律规整，但如房室传导比例不等时则心律不规整。
- 心房率在250 ~ 400次/分不等，但患者如服用奎尼丁，心房率可＜200 次 / 分。

心房颤动

心电图诊断标准

- RR 间期完全不规整（图 11-35 和 11-36）。
- 基线不规则地波动，通常在V_1导联最明显；波动可以很大（图11-37）或很小，分别称为粗颤和细颤。偶尔见不到基线波动，需要仔细分析 RR 间期以发现微小的不规整性。
- 心房率在400 ~ 700次/分之间；房室传导比例变化不等，导致心室率极不规则。
- QRS 波群振幅常不相等。

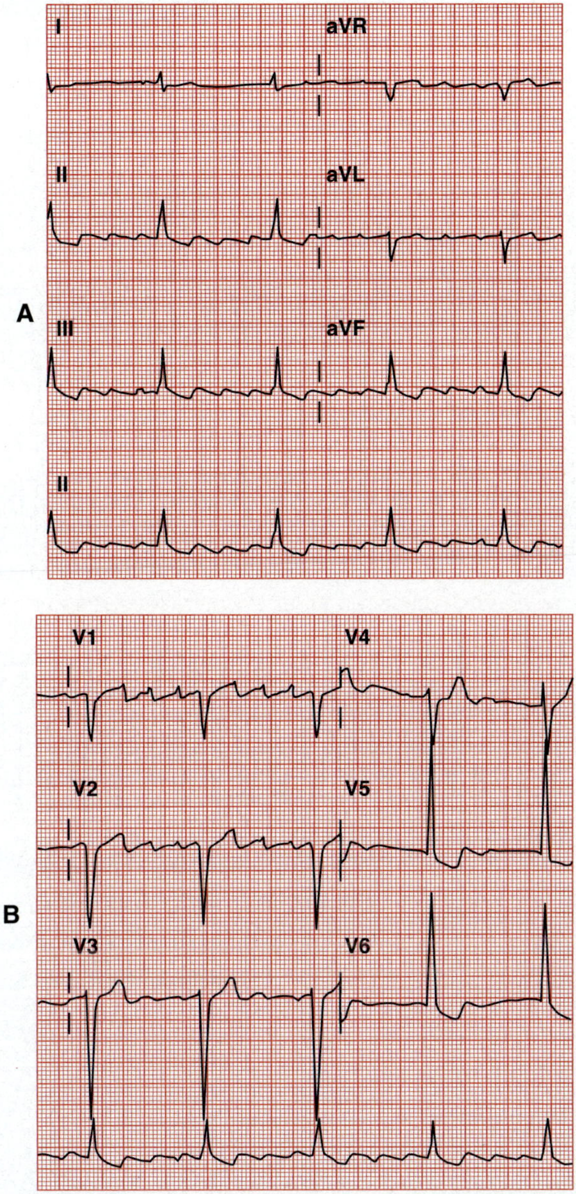

图 11-32　心房扑动。（引自 Khan M Gabriel: On call cardiology, ed 2, Philadelphia, 2001, WB Saunders.）

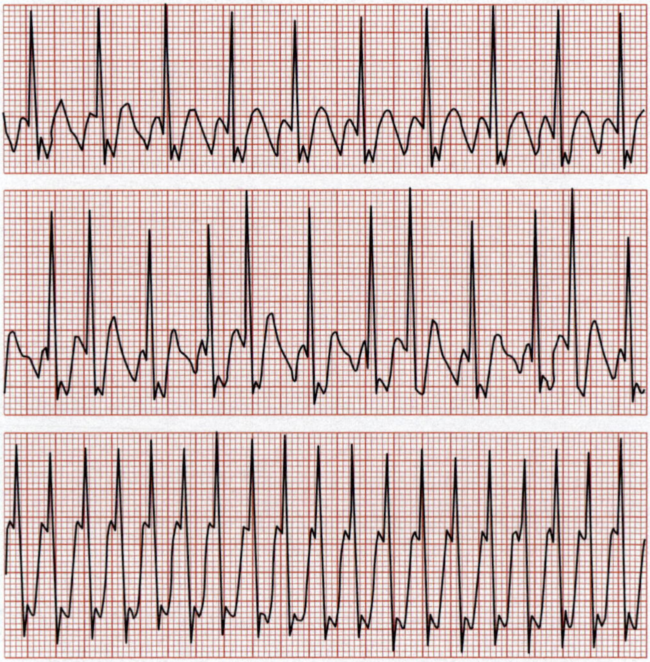

图 11-33 氟卡尼引起的心房扑动伴 1：1 传导。上图：房扑伴 2：1 传导。中图：2：1 传导与 3：2 传导交替。下图：开始给予氟卡尼，房扑率减慢，随后发生 1：1 传导。（引自 Braunwald E: Heart disease: a textbook of cardiovascular medicine, ed 6, Philadelphia, 2001, WB Saunders.）

交替与 QRS 波群融在一起，容易误诊。

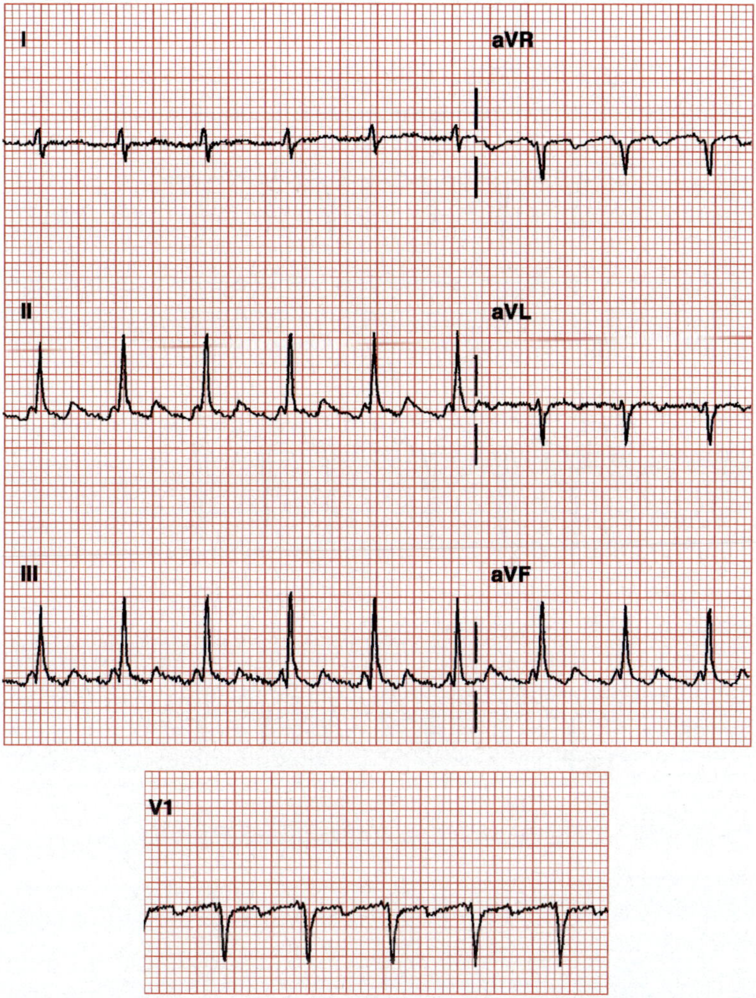

图 11-34　心房扑动：心房率 270 次 / 分；心室率 135 次 / 分。注意 Ⅱ、Ⅲ、aVF 导联 F 波降支坡度小，升支坡度大，使 F 波成为锯齿状。F 波交替与 QRS 波群融在一起，容易误诊。

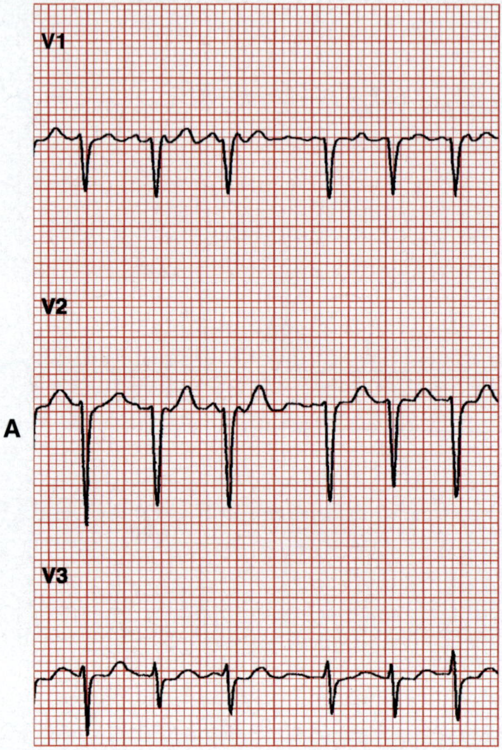

图11-35 A. 心房颤动，平均心室率156次/分。

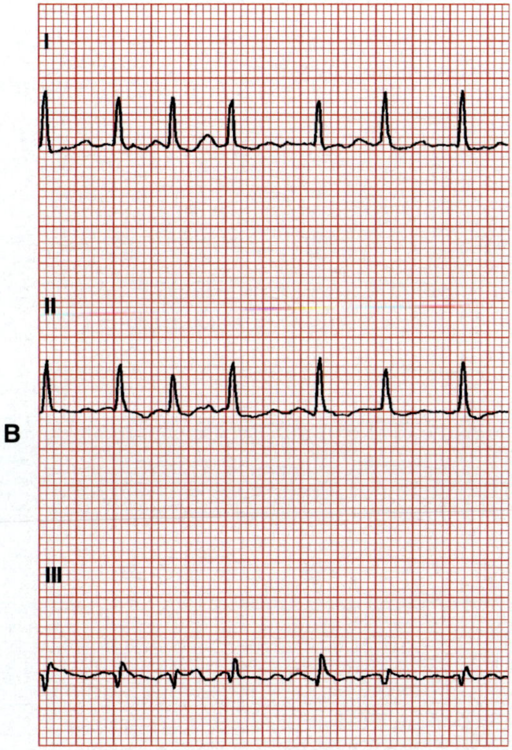

图 11-35　**B.** 与 **A** 为同一患者的肢体导联心电图。心房颤动，平均心室率 156 次 / 分。

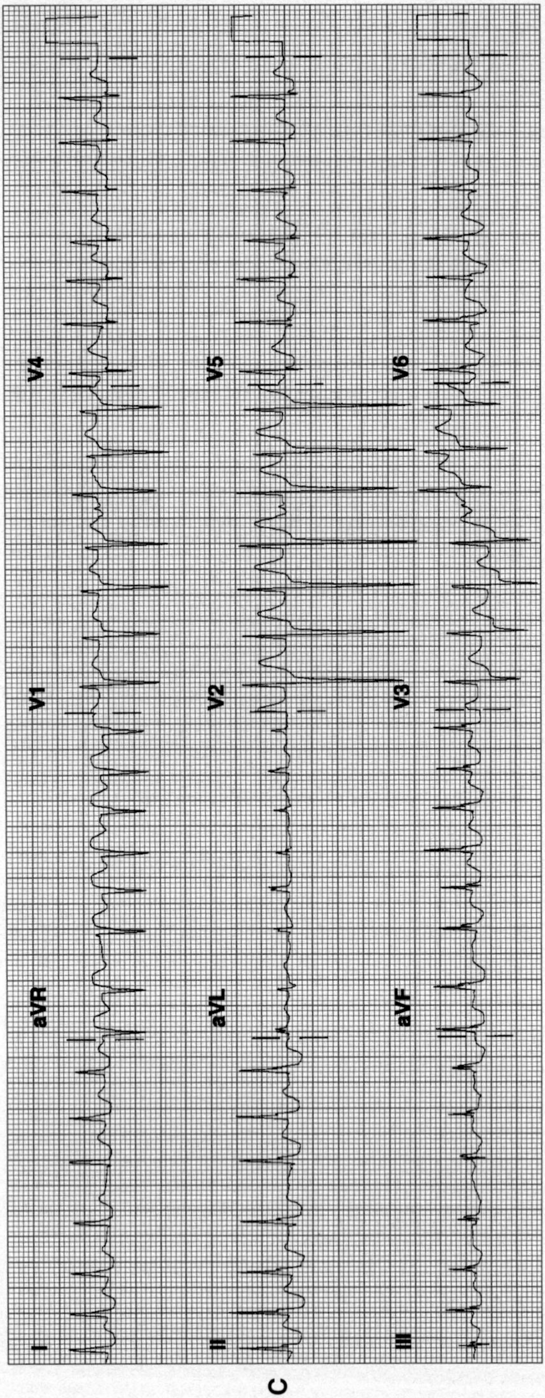

C

图 11-35　C. 心房颤动，平均心室率 175 次 / 分。

D

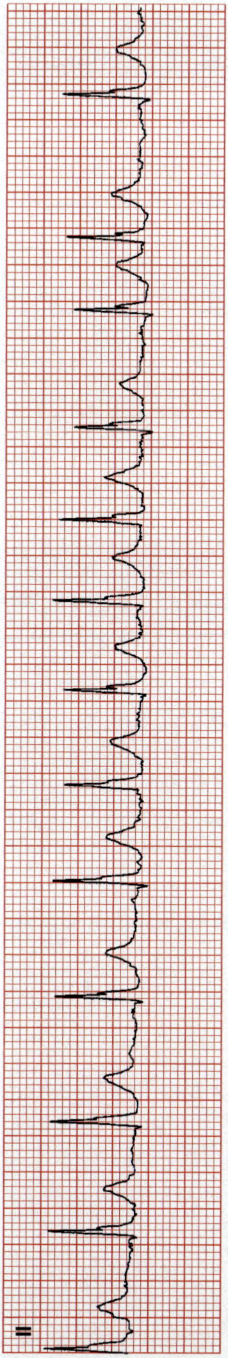

图11-35　D. 与C为同一病人的心电图，心房颤动，平均心室率108次/分。

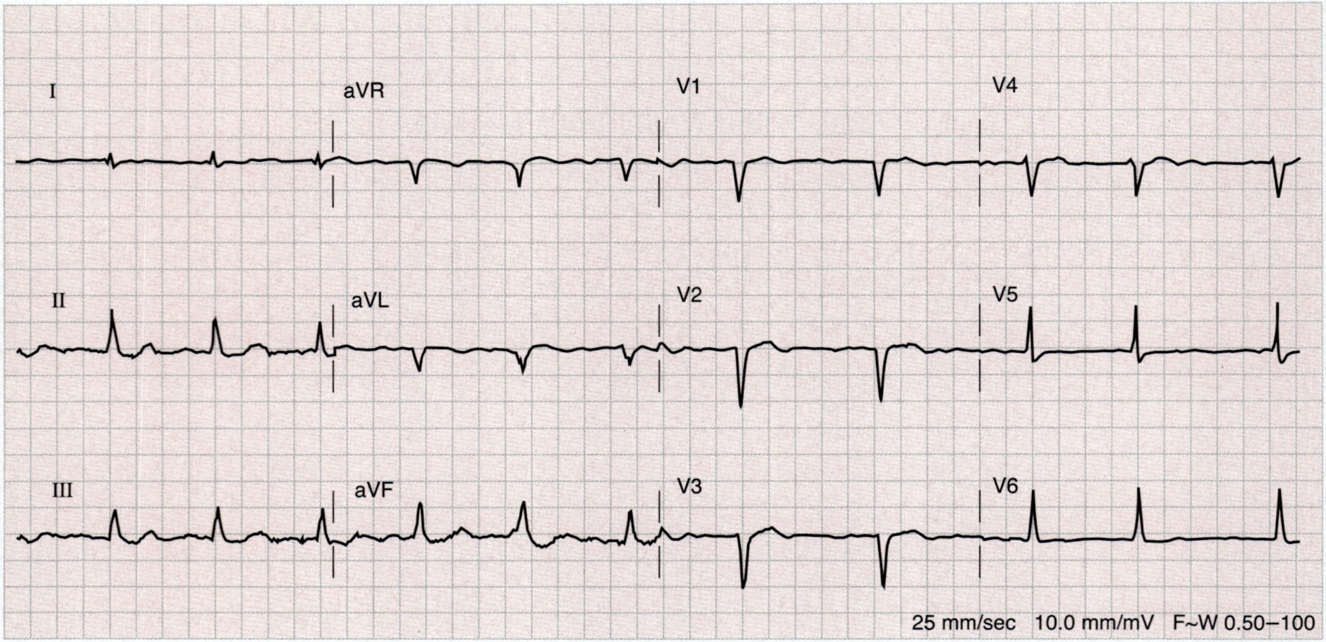

图 11-36 心房颤动伴缓慢心室反应（70 次 / 分）。患者 80 岁，未服用地高辛或 β 受体阻滞剂。心率＜ 70 次 / 分常见于未服用心脏药物的老年患者，应怀疑病窦综合征。

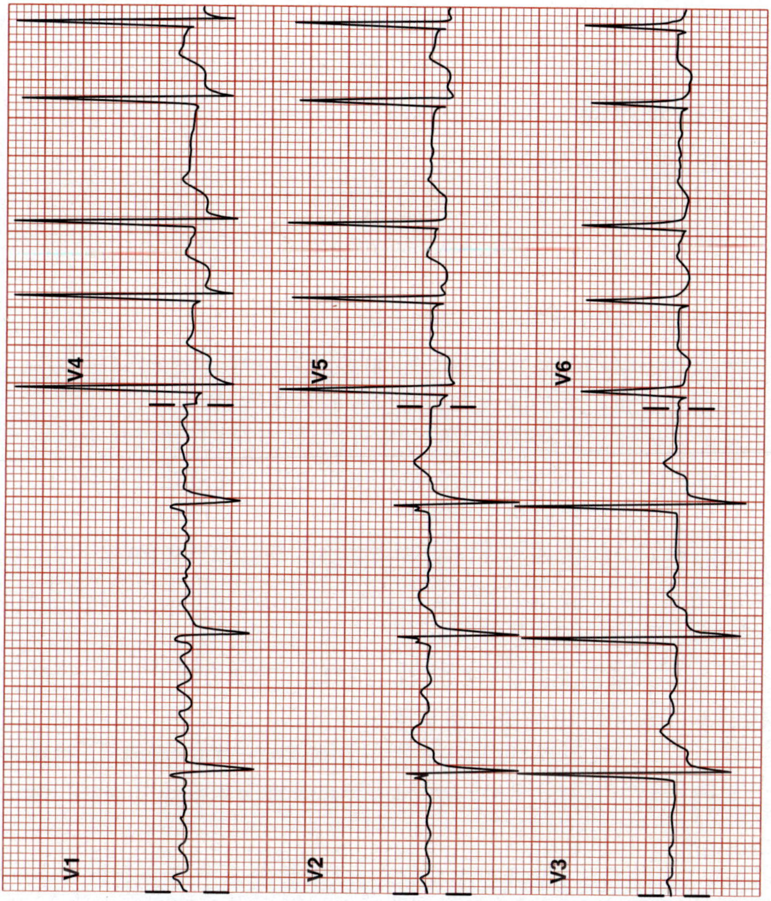

图11-37　心房颤动，平均心室率104次/分。注意 V_1 导联的粗颤波。

- 心室率常在 100 ~ 180 次 / 分之间，但可增快至 200 次 / 分以上。心率 > 240 次 / 分伴 QRS 波群时限 ≥ 0.10s 提示 WPW 综合征。在 WPW 逆向型心动过速时，可发生心率 250 ~ 320 次 / 分的宽 QRS 波群心动过速。

宽 QRS 波群心动过速

心电图诊断步骤

- 确定 QRS 波群时限 ≥ 0.12s。
- 判断心动过速是否规整（图 11-19B）。

规则的宽 QRS 波群心动过速

规则的宽 QRS 波群心动过速包括：

- 室性心动过速：首先考虑所有规则的宽QRS波群心动过速为室性心动过速，直至证实为其他类型的心律失常。
- 室上速伴原已存在的或功能性束支阻滞：这些心动过速包括房室结折返性心动过速、顺向型房室折返性心动过速（WPW）、房速、房扑伴房室传导比例固定。
- 逆向型房室折返性心动过速或预激型心动过速（WPW）。

室性心动过速（室速）

心电图诊断室速需要分析所有 12 导联。仔细分析 V_1 ~ V_6 导联 QRS 波群形态可以肯定地诊断室速。

- V_1 ~ V_6 导联QRS波群均为负向（即胸导联负向一致性），可以确诊室速。另外V_4 ~ V_6导联QRS波群主波向下也提示室速（图 11-38 ~ 11-40）。
- V_2 ~ V_6导联中1个或更多导联存在QR波提示室速（图11-38）。注意胸导联负向一致性可诊断室速，但正向一致性（V_1 ~ V_6导联QRS波群均向上）可以为室速，也可为WPW综合征逆向型心动过速（图 11-39）。
- RS间期（在任一胸导联测量R波至S波最低点的时间）应>0.1s。
- 房室分离：QRS 波群比P波多则支持室速的诊断，但识别P波很困难。T波的终末部或QRS波群起始部可伪似P波，易误诊为室上速。另外在一部分室速中，可见到 1 : 1 室房传导，因为异位

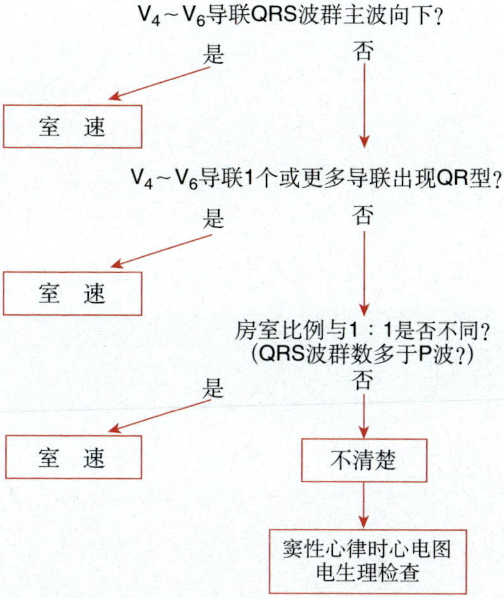

图11-38 临床中应用的宽QRS波群心动过速的鉴别诊断。（引自Steurer G, Gursoy S, Frey B, et al: Clin Cardiol 17: 308, 1994.）

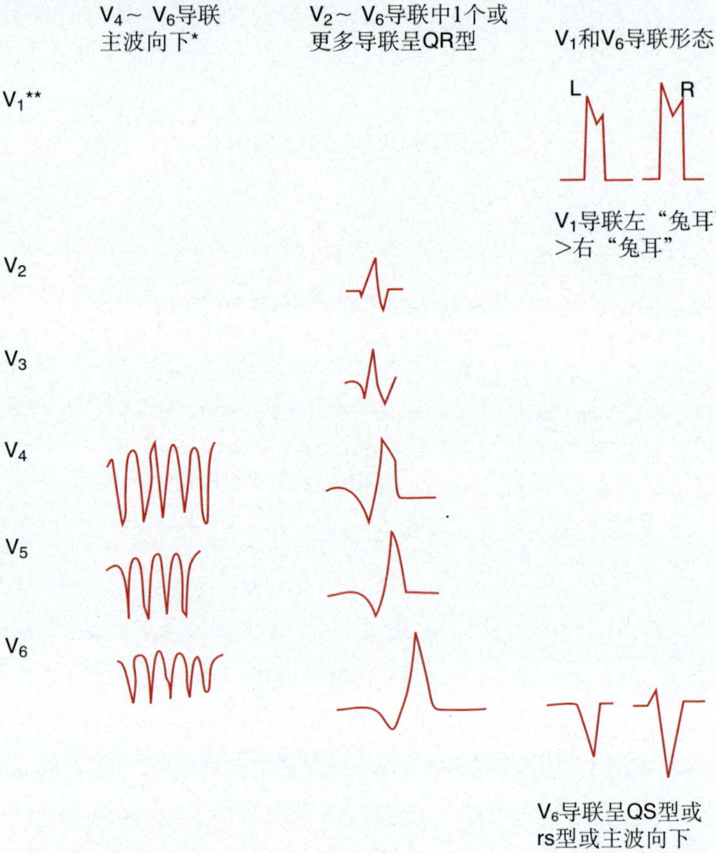

* 或V_1～V_4导联负向一致性。V_1～V_6导联正向一致性可由室速或WPW综合征逆向型（预激性）心动过速引起。

** 应该分析全部12导联心电图，尤其强调V_1～V_6导联；Ⅱ导联可有助于分析P波和房室分离。

图 11-39 室性心动过速的心电图特点。（引自 Khan M Gabriel: On call cardiology, ed 2, Philadelphia, 2001, WB Saunders.）

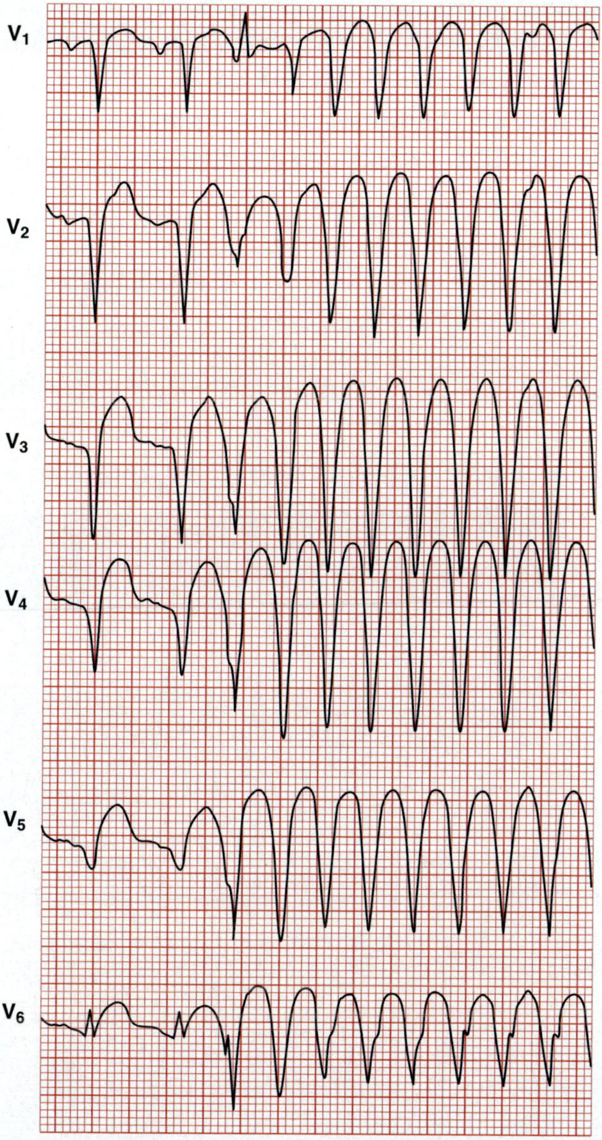

图11-40 胸导联负向一致性的室速。胸导联负向一致性提示室速，因为经旁路前传不会出现该特征。(引自 Wellens JJH, Conover MB: The ECG in emergency decision making. Philadelphia, 1992, WB Saunders.)

冲动从心室逆传到心房。因此房室分离并不是可靠的诊断标准。

- V_6 导联呈 QS 或 RS 波，或 V_5 导联 QRS 波群负向为主（即 V_6 导联 R 波伴深 S 波）是室速的典型特征（图 11-41）。
- V_1 导联的形态有诊断价值：如果 V_1 导联 QRS 波群“兔耳征”表现为“左耳高，右耳低”，室速的可能性大（图11-39和11-41）。有时“兔耳征”可能不明显。图 11-42 显示 V_1、V_2、V_6 导联的其他特点。
- 室速时电轴常在 $-90° \sim \pm 180°$。然而特发性室速和其他各种

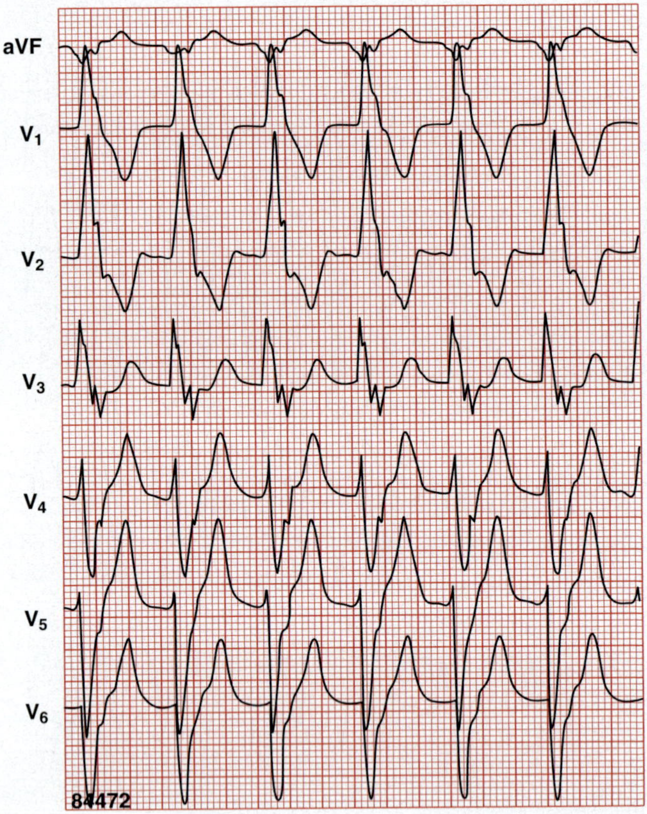

图 11-41 室性心动过速。注意 V_1 导联单向 R 波，V_6 导联深 S 波，提示室速。心电轴在西北象限也是重要的线索。(引自Wellens JJH, Conover MB: The ECG in emergency decision making. Philadelphia, 1992, WB Saunders.)

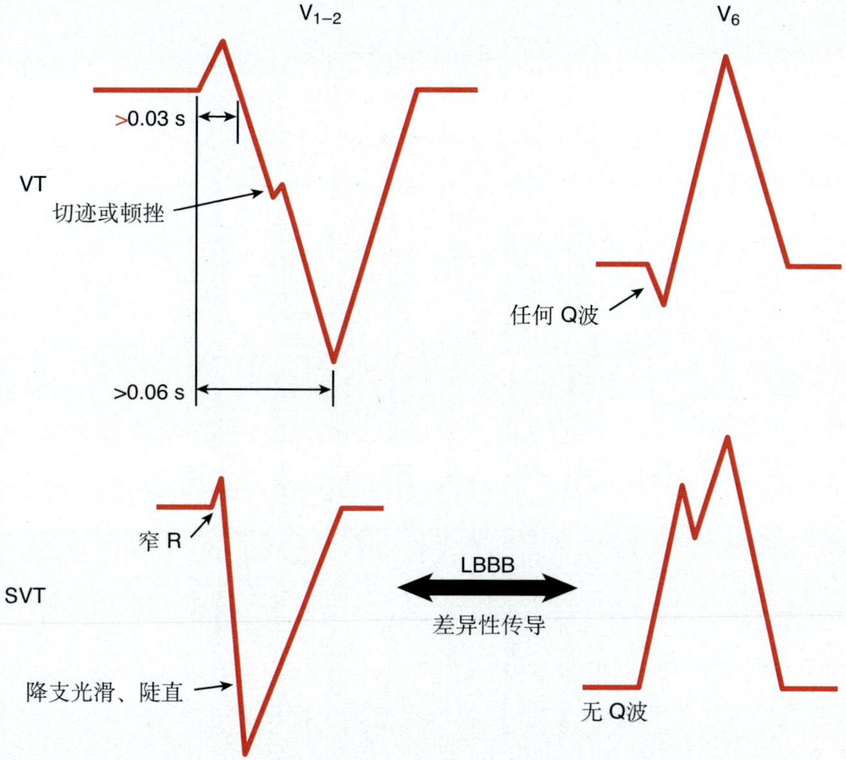

图 11-42 当 V_1 导联主波向下时室速和室上速在 V_1、V_2、V_6 导联 QRS 波群的典型形态。在 V_1 和 V_2 导联，R 波窄且降支光滑、陡直，则支持室上速；R 波宽，降支有顿挫和（或）S 波最低点延迟，则支持室速。在 V_6 导联，任何 Q 波支持室速的诊断。LBBB：左束支阻滞；VT：室速；SVT：室上速。（引自 Wellens JJH, Conover MB: The ECG in emergency decision making. Philadelphia, 1992, WB Saunders.）

室速电轴也可正常。

- 正向一致性：$V_1 \sim V_6$ 导联 QRS 波群均向上提示室速，但该特点也可见于 WPW 综合征（图 11-43）。胸导联负向一致性可诊断室速，因为通过旁路前传的逆向型大折返性心动过速（WPW 综合征）不会出现这种特点。

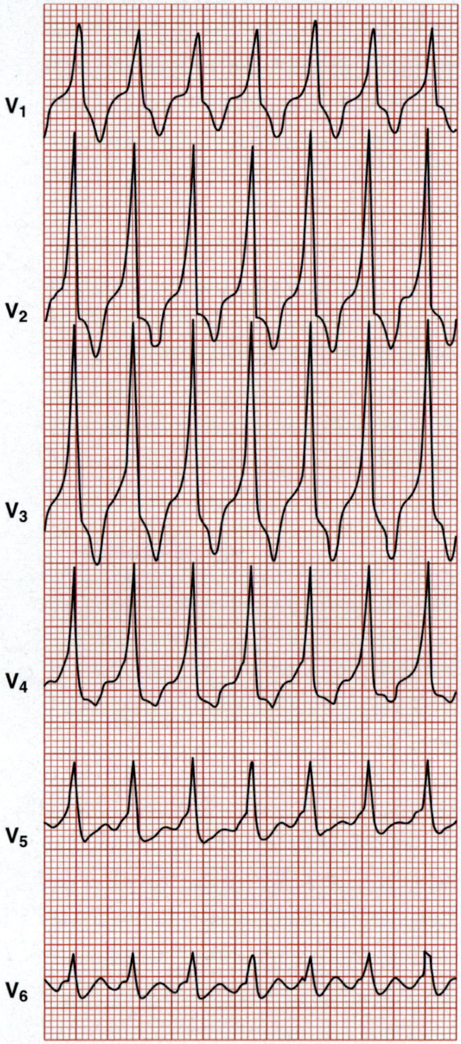

图 11-43 胸导联正向一致性的宽 QRS 波群心动过速。该图机制为心房扑动通过左侧旁路 2∶1 下传。（引自 Wellens JJH, Conover MB: The ECG in emergency decision making. Philadelphia, 1992, WB Saunders.）

不规则的宽 QRS 波群心动过速

不规则的宽 QRS 波群心动过速包括：

- 尖端扭转型室速
- 房颤伴束支阻滞或逆向型 WPW 综合征，通过旁路前传（图11-44）
- 房扑伴房室传导比例不固定和束支阻滞，或房扑伴 WPW 综合征，通过旁路前传（逆向型）且房室传导比例不固定（图11-45）

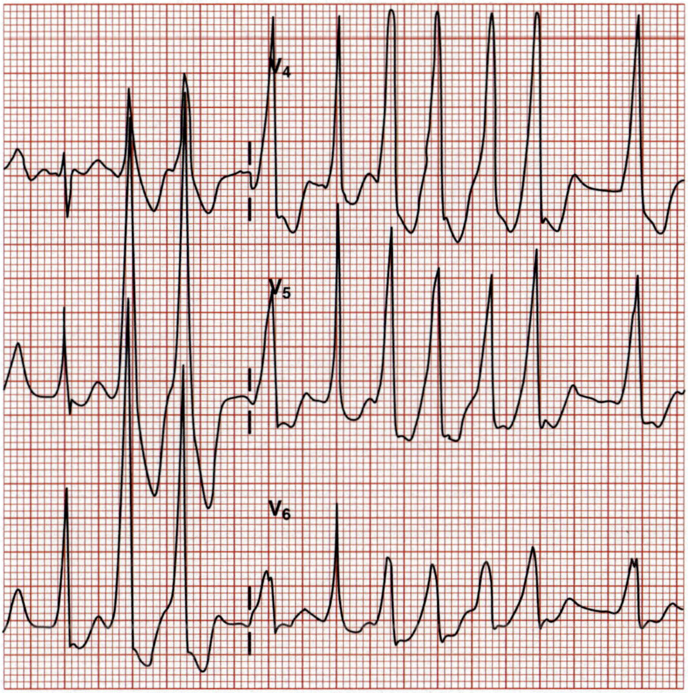

图 11-44 WPW 综合征患者房颤伴宽 QRS 波群心动过速：逆向型心动过速。

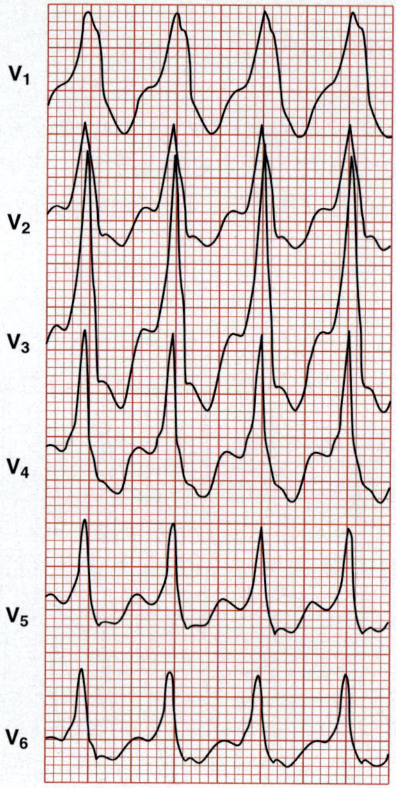

图 11-45　逆向型大折返性心动过速的胸导联同步心电图。（引自 Wellens JJH, Conover MB: The ECG in emergency decision making. Philadelphia, 1992, WB Saunders.）

尖端扭转型室速

- 尖端扭转型室速是多形性室速，通常发生在 QT 间期延长时。
- RR 间期不规则：QRS 波群形态呈典型的尖端扭转。
- QRS 波群振幅有变化，交替出现在基线上下（图 11-46）。
- 心室率在 200 ~ 300 次 / 分不等，但也可达 400 次 / 分，常常不持续（持续时间 30s ~ 1min）。
- 发作时间较长可恶化为室颤。
- 可诱发尖端扭转型室速的药物和疾病有：

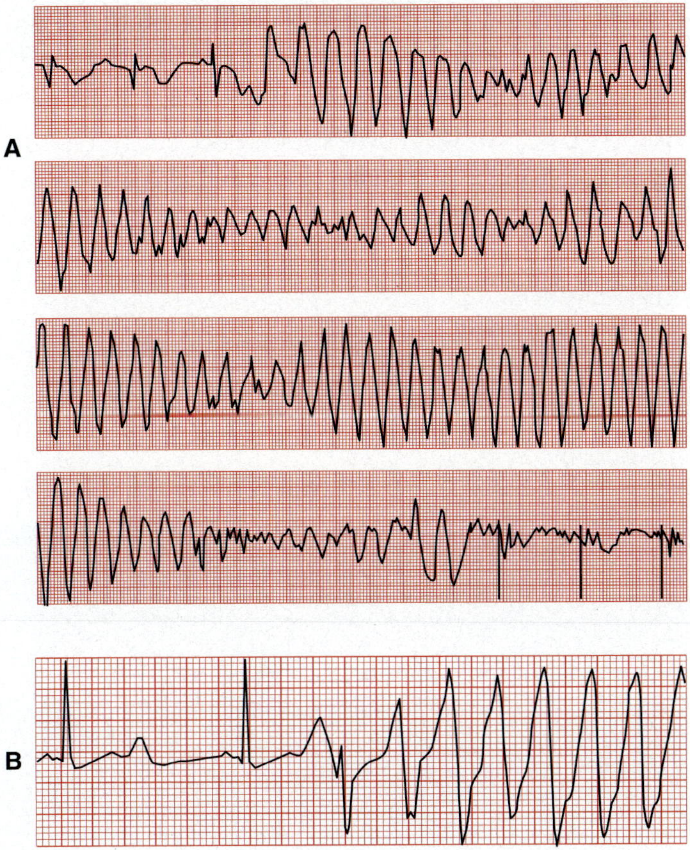

图 11-46 尖端扭转型室速。**A.** 监测导联的连续记录。患者因二度Ⅱ型房室阻滞植入了心室按需起搏器（VVI）。因反复发生室速应用胺碘酮治疗后，QT间期延长（起搏心律时约为640ms），患者发生了尖端扭转型室速。在本心电图中，室速自行终止，恢复了起搏心律。在心电图的末端可见运动伪差，因为患者此时意识丧失。**B.** 年轻男性先天性长QT综合征患者的心电图。窦性心律时 QTU 间期至少 600ms。注意第 1 个和第 2 个心搏存在 TU 波电交替。在 TU 波的降支出现 1 个晚发的早搏，引发了室速。（引自Braunwald E: Heart disease: a textbook of cardiovascular medicine, ed 5, Philadelphia, 1997, WB Saunders.）

- 延长 QT 间期的抗心律失常药物（如奎尼丁、普鲁卡因胺、胺碘酮、丙吡胺、索他洛尔）
- 三环类抗抑郁药和吩噻嗪
- 组胺（H_1）拮抗剂（如阿司咪唑、特非那丁）
- 抗病毒药、抗真菌药、抗生素
- 低钾血症、低镁血症
- 杀虫剂中毒
- 缓慢性心律失常
- 先天性长 QT 综合征
- 蛛网膜下腔出血
- 氯喹、喷他脒
- 可卡因滥用

（黄卫斌　郑剑涛 译，巩燕 校）